Dreizehnte Österreichische Ärztetagung Wien

Van Swieten-Kongreß

28. September bis 3. Oktober 1959

Tagungsbericht

Herausgegeben für die
Van Swieten-Gesellschaft
von
Prof. Dr. E. Domanig
Salzburg

Mit 41 Textabbildungen

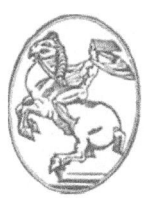

Springer-Verlag Wien GmbH

1960

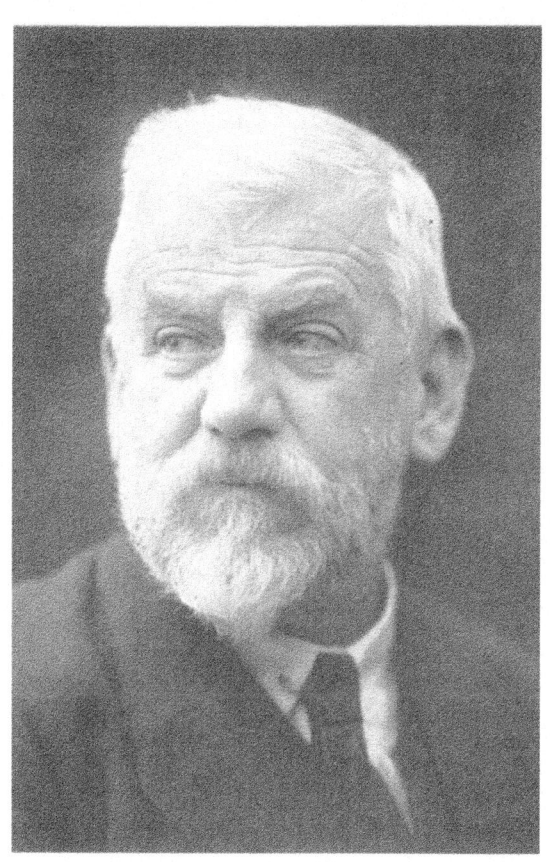

Julius von Hochenegg

Alle Rechte, insbesondere das der Übersetzung
in fremde Sprachen, vorbehalten

ISBN 978-3-7091-4627-9   ISBN 978-3-7091-4778-8 (eBook)
DOI 10.1007/978-3-7091-4778-8

Vorwort

Immer mehr nimmt die Oesterreichische Aerztetagung, Van Swieten-Kongreß, eine zentrale Stellung sowohl im wissenschaftlichen Bereich als auch in der ärztlichen Fortbildung ein. Getreu den Intentionen des Mitbegründers. Prof. Dr. L. Arzt, ist es uns gelungen, den Tagungsbericht sicherzustellen, der auch weiterhin alljährlich erscheinen wird. Wir hoffen, daß es auch gelingen wird, den Bericht zeitlich so fertigzustellen, daß er jeweils zum nächstjährigen Kongreßbeginn herauskommt.

Der Kongreß 1959 hat eine Reihe wichtiger und ausgezeichneter Referate gebracht, die wir im folgenden zusammengefaßt vorlegen. Sie werden, wie wir hoffen, sowohl die medizinische Forschung als auch die Praxis befruchten.

E. Domanig, Salzburg

Inhaltsverzeichnis

Tagungsbericht

28. September 1959

Festvortrag

Prof. Dr. F. Hoff, Frankfurt/M.: Möglichkeiten und Gefahren der internen Therapie.

I. Hauptthema
Der Wasser- und Elektrolythaushalt

29. September 1959

II. Hauptthema
Die zerebralen Durchblutungsstörungen

Möglichkeiten und Gefahren
der internen Therapie

Von Prof. Dr. **Ferdinand Hoff,** Frankfurt a. M.

Unsere ärztliche Generation hat außerordentliche Fortschritte der Therapie miterlebt. Zahlreiche Krankheiten, die zu der Zeit, als ich Medizin studierte, noch unheilbar waren, können heute geheilt werden, etwa die perniziöse Anämie, das Koma diabeticum, die allgemeine Sepsis, die Addisonsche Krankheit, die Miliartuberkulose und die Meningitis tuberculosa. Zu den wenigen wirklich wirksamen Medikamenten, die wir vor etwa 40 Jahren besaßen, ist eine große Zahl ganz außerordentlich wirksamer Medikamente hinzugekommen. Durch diese Fortschritte ist nun freilich die ärztliche Behandlung keineswegs nur erfolgreicher, sondern auch in hohem Maße schwieriger und verantwortlicher geworden. Die früher immer tödlichen Krankheiten, die ich eben aufgezählt habe, sind auch heute noch tödlich, wenn die richtige Diagnose versäumt wird. Die D i a g n o s e ist also von noch viel g r ö ß e r e r W i c h t i g k e i t als je zuvor, denn wenn diese Krankheiten nicht erkannt werden, so sterben die Menschen genauso wie früher, während früher die Diagnose nicht so wichtig war, weil die Menschen bei diesen Krankheiten ebenso mit richtiger Diagnose wie mit falscher Diagnose starben. Anderseits sind durch die neuen Medikamente nicht nur große Erfolge erzielt, sondern auch große n e u e G e f a h r e n heraufbeschworen worden. Während A r z n e i m i t t e ls c h ä d e n vor 30 oder 40 Jahren verhältnismäßig selten waren, sind sie heute durch die außerordentliche Wirksamkeit der modernen Präparate so häufig geworden, daß ein neues Problem aufgetaucht ist, welches die Verantwortlichkeit der Aerzte im höchsten Maße belastet und welches frühere

Aerztegenerationen gar nicht ahnen konnten. Deshalb erscheint es wohl durchaus angemessen, daß wir uns heute einmal Rechenschaft ablegen über die Möglichkeit der modernen internen Krankenbehandlung und über die Gefahren dieser Behandlung.

Vor einiger Zeit hat bereits ein bekannter Kliniker den Versuch gemacht, die Möglichkeiten der Therapie einzuteilen. Er unterschied eine pragmatische Therapie, welche in spezifischer Weise nur bei einer streng definierten Krankheit wirksam ist, in der Wirkung zuverlässig und bei jedem Krankheitsfall gleicherart überall in der Welt reproduzierbar sei. Als Beispiele solcher pragmatischen Therapie wäre etwa Vitamin B_{12} bei der perniziösen Anämie oder Insulin beim Koma diabeticum zu nennen. Dieser pragmatischen Therapie, die allein eine wissenschaftliche Grundlage habe, wurde die magische Therapie gegenübergestellt, die alle anderen therapeutischen Maßnahmen umfaßt, da diese Maßnahmen nicht nur bei einer einzigen Krankheit, sondern bei vielen Krankheiten wirksam sein sollten und da die Wirkung unzuverlässig und nicht in jedem Fall reproduzierbar sei. Diese Therapie beruhe allein auf suggestiven Wirkungen.

Ich glaube nun freilich, daß diese Einteilung unzureichend ist. Eine suggestive Komponente kann jeder Therapie, sowohl einer wissenschaftlich begründeten als auch einer unbegründeten, beigemengt sein, und insofern ist der magische Anteil der Therapie nicht einer besonderen Gruppe therapeutischer Maßnahmen allein zugehörig. Vor allem aber fehlt in jener Einteilung in pragmatische und magische Therapie ein außerordentlich wichtiger Faktor, ich möchte sagen die dritte Kraft, welche bei der Behandlung von Krankheiten wirksam ist. Die erste Kraft ist die Krankheit selbst, soweit man einen solchen abstrakten Begriff „Krankheit" prägen kann. Am ehesten ist diese Kraft noch in Gestalt der Angriffskräfte der Infektionserreger nachweisbar. Der zweite Faktor ist der Arzt mit seiner Therapie, mit seinem Medikament. Die dritte Kraft aber, die wir nicht vergessen sollten und die heute so oft vergessen wird, ist der kranke Mensch, der Organismus mit seinen natürlichen Abwehr- und Heilkräften. Wir sollten nicht vergessen, daß außerordentlich häufig der Organismus allein ohne ärztliche Hilfe oder mit wenig wirksamer ärztlicher Hilfe Krankheiten überwindet, und daß diese Reservekraft des Organismus an Abwehr- und Heilkräften wohl auch die Grundlage und die Voraussetzung jeder Form von wirksamer Therapie ist.

Ich glaube, daß eine Einteilung der Möglichkeiten der Therapie sich ganz besonders zu orientieren hat an dem Verhältnis der therapeutischen Maß-

nahmen zu diesen natürlichen Abwehrvorgängen.
Das gilt bereits für die Grundlage und die Vorform
jeder speziell ausgerichteten Therapie, nämlich für die
Regelung der allgemeinen gesundheitlichen
Lebensweise und die Abstellung von Mißbräuchen,
welche den allgemeinen Gesundheitszustand untergraben.
Wir sollten unsere Behandlung immer mit diesen
grundsätzlichen Maßnahmen einleiten, indem wir etwa den
Mißbrauch im Sinne des Alkoholismus oder des zu starken
Tabakkonsums abstellen, indem wir uns um die Ernährung, um die Diät kümmern. Wir haben in den Kriegs- und
Notzeiten gelernt, daß zahlreiche Krankheiten bei all den
Schrecken dieser Zeit durch Not und Mangelernährung günstig
beeinflußt wurden, etwa Diabetes, Fettsucht, Gicht, daß sich
die Hypertonien, die Herzinfarkte und die Apoplexien ver-
ringerten, und daß umgekehrt mit der Besserung der Lebens-
verhältnisse, in Deutschland mit dem Zeitpunkt der Wäh-
rungsreform, die eben genannten Krankheiten Diabetes, Fettsucht, Apoplexie, Herzinfarkt, Hypertonie wieder bis zum
heutigen Tage erschreckend zugenommen haben. Die hieraus
abzuleitenden ärztlichen Ratschläge für die Diät sind ohne
weiteres erkennbar. Und wenn wir etwa an die moderne
Arterioskleroseforschung, an die Beziehungen dieser Krankheit zum Lipidhaushalt denken, so wissen wir, daß allgemeine diätetische Regeln die Basis für die Therapie darstellen,
welche nicht entbehrt werden kann.
　　Auf dieser Grundlage der allgemeinen Regelung der
Lebensweise, die auch als allgemeine Hygiene bezeichnet werden kann, erhebt sich dann die therapeutische Behandlung im engeren Sinne. Und hier können
wir nun eine Einteilung treffen, welche auf dem Verhältnis
der therapeutischen Maßnahmen zu den unspezifischen Ab-
wehrkräften des Organismus beruht.
　　Es gibt eine große Gruppe von therapeutischen Maßnahmen, welche im geistigen Ansatz eine künstliche
Heilung durch naturwissenschaftliche Methoden anstrebt,
ohne im Prinzip die natürlichen Heilkräfte des
Organismus mit in Rechnung zu stellen. Innerhalb
dieser Gruppe therapeutischer Maßnahmen können wir drei
Untergruppen unterscheiden, welche ich als Prothese-
behandlung oder Substitution, als Amputation und
als Chemotherapie benennen möchte.
　　Von dieser Gruppe der therapeutischen Maßnahmen,
welche im Prinzip eine künstliche Heilung anstrebt, können
wir eine zweite große Gruppe therapeutischer Maßnahmen
unterscheiden, welche grundsätzlich an die Abwehrvorgänge im Organismus appelliert, sie zu steigern anstrebt und welche hierdurch die Ordnungsstörung der Krank-

4

heit wieder zur Ordnung der Gesundheit zurückzuführen beabsichtigt.

Beginnen wir mit der ersten Gruppe der therapeutischen Maßnahmen, welche eine künstliche Heilung herbeizuführen anstrebt. Hier nannten wir die Methode der Prothese oder Substitution. Sie geht aus von der Frage, die schon der Laie völlig zutreffend mit den Worten formuliert, was fehlt dem Kranken, und zwar im buchstäblichen Sinne dieser Frage. Wir kennen eine ganze Reihe von Krankheiten, bei denen ein bestimmter Wirkstoff fehlt, etwa Insulin beim Diabetes, Vitamin B_{12} bei der perniziösen Anämie, Thyroxin beim Myxödem, Nebennierenhormon beim Morbus Addison, gewisse Verdauungsfermente bei Verdauungsstörungen, gewisse Vitamine bei Avitaminosen. Die Behandlung besteht in solchen Fällen in der Zufuhr des fehlenden Wirkstoffes als einer Prothese, in einer Substitutionstherapie. Nur auf diesem Wege sind diese Krankheiten, bei denen ein bestimmter Wirkstoff fehlt, heilbar. Die Heilung, welche eintritt, hält aber nur so lange an, wie die Prothese geliefert wird. Wenn beim Diabetes das Insulin abgesetzt wird, bei der perniziösen Anämie das Vitamin B_{12}, so ist im Prinzip die Krankheit sofort wieder vorhanden. Eine dauernde Heilung tritt nicht ein, sondern nur eine künstliche Heilung für die Dauer der Zufuhr des fehlenden Wirkstoffes. Man kann auch vieles aus der pharmakologischen Therapie in gleicher Weise als Prothesentherapie bezeichnen, etwa, wenn Funktionsstörungen vorliegen, die nur durch die Zufuhr eines bestimmten Medikamentes ausgeglichen werden können, bei der Herzschwäche durch Digitalis oder Strophanthin, bei Störungen der Diurese durch Diuretika usw.

Wenn wir zunächst gesagt haben, daß es hierbei nicht zu einer natürlichen Dauerheilung, sondern nur zu einer künstlichen Heilung für die Dauer der Zufuhr des fehlenden Wirkstoffes kommt, so ist das eine schematische Feststellung, die gewisser Einschränkungen bedarf. Es gibt durchaus auch eine derartige Prothesentherapie, die nach einiger Zeit überflüssig werden kann, weil nach Ueberbrückung eines zeitweiligen Notstandes die natürlichen Regulationen und Heilvorgänge des Organismus sich soweit wieder erholt haben, daß sie nun allein die Krankheit auf die Dauer überwinden und die Prothese überflüssig machen. Hier überschneidet sich also das Gebiet der Prothesentherapie mit dem Gebiet der Heilung durch natürliche Heilkräfte. Als Beispiel für einen derartigen Vorgang nenne ich etwa die Ueberbrückung einer Agranulozytose, bei der die Abwehrkräfte der Granulozyten fehlen und jeder Infektion Tür und Tor geöffnet ist, durch eine zeitweilige Penicillinbehandlung.

Es hängt in solchen Fällen alles davon ab, ob der Organismus die Fähigkeit zur Bildung funktionstüchtiger Leukozyten zurückgewinnt oder nicht. Ist dies nicht der Fall, so sterben die Kranken an ihrer Agranulozytose und Sepsis trotz Penicillinbehandlung. Erholt sich aber das Knochenmark und bildet der Organismus wieder selber seine Leukozyten, so gewinnt er auch die Abwehrkräfte zurück, es kommt zur Heilung und die Prothese des Penicillins, welche nur für die Ueberbrückung des Notstandes erforderlich war, wird wieder entbehrlich. In ähnlicher Weise können wir durch die Prothese einer künstlichen Niere das Versagen der Niere während einer zeitlich beschränkten Anurie überwinden. Auch hier hängt alles davon ab, wie das bei akuten Nephrosen nicht selten der Fall ist, ob nach weniger oder mehr Tagen die natürliche Diurese wieder in Gang kommt und damit eine Heilung durch das Wiedererwachen der natürlichen Funktionen des Organismus eintritt. Damit wird die zunächst lebensrettende Anwendung der künstlichen Niere wieder überflüssig. In ähnlicher Weise können wir durch die Prothese einer „eisernen Lunge" eine zeitweilige Atemlähmung überwinden in der Hoffnung, daß nach einiger Zeit die natürliche Atmung wieder einsetzt.

Die zweite Gruppe der Behandlungsmethoden, welche im Prinzip nicht an die natürlichen Heilvorgänge appelliert, ist die Amputation. Sie beruht darauf, daß ein örtlicher Krankheitsherd erkannt wird, dessen operative Beseitigung zur Heilung führt. Dies ist etwa der Fall bei einem Mastdarmkrebs, bei einer Pylorusverengung, bei einer Blinddarmentzündung, welche erkannt und vom Chirurgen operativ beseitigt wird. Das ganze Gebiet der Chirurgie beruht im wesentlichen auf einer solchen Erkennung eines örtlichen Krankheitsprozesses und seiner operativen Heilung. Aber auch in der inneren Medizin können wir verwandte Heilvorgänge erzielen. Wenn etwa beim Morbus Basedow eine Ueberfunktion der Schilddrüse vorliegt, besteht einmal die Möglichkeit der operativen Verkleinerung der Schilddrüse durch den Chirurgen. Aber auch der Internist vermag durch medikamentöse Maßnahmen in ähnlicher Weise eine Amputation der Leistung der Schilddrüse vorzunehmen, wenn er durch die Thyreostatika den Einbau des Jods in das Thyroxinmolekül verhindert und auf diese Weise die Schilddrüsenfunktion, ähnlich wie der Operateur, vermindert, oder wenn er mit der Radiojodbehandlung eine Minderung der Schilddrüsenleistung herbeiführt. In ähnlicher Weise kommt auf dem Gebiet der inneren Medizin eine solche Amputationsbehandlung bei den hormonbildenden Geschwülsten in Betracht. Ich denke etwa an das Phäochromozytom mit seinen Blutdruckkrisen, an die Nebennierentumoren, die

etwa bei der Frau androgene Stoffe bilden, so daß jene
schrecklichen Krankheitsbilder mit Virilisierung, Bartwuchs
und Verschwinden der weiblichen Funktionen zustande kommen, oder an die lebensgefährlichen Blutzuckerstürze beim
Insulom. In allen diesen Fällen besteht die Therapie in der
Aufdeckung des örtlichen Krankheitsprozesses und in der
Amputation des hormonbildenden Tumors. In allen diesen
Fällen wird auf diese Weise eine künstliche Heilung erreicht,
bei der die natürlichen Abwehrvorgänge des Organismus im
geistigen Ansatz dieser Therapie nicht mit enthalten sind.
In diesem Zusammenhang sind vielleicht einige allgemeinere Ueberlegungen angebracht. Zur Behandlung durch
Amputation gehört, wie ich dargelegt habe, die Erkennung
eines örtlichen Krankheitsprozesses, den wir entfernen können. Es ist in den letzten Jahren vielfach die Forderung erhoben worden: Fort mit der lokalisierenden Organpathologie, los von der Zelle! Es ist eine Ganzheitsmedizin propagiert worden. Dem alten Virchowschen
Lehrsatz: „Es gibt keine Allgemeinkrankheiten, es gibt nur
örtliche Krankheiten" wurde die entgegengesetzte Lehre: „Es
gibt keine örtlichen Krankheiten, sondern nur Allgemeinkrankheiten" entgegengesetzt. Diese Lehre von der Ganzheitsmedizin ist zu einem Schlagwort geworden, welches
in solcher dogmatischer Form einseitig und deshalb bedenklich ist. Ich selbst habe freilich oft hervorgehoben, daß jede
Krankheit, auch wenn sie sich örtlich besonders in einem einzelnen Organ abspielt, schließlich den ganzen Menschen in
seiner körperlich-seelischen Einheit betrifft. Die Lehre von
der Ganzheitsmedizin vernachlässigt aber die Tatsache, daß
die Lokalisation der Krankheit in einzelnen Organen und
sogar manchmal in einzelnen Zellen ein echtes medizinisches Problem ist, das für ein Verständnis des Krankheitsgeschehens und besonders auch für die Therapie von unschätzbarem Wert ist. Es ist ganz unrichtig, das Lokalisationsprinzip bei Krankheiten prinzipiell zu verwerfen; im Gegenteil, es hängt oft alles davon ab, die Lokalisation des Krankheitsprozesses richtig zu erkennen. Es gibt sogar Krankheiten,
welche in einer einzigen Zelle lokalisiert sind, nämlich die
Erbkrankheiten, bei denen die Krankheitsanlage in einer einzigen Keimzelle enthalten ist. Die gesamte Therapie durch
Amputation, deren außerordentliche Bedeutung man bei
einigem Nachdenken erkennen muß, beruht auf dem Lokalisationsprinzip.
Die dritte Gruppe der Therapie, welche im Prinzip
eine künstliche Heilung anstrebt, ist der Kampf gegen die
Angriffskräfte bei Infektionen, der heute durch die
Chemotherapeutika und Antibiotika so außerordentliche Erfolge hat. Die Grundlage dieser Behandlung war das

heroische Ziel Paul Ehrlichs, durch chemisches Zielen die
Infektionserreger zu vernichten, ohne durch die Medikamente
dabei den Organismus zu schädigen. Eine Mitwirkung
des Organismus wird auch bei diesem gedanklichen
Ansatz nicht in Rechnung gestellt. Wir wissen, daß
auf diesem Wege zahlreiche Krankheiten, die früher
tödlich waren, geheilt werden können. Wir denken an die
allgemeine Sepsis oder auch an die Miliartuberkulose und
die Meningitis tuberculosa. Auch auf diesem Gebiet ist die
Diagnostik heute von erhöhter Bedeutung, damit wir
durch die Erkennung der vorliegenden Infektionskrankheit
das wirksamste Antibiotikum, Chemotherapeutikum oder
Tuberkulostatikum auswählen können. Ich möchte darauf
hinweisen, daß auch hier der Gedanke der Lokalisation
der Krankheit überprüft werden soll. Es ist keineswegs richtig, die Infektionskrankheit in jedem Fall nur als Allgemein-
krankheit anzusehen, bei der die Anwendung eines Chemo-
therapeutikums im Sinne einer Ganzheitsbehandlung ausreichend ist. Nicht selten liegt bei der Sepsis ein örtlicher
Sepsisherd vor, der erkannt und mit der Methode der
Amputation behandelt werden muß, etwa eine vereiterte
Gallenblase oder eine vereiterte Niere oder ein Pleuraempyem.

Wie gesagt, gehört auch die Behandlung durch die
Chemotherapie zu den Methoden, die im Prinzip auf eine Mitwirkung oder gar Anregung der natürlichen Abwehrkräfte
des Organismus verzichten. In Wahrheit ist aber in allen
solchen Fällen die Intaktheit der natürlichen Abwehrkräfte
die Grundlage des endgültigen therapeutischen Erfolges, eine
Auffassung, die heute nicht gerade sehr allgemein vertreten
wird, die aber bedeutende Forscher auf diesem Gebiet, ich
denke ganz besonders an Domagk, dem wir so große Erfolge auf dem Gebiet der spezifischen Therapie verdanken,
keineswegs außer acht gelassen haben.

Die zweite große Hauptgruppe der therapeutischen Maßnahmen besteht nun in Methoden, welche grundsätzlich an die Abwehrvorgänge des Organismus
appellieren. Es handelt sich um Methoden der unspezifischen Therapie, welche nicht gegen die vorliegende
Krankheit mit einer auf sie abgestimmten spezifischen
Methode vorgeht, sondern den Organismus in seiner Heilkraft
zu unterstützen trachtet. Dieser Gedanke ist heute in der Zeit
der außerordentlichen Erfolge der spezifischen Therapie
gerade sehr aktuell und sogar aus dem Bewußtsein vieler
Aerzte weitgehend verschwunden. Trotzdem glaube ich, daß
dieser Teil der Therapie von großer Bedeutung ist, und wenn
man sich in der ärztlichen Praxis umsieht, so spielen solche
therapeutische Methoden dort eine ganz große Rolle. Es gehört
zu dieser Gruppe der Therapie nicht nur die Fiebertherapie,

bei der wir ja hier in Wien durch die Großtat Wagner-
Jaureggs, die Malariabehandlung der progressiven Paralyse,
auf klassischem Boden stehen, sondern auch zahlreiche andere
Methoden der unspezifischen Reizung, so die Behandlung mit
Hautreizen, mit Wärme, mit Kälte, mit Massage, die
gesamte Balneotherapie und Klimatherapie, die
Uebungsbehandlung, der systematische Gebrauch von
Leibesübungen und vieles andere mehr.

Die letzten Jahre haben das Interesse für dieses uralte
Gebiet der ärztlichen Behandlungsmethoden wieder sehr vermehrt, es ist geradezu wieder aktuell geworden, wie viele Veröffentlichungen, Kongresse und Symposien über Themen der
unspezifischen Therapie und der natürlichen Abwehrvorgänge
erkennen lassen. Das hängt damit zusammen, daß große Fortschritte auf diesem Gebiet erzielt wurden. Früher hatten viele
kritisch denkenden Aerzte gegenüber den etwas vagen Begriffen von natürlichen Heilkräften und unspezifischer
Steigerung der Resistenz ein durchaus gesundes Mißtrauen.
Heute haben diese alten Beriffe durch neue Forschungsergebnisse einen wissenschaftlichen Inhalt bekommen, der auf
exakten Untersuchungen beruht. Wir denken etwa an die Erforschung der bakterientötenden Kräfte des Organismus durch die Aktivierung der Phagozytose und an das
Properdinsystem, welches für die unspezifische Abwehr
von großer Bedeutung ist. Ferner wurde durch die Gewinnung
der pyrogenen Lipopolysaccharide von Westphal,
welche in Bruchteilen von Gamma beim Menschen hohes
Fieber mit Steigerung der unspezifischen Resistenz herbeizuführen vermögen, ein großer theoretischer und praktischer
Fortschritt erzielt.

Ich selbst habe mich seit 30 Jahren besonders für das
Gebiet der unspezifischen Therapie interessiert und im Jahre
1930 ein Buch hierüber verfaßt, das heute noch unverändert
gültig und durch die neuesten Forschungsergebnisse geradezu
wieder aktuell geworden ist. Wenn uns bei Krankheiten
spezifische Heilmethoden zur Verfügung stehen, etwa Penicillin oder die modernen Breitspektrumantibiotika, so werden
wir mit Dank derartige Methoden anwenden. Es gibt aber
zahlreiche Krankheiten, bei denen ein derartiges Medikament
nicht zur Verfügung steht, ganz besonders die Virus-
erkrankungen. Bei diesen sehen wir sehr erfreuliche therapeutische Erfolge mit einer unspezifischen Fiebertherapie,
z. B. bei Virusencephalitis, bei Virusmeningitis, bei der sogenannten lymphozytären Meningitis, aber auch bei Polio-
myelitis. Wenn die Folgeerscheinungen dieser Krankheit
stationär geworden sind und eine spontane Rückbildung der
Lähmung nicht mehr eintritt, dann haben wir oft einen ausgezeichneten Eindruck von der Anwendung der Fieber-

therapie. Das gleiche gilt für Polyneuritiden, insbesondere die postdiphtherische Polyneuritis. Auch weiß der mit diesen Methoden vertraute Arzt, daß bei den allergischen Krankheiten und auch bei rheumatischen Krankheiten nicht selten durch eine unspezifische Fiebertherapie ein gutes therapeutisches Ergebnis erzielt werden kann.

Die unspezifische Therapie ist eine Regulationstherapie, die die Regulationen und Reaktionen des Organismus zu ändern und im Sinne der Heilung günstig zu gestalten beabsichtigt. Zahlreiche andere therapeutische Methoden gehören auch zu dieser Therapie oder sind mit ihr verwandt, z. B. die Anwendung des Cortisons, welches die mesenchymale Abwehr verringert und die Antikörperproduktion herabsetzt. Ich kann im einzelnen nicht darlegen, wie groß die Bedeutung dieser Methode ist, z. B. beim rheumatischen Formenkreis, bei allergischen Krankheiten und vielen anderen Krankheiten mehr. Ich will aber hier bereits darauf hinweisen, daß mit der Dämpfung der mesenchymalen Abwehr erhebliche Gefahren verbunden sind. Es können, weil damit auch die Infektionsabwehr verringert wird, vorhandene Infektionen akut exacerbieren. Ich werde hierauf im letzten Teil meines Vortrages, der sich mit den Gefahren der Therapie befaßt, noch zurückkommen.

Zur unspezifischen Therapie mit Appell an die Abwehrfunktionen des Organismus, zur Regulationstherapie, gehören auch die uralten Methoden der an der Haut angreifenden Therapie mit Bädern, Massage und anderen physikalischen Maßnahmen, ferner die sogenannte Segmenttherapie und manches, was heute unter dem Namen einer Neuraltherapie aktuell geworden ist.

Ich möchte glauben, daß auch das überaus wichtige Gebiet der Therapie, das wir als Psychotherapie bezeichnen und das für jeden wahren Arzt unentbehrlich ist, zur Regulationstherapie im weiteren Sinne des Wortes gehört. Ein Einfluß auf die Psyche des Patienten ist bewußt oder unbewußt jeder ärztlichen Therapie beigemischt, und die darin liegenden therapeutischen Möglichkeiten sollten mit ebenso großer Verantwortlichkeit ausgenutzt werden wie die Möglichkeiten der medikamentösen Therapie. Die Grundlage jeder Psychotherapie ist das Vertrauen, welches in einer echten Begegnung zwischen Arzt und Patienten entstehen muß. Wenn es gelingt, das Vertrauen des Kranken zu gewinnen, ihm seine Angst zu nehmen, seine psychischen Kräfte, die vielleicht durch seelische Fehlhaltungen, durch Konflikte und Komplexe krankhaft festgefahren sind, für den Heilungsvorgang zu entbinden, so ist das eine der wichtigsten Leistungen, die dem Arzt obliegt. Die Psychotherapie, welche an die seelischen

Kräfte des Kranken appelliert, ist die vornehmste Methode einer Unterstützung der natürlichen Heilungsvorgänge.

Wenn wir in dieser Weise die Bedeutung der natürlichen Abwehrvorgänge und der unspezifischen Therapie besonders herausstellen, so handelt es sich hierbei keineswegs nur um die technischen Methoden der Behandlung, sondern um ein Problem der geistigen Grundhaltung des Arztes. Zweifellos leben wir auch in der Medizin in einem Zeitalter der Ueberschätzung des rein Technischen, und wir glauben oft, daß wir Aerzte allein durch irgendein Medikament die Krankheit überwinden, ohne daran zu denken, daß in Wahrheit der Organismus, der Kranke seine Krankheit überwinden muß, und daß wir hierzu lediglich unterstützend beitragen können. Wenn die natürlichen Abwehrvorgänge endgültig versagen, so ist jede Therapie aussichtslos. Um mit Paracelsus zu sprechen — der „inwendig Arzt" ist unentbehrlich, wenn der „äußere Arzt" helfen soll. Ich glaube, diese bescheidene und ehrfurchtsvolle Haltung, welche Paracelsus vor 400 Jahren lehrte, würde auch uns Aerzten von heute wohl anstehen, im Sinne des Paracelsus-Wortes: „Die Kraft des Arztes liegt im Kranken."

Nunmehr haben wir die Besprechung der Möglichkeiten der Therapie abgeschlossen. Wir haben eine große, für unsere Kranken hoffnungsvolle Skala von Möglichkeiten festgestellt, und wir wissen, welch große Erfolge hiermit zu erreichen sind. Aber wo viel Licht ist, ist auch viel Schatten, und wir müssen uns jetzt mit den Gefahren der Therapie auseinandersetzen. Je wirksamer unsere Medikamente sind, um so größer sind auch die Gefahren. Es ist hier ein ärztliches Problem entstanden, wie es die früheren Aerztegenerationen nicht kannten. Wissenschaftlich ist diese Möglichkeit der Schäden durch die Therapie, durch die Medikamente, den Aerzten durchaus bekannt, aber praktisch wird die Häufigkeit dieser Schäden keineswegs genügend erkannt. Wir sehen sehr oft offensichtliche Therapieschäden, bei denen die Aerzte gar nicht auf den Gedanken gekommen sind, daß die krankhaften Erscheinungen Folgen der Therapie sein könnten. Es ist psychologisch nur allzu verständlich, daß der Arzt geneigt ist, die Symptome am Krankenbett und besonders den tödlichen Ausgang eines Krankheitsfalles der Krankheit zur Last zu legen, die er behandelt, und nicht seinen eigenen therapeutischen Maßnahmen. Nicht selten sind Krankheiten aber bereits die Folge von Medikamenten, welche die Patienten eingenommen haben, sehr oft freilich ohne ärztliche Verordnung infolge der gefährlichen Tablettensucht weiter Kreise der Bevölkerung. Die häufigen dadurch auftretenden Krankheitserscheinungen werden weder von den Kranken

selbst noch oft auch von den behandelnden Aerzten mit diesen
Medikamenten in Zusammenhang gebracht, da das Einnehmen
derselben so gewohnheitsmäßig geschieht und als so harmlos
gilt, daß der Gedanke einer hierdurch eingetretenen Schädigung überhaupt nicht ins Bewußtsein tritt. Man muß aber
wissen, daß heute solche Therapieschäden zu den
häufigsten Krankheitsursachen überhaupt gehören.
Der Arzt muß sich zur Regel machen, bei allen Krankheitserscheinungen auch die Frage zu prüfen, ob diese Erscheinungen die Folge der Therapie sein können, vielleicht auch
die Folge von Medikamenten, die der Patient selbst ohne sein
Wissen einnimmt. Oft ist viel Scharfsinn nötig, um solche Zusammenhänge aufzudecken. Nur bei ganz systematischer
Suche findet man dann solche Zusammenhänge, dann aber
mit solcher Häufigkeit, wie sie die meisten Aerzte heute nicht
ahnen. Auch die besten Aerzte können bei völlig richtig
durchgeführter Therapie solche Therapieschäden erleben. Es
kann sehr wohl sein, daß die Gefahr durch die Behandlung
größer ist als die Gefahr der vorliegenden Krankheit, und dies
können wir nicht immer voraussehen, insbesondere wenn
allergische Mechanismen bei den Schädigungen mitwirken,
die aus der Vorgeschichte nicht zu vermuten waren.

Ich kann vielleicht die hier möglichen Schädigungen
am besten darstellen, wenn ich eine eigene, besonders er-
schütternde Beobachtung mitteile. Ich habe vor längerer Zeit
bei einem Konsilium folgendes erlebt: Ein etwa 60jähriger
Industrieller war an einer fieberhaften grippeartigen Krankheit erkrankt, bei der eine Bronchopneumonie vermutet wurde.
Er hatte Penicillin-Einspritzungen erhalten, die zu einer
schweren allergischen Allgemeinreaktion mit lebensbedrohen-
dem Herz- und Kreislaufschock und dann zu einer allergischen Dermatitis mit qualvollem Juckreiz und anschließender
allgemeiner Schuppung geführt hat. Zur Beherrschung dieser
schweren allergischen Störungen war Cortison gegeben
worden, was freilich die Allergieerscheinungen beseitigte,
aber zu einer Exacerbation der Erkrankung der Luftwege
und zu einem Lungenabszeß führte. Gegen diese neue Gefahr
war nun, da Penicillin nicht anwendbar war, Aureomycin
gegeben worden. Daraufhin war eine hämorrhagische Colitis
eingetreten, die den Kranken wieder an den Rand des Grabes
brachte. In diesem Stadium sah ich den Kranken. Als auch
diese Störung nach Absetzen des Aureomycins unter Vitamin B-Präparaten und oraler Zufuhr von lebendigen Coli-
Bakterien überwunden war, stellte sich heraus, daß im Ober-
lappen der rechten Lunge ein Verdichtungsherd nachweisbar
war, dem eine Pilzinfektion zugrunde lag. Auch diese letzte
Komplikation wurde schließlich unter Anwendung des Anti-
mykotikums Paraben (Paraoxybenzoesäure) überwunden, und

der Kranke kam nach einem halbjährigen schweren Kranken-
lager zur völligen Genesung. Wenn wir vor 30 Jahren diesen Kranken zu behandeln
gehabt hätten, so würden wir vielleicht Aspirin gegeben
haben, Schwitzmaßnahmen durchgeführt haben, Brust-
umschläge gemacht haben, und aller Wahrscheinlichkeit nach
wäre er in 10 Tagen wieder gesund gewesen. Hier dauerte die
Krankheit, die wiederholt an den Rand des Grabes führte,
ein halbes Jahr. Nun ist freilich dieser Verlauf ein extremes
Beispiel für eine Häufung von therapeutischen Katastrophen,
bei denen wohl die Allergieneigung des Kranken von Bedeutung war. Immerhin ist aber diese Beobachtung ein lehr-
reiches Beispiel für die ambivalente Problematik der
modernen Therapie, denn die Therapieschäden, die hier in
unglücklicher Häufung auftraten, sind im übrigen durchaus
typische Erscheinungen. Wir wollen das im einzelnen noch
betrachten.

Allergische Störungen nach Penicillin, wie sie
hier auftraten, sind keineswegs selten. Die schweren Sofort-
reaktionen nach Pencillin führen nach den Statistiken von
Feinberg und Mayer in 20 bis 30% der Fälle zum
Tode. Nach einer Statistik von Freeman sind bis zum Jahre
1955 bereits über 1000 Personen in USA an Penicillinana-
phylaxie gestorben. Und auch in Deutschland sind mehrere
Penicillin-Todesfälle, zum Teil unter dem pathologisch-anatomischen Bild, ähnlich dem bei Salvarsanencephalitis, beschrieben worden. Diese Gefahr der allergischen Allgemeinreaktion teilt das Penicillin nun mit einer großen Zahl von
anderen gebräuchlichen Heilmitteln, einer so großen Zahl, daß
ich hier nicht alle Möglichkeiten aufzählen kann. Ich will nur
feststellen, daß das mit Recht als relativ harmlos angesehene
Aspirin (Acidum acetylosalicylicum) auch auf Grund der
Literatur bereits 164 Allergietodesfälle zur Folge gehabt hat,
wie Steinbrocker beschrieben hat.

In unserem vorher beschriebenen Falle hatte die
Cortisonbehandlung zu einer Aktivierung des Lungen-
prozesses und zu einem Lungenabszeß geführt. Auch das ist
ein durchaus typischer Therapieschaden. Die Benutzung des
Cortisons in der Therapie hat sich ja über die erste Anwendung beim Gelenkrheumatismus hinaus immer weiter ausgedehnt, und wir möchten dieses wertvolle Mittel heute nicht
mehr missen, aber immer sind wir in der Gefahr der Aktivierung eines Infektionsprozesses. Obwohl wir diese Gefahr
genau kennen, haben wir auch an unserer Klinik drei traurige
Beobachtungen machen müssen, in denen das Cortison eine
gefährliche oder tödliche Wirkung entfaltete. In einem Fall
behandelten wir eine alte Krankenschwester mit chronischem
Gelenkrheumatismus mit Cortison und wir mußten erleben,

daß sie einer Sepsis durch Bakterium Coli und Pyocyaneus erlag, die wir nicht beherrschen konnten, und wir konnten nachträglich analysieren, daß die Sepsis von Bronchiektasien, die lange bei ihr vorhanden gewesen waren, ausgegangen war. In einem andern Fall wurde durch die Cortisonbehandlung ein schlummernder tuberkulöser Herd zu einer käsigen Pneumonie mit Kaverne mobilisiert, die dann freilich nicht zum Tode führte, sondern, so wollen wir hoffen, zur endgültigen Heilung geführt werden kann. Ein dritter Fall war außerhalb der Klinik entstanden, es handelte sich wiederum um einen Patienten mit chronischem Gelenkrheumatismus, bei dem ein leichter, unbeachtet gebliebener Staphylokokkeninfekt der Haut unter Cortison zu einer Staphylokokkensepsis führte, welche zahlreiche eitrige Metastasen, darunter eine eitrige Einschmelzung mit Knochenzerstörung im linken Hüftgelenk herbeiführte. Der Patient ist dieser septischen Staphylokokkenerkrankung erlegen, die ganz zweifellos nur die Folge der Therapie war.

Daß bei unserem Patienten, von dem unsere Ueberlegungen ausgegangen sind, unter dem A u r e o m y c i n eine h ä m o r r h a g i s c h e   C o l i t i s auftrat, ist wiederum eine durchaus typische und gefährliche Komplikation. Wir haben leider wiederholt erlebt, daß tödliche Colitiden bei Behandlung mit solchen Antibiotika aufgetreten sind und sie sind ja auch von anderen Seiten beschrieben worden. Es dürfte Ihnen auch bekannt sein, daß die Entwicklung von r e s i s t e n - t e n,   h o c h v i r u l e n t e n   S t a p h y l o k o k k e n unter dieser Therapie nicht selten ist, und daß dieses Staphylokokkenproblem in Krankenhäusern Amerikas und Skandinaviens, aber auch manchmal bereits bei uns, das ernste Problem eines m o d e r n e n   H o s p i t a l i s m u s heraufbeschworen hat, so daß wir die Einschränkung der Behandlung mit Breitspektrumantibiotika auf die wirklich notwendigen Fälle verlangen müssen, damit diese neuen Erkrankungen durch therapieresistente Staphylokokken im Zaume gehalten werden können. Auch in meiner Klinik haben wir leider zwei Fälle beobachtet, in denen unter der Behandlung therapieresistente gelbe hämolytische Staphylokokken auftraten, die am Beginn der Behandlung nicht nachweisbar waren. Diese Staphylokokken haben in beiden Fällen zum Tode geführt; wir mußten also leider diese Todesfälle nicht der Grundkrankheit, sondern unserer Therapie zur Last legen.

Es ist mir nicht möglich, die ganze traurige Skala möglicher Therapieschäden hier aufzuzählen, ich muß mich auf wenige weitere Hinweise beschränken. So möchte ich hervorheben, daß außerordentlich viele Arzneimittel über einen allergischen Mechanismus zu einem A r z n e i f i e b e r, zu dem d r u g f e v e r der Amerikaner, führen können, nicht nur

Sulfonamide, sondern auch Penicillin, Chinin, Pyrazolon-
derivate, Phenothiazinderivate, Hydantoinderivate, Phenol-
phthalein und viele andere mehr. Wenn man diese Krankheitsbilder kennt, so wird man sich davon überzeugen, daß gar
nicht selten einem ungeklärten Fieber in Wahrheit ein solches
Arzneifieber zugrunde liegt. Die Krankheitsbilder können
dann leicht mit Grippe, mit Virusinfekt verwechselt werden,
und es ist mir wohl bekannt, daß zahlreiche, sonst erfahrene
Aerzte diese Möglichkeit nicht in Betracht ziehen, niemals
die Diagnose eines Arzneifiebers stellen, obwohl zweifellos
auch bei ihren Kranken ein solcher Zusammenhang immer
wieder zu beobachten sein müßte. Wenn der Zusammenhang erkannt und das Medikament abgesetzt wird, so ist oft
das Fieber, das man irrtümlich irgend einer Infektionskrankheit zuschrieb, endgültig verschwunden. Es ist also ausdrück-
lich darauf hinzuweisen, daß für den Arzt nicht nur das
Verschreiben von Medikamenten, sondern auch das Absetzen von Medikamenten eine wichtige Aufgabe
sein kann.

Mit wenigen Worten sei noch darauf hingewiesen, daß
schwere Leberschädigungen und auch Nierenschädigungen durch Medikamente herbeigeführt werden können.
Wir haben wiederholt eine akute Lebernekrose, auch mit
tödlichem Ausgang, nach medikamentöser Behandlung, z. B.
nach Irgapyrin, gesehen, und wir haben ebenfalls schwere
Nierenschädigungen nach verschiedenen Medikamenten beobachtet, insbesondere auch nach Irgapyrin und nach But-
azolidin. Es sei auch auf die Phenacetinschäden der
Niere hingewiesen, welche besonders von Schweizer Autoren
beschrieben sind. Diese Dinge sind deswegen von Bedeutung,
weil unendlich viele Medikamente, die von zahlreichen Menschen gewohnheitsmäßig eingenommen werden, Phenacetin
enthalten.

Besonders bedenklich schließlich sind dann die schweren
Blutkrankheiten, die durch Medikamente eintreten
können. Als ich vor 2 Jahren eine Zusammenstellung von
Therapieschäden veröffentlichte, waren in derselben aus
unserer Klinik in Frankfurt auch 10 Fälle von Blutkrankheiten enthalten, bei denen als Ursache dieser Blutkrankheit
ein Arzneischaden nachweisbar war. Es handelte sich um
5 Kranke mit thrombozytopenischer Purpura nach
Sedormid, Chinidin, Optalidon, Isonikotinsäurehydrazid und
Togal, darunter eine mit tödlichem Verlauf. Ferner um drei
Kranke mit Agranulozytose nach Pyramidon, Salichin
und Persedon, davon 1 Fall mit beginnender Panmyelopathie,
2 von diesen 3 Fällen mit tödlichem Verlauf. 1 Kranker mit
Panmyelopathie nach Irgapyrin mit tödlichem Verlauf
und 1 Kranke mit aplastischer Anämie nach Zentropil

und Octadon mit tödlichem Verlauf. Von den 10 Fällen, die
übrigens alle bereits mit der manifesten Blutkrankheit in die
Klinik kamen, sind also 5 Kranke gestorben. Sie wissen, daß
hierbei allergische Mechanismen mitwirken, und daß echte
Antikörper gegen die Komplexe aus Medikament und Blutzellen entstehen, so daß auf diese Weise Agranulozytosen,
Thrombozytopenien und weitere Schädigungen zustande
kommen. Es ist für uns alle erschütternd, wenn wir erkennen müssen, daß diese gefährlichen Blutkrankheiten, von
denen man früher annahm, daß sie von selbst oder ohne er-
kennbare Ursache entstünden, je genauer man untersucht, zu
einem größeren Teil auf eine medikamentöse Behandlung zurückzuführen sind, es sei nun, daß sie vom Arzt verordnet ist
oder nicht, daß also schwerste hämatologische Krankheitsbilder irgendwie iatrogen bedingt sind.

So schrecklich diese Blutkrankheiten sind, so sind sie ja
Gott sei Dank nicht allzu häufig. Viel häufiger sind die v e g e-
tativ-nervösen Störungen, die als Folge des Miß-
brauches von Medikamenten, besonders von B e r u h i g u n g s-
mitteln und von Schmerzstillungsmitteln, auftreten.
Ich denke an den Mißbrauch von Stoffen, wie z. B. M i l t a u n,
welche in Amerika ja in Millionen von Tabletten benutzt
werden, und die bei uns auch häufig angewandt werden. Es
entsteht dabei ein schrecklicher C i r c u l u s v i t i o s u s: Ner-
völse und durch Arbeit stark belastete Menschen haben
leichtere vegetative Störungen, sie greifen zu irgend welchen
beruhigenden Medikamenten, gewöhnen sich an dieselben, und
im Circulus vitiosus entstehen durch die Medikamente zusätzlich zahlreiche neue vegetative Störungen.

So erleben wir immer wieder bei jedem neu eingeführten
Medikament, das wirklich brauchbar ist: Es kommen zunächst
optimistische Urteile über die Wirkung, und es sind auch oft
hervorragende therapeutische Wirkungen vorhanden, und
nach einiger Zeit werden Schädigungen bekannt, welche zunächst ganz unerwartet sind. Ich könnte bei vielen Medikamenten solche Zusammenhänge aufzählen, ich möchte nur
noch auf die ausgezeichneten modernen Diuretika vom Typ
des C h l o t r i d e und des E s i d r e x hinweisen, die wir am
Krankenbett sehr schätzen. Wir haben auch hier bereits
Schäden durch eine zu starke und ungleiche Ausscheidung
von Mineralstoffen festgestellt. Bei Leberschädigungen haben
wir kürzlich erst in der Klinik wieder gesehen, daß unter
Chlotride eine zu starke Kaliumausscheidung, verbunden mit
einer Alkalose, eintrat, so daß eine plötzliche Bewußtlosigkeit entstand, bei der wir zunächst an ein Koma hepaticum
dachten, bei dem aber dann im Laboratorium die Hypokaliämie als Ursache der Bewußtseinsstörung und eben das
Medikament als Ursache dieser Mineralstoffstörung erkannt

wurde und durch Zufuhr von Kalium sehr schnell eine Besserung erreicht wurde.

Damit mag die traurige Aufzählung von Beispielen der Gefahren der Therapie beendet sein. Bei aller Erkenntnis dieser Gefahr wollen wir natürlich nicht die großen Erfolge auf dem Gebiet der modernen Therapie gering achten. Zweifellos wiegen die Heilerfolge bei vielen früher kaum beeinflußbaren Krankheiten, ja bei früher unheilbaren Krankheiten, schwerer als die Therapieschäden, die im Vergleich zur Zahl der behandelten Kranken doch immerhin zahlenmäßig relativ gering und nur infolge der unendlichen Zahl der medikamentös behandelten Menschen so bedauerlich groß sind. Nichts liegt mir ferner, als wegen der Gefahr der Therapieschäden eine therapeutische Resignation zu predigen, eine ängstliche Ueberschätzung der Gefahren. Vielmehr braucht der Arzt für seine schwere Aufgabe einen gesunden therapeutischen Optimismus, der freilich das Risiko der Therapie nüchtern einkalkuliert, aber es auch nach gewissenhafter Prüfung zu wagen bereit ist. Ich dürfte wohl nicht in den Verdacht geraten, daß ich in der Therapie an sich zur Ueberängstlichkeit neige; ich darf auf mein Buch „Behandlung innerer Krankheiten", verweisen, über das zu meiner Genugtuung kürzlich ein bekannter Kliniker schrieb: „Es stellt ein Bekenntnis zur aktiven Einstellung in der Beeinflussung des Krankheitsablaufes dar."

Aus diesem Buch möchte ich aber zum Schluß doch noch zwei Sätze zitieren: „Den guten Arzt erkennt man nicht nur daran, daß er das Notwendige tut, sondern vielleicht noch mehr daran, daß er das Unnötige unterläßt." Und dann den alten ärztlichen Grundsatz: „Bei jedem Krankheitsfall muß der Arzt bestrebt sein, auf einfachstem Wege den besten Heilerfolg zu erzielen", und wir wollen hinzufügen: Der Arzt soll auch bestrebt sein, den gefahrlosesten Weg zu finden, der zur Heilung führt.

Aus dem Laboratorium des Großambulatoriums
der Wiener Gebietskrankenkasse
(Leiter: Prof. DDr. Th. Leipert)

Zur Pathophysiologie
des Wasser- und Elektrolythaushaltes

Von Th. Leipert

Mit 3 Abbildungen

Es führt ein langer Weg von den alten Aschenanalysen und der Messung des Wassergehalts eines Organs zum heutigen Konzept des Salz-Wasserhaushaltes, das mit Isotopentechnik, Flammenphotometrie und Messung elektrischer Potentialdifferenzen dem Verständnis des kontinuierlichen Austausches zwischen dem Inneren der Zelle und ihrer Umgebung näherzukommen sucht. Dieses Konzept teilt das G e s a m t w a s s e r des Organismus in i n t r a z e l l u - l ä r e s und e x t r a z e l l u l ä r e s W a s s e r. Beide Phasen werden durch die Summe aller Zellwände als Grenzfläche getrennt. Die extrazelluläre Flüssigkeit gliedert sich in einen i n t r a v a s a l e n A n t e i l, Blutplasma und Lymphe und einen A n t e i l a u ß e r h a l b d e r G e f ä ß b a h n, der zusammen mit Bindegewebe und Grundsubstanz das i n t e r - s t i t i e l l e G e l bildet. Zahlenmäßig sind 50 bis 70% des Körpergewichtes Wasser, in Abhängigkeit vom Fettgehalt, wovon zwei Drittel im Innern der Zelle bleiben und ein Drittel außerhalb. Ein Mensch von 70 kg enthält daher rund 42 Liter Wasser. 28 Liter entfallen auf den intrazellulären Raum (ICF) und 14 Liter sind extrazelluläre Flüssigkeit (ECF). Das Plasma beansprucht davon nur $1/4 = 3.5$ Liter, während $3/4$ der ECF $= 10.5$ Liter Wasser im Interstitium gebunden werden (Abb. 1). Die E l e k t r o l y t e sind im

Körperwasser gelöst und größtenteils in frei bewegliche,
positiv geladene Metallionen (Kationen) und negativ geladene Säurerestionen (Anionen) zerfallen. Doch ist das
Ionenmuster in beiden Wasserräumen nicht gleich. Die
extrazelluläre Flüssigkeit enthält die Hauptmenge des
Natriums, während sich das meiste Kalium in der intrazellulären Flüssigkeit anhäuft. Die beiden Teile des EC-
Raumes, Gefäßraum und Interstitium, bilden
eine funktionelle Einheit und stehen durch die

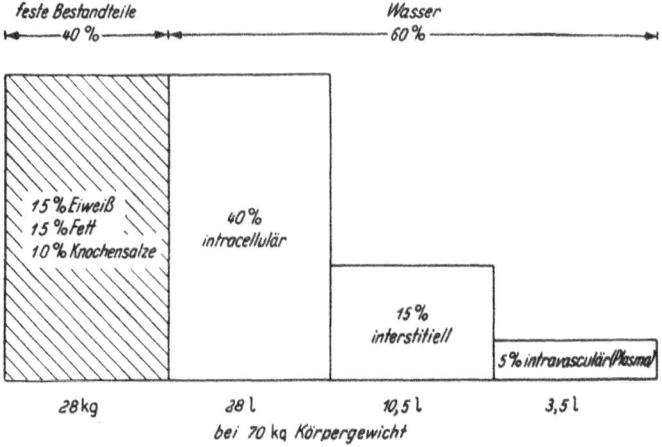

Abb. 1. Trockensubstanz und Wasserräume eines 70 kg schweren
Menschen

Endothelmembran des Kapillarnetzes in lebhaftem Austausch. Die Kapillarmembran läßt Wasser und Elektrolyte
in beiden Richtungen passiv diffundieren, hält aber Eiweißkörper größtenteils zurück. Drei Kräfte regeln diesen Austausch: der mechanische Blutdruck, der osmotische Druck
und der onkotische Druck. Nur der Kapillardruck und der
onkotische Quellungsdruck der Eiweißkörper spielen eine
Rolle, da sich die osmotischen Drucke beiderseits der
Membran sehr wenig unterscheiden und daher in ihrer
Wirkung aufheben. In jedem Organ drückt der Kapillardruck Flüssigkeit aus dem arteriellen Schenkel der Kapillare
ins Interstitium und der Quellungsdruck der Plasmaeiweißkörper im venösen Schenkel resorbiert das durch den Zellstoffwechsel etwas veränderte Ultrafiltrat wieder zurück.
Diese Filtrations-Resorptionstheorie von
Starling, die von Schade weiter entwickelt wurde, bedarf bis zum heutigen Tage keiner grundsätzlichen Korrek-

tur. Versuche mit isotopem Na[24], das in die Blutbahn gebracht wurde, bestätigen dessen rasche Ausbreitung im ganzen EC-Raum[1, 2]. Mit markiertem Albumin konnte überdies einwandfrei bewiesen werden, daß stets auch eine geringe Menge Eiweiß ins Interstitium tritt, das auf dem Lymphwege wieder ins Blut zurückkehrt[3, 4]. Der Eiweißgehalt der Lymphe variiert beträchtlich, je nach dem Organ, aus dem sie kommt und bedingt einen Quellungsdruck, welcher die ins Lymphgefäßsystem hinein gerichtete Per-

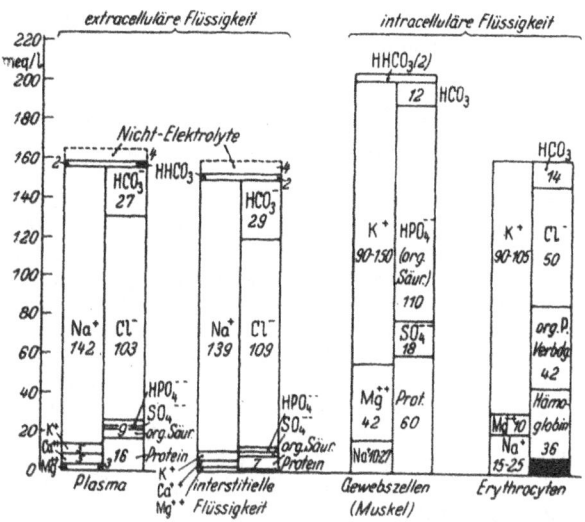

Abb. 2. Elektrolytverteilung im extra- und intrazellulären Raum

meabilität gut erklärt und dieses Drainagesystem instand setzt, eine vermehrte Filtration abzufangen.

Bei dieser Einheit des gesamten EC-Raumes unterscheidet sich das Ionogramm des Plasmas kaum vom Ionogramm der übrigen extrazellulären Flüssigkeiten: interstitielle Flüssigkeit, Lymphe, Liquor cerebrospinalis, Kammerwasser, Glaskörperflüssigkeit und den Flüssigkeiten im Pleura- und Peritonealraum, sowie im Herzbeutel und in den Gelenken. Sie alle enthalten im wesentlichen viel Natrium- und wenig Kaliumionen, deren positive Ladung durch die negative der Chlor- und Bikarbonationen ausgeglichen wird. Der Cl^-- und HCO_3^--Gehalt des Interstitiums ist dem Donnan-Gleichgewicht entsprechend etwas höher als im Plasma, da beide Anionen den Ladungsausfall des schlecht permeablen Eiweißanions kom-

4

pensieren müssen. Der Gesamtelektrolytgehalt der ECF liegt bei 300 bis 320 Mäqu. (Abb. 2). Die Einheit zwischen Gefäßraum und Interstitium zwingt uns, einige alte Anschauungen aufzugeben. Das Interstitium ist nicht mehr eine „Vorniere", die Wasserstöße auffängt, kein Raum, in dem Flüssigkeit nach Transfusion mit physiologischen Lösungen versickert und kein Reservoir, aus dem heraus Blutverluste wieder ersetzt werden können. Jede Aenderung der ECF ist notgedrungen von einer Aenderung der ICF begleitet. Doch ist das Ionenmuster des Zellinneren nicht nur vom äußeren Ionenmilieu qualitativ und quantitativ verschieden, sondern es variiert auch mit dem Gewebe. Die Zelle enthält 98% des gesamten Kaliumbestandes des Körpers neben wenig Mg und Na als Kationen. Sie werden durch HPO_4^{--}-Ionen und reichlich Anionen der Zelleiweißkörper im Gleichgewicht gehalten. Ihre Gesamtkonzentration ist im Muskel, dem Hauptdepot der ICF 400 bis 420 Mäqu. und übertrifft daher den Elektrolytgehalt des Plasmas von 300 bis 320 Mäqu. wesentlich (Abb. 2). Derart große Unterschiede sind nur durch aktive Transportmechanismen erklärbar, welche die Ionen auch gegen ihr Konzentrationsgefälle verschieben, ohne daß Filtrationsdruck und elektrische Potentialdifferenzen daran beteiligt sind. Damit rollt der Elektrolytaustausch zwischen ECF und ICF das ganze, komplizierte Permeabilitätsproblem auf. Zweck dieses Austausches ist die Aufrechterhaltung der Elektroneutralität und des osmotischen Druckes, wenn wir von der Bedeutung einzelner Elektrolyte für Fermentprozesse absehen. In allen Flüssigkeitsräumen muß die Summe positiver und negativer Ionenäquivalente gleich sein und alle Untersuchungen über den Elektrolythaushalt beruhen auf dieser Gleichheit. Auch herrscht zwischen ECF und ICF der gleiche osmotische Druck. Das Rätsel des Basenreichtums der Zelle und ihrer Hypertonie scheint durch neueste Befunde gelöst[5]. Gewebe zeigen die gleiche Gefrierpunktserniedrigung von 0'56° wie Plasma und sind daher mit ihm isoton, wenn man ihre Autolyse vermeidet, indem man sie sofort nach Entnahme in flüssigem Stickstoff einfriert, pulverisiert, in Silikonlösung suspendiert und dann bei steigender Temperatur den Schmelzpunkt der Eis-Gewebemischung bestimmt. Hohes Kalium und niedriges Natrium sind fundamentale Eigenschaften aller Zellen. Da Natrium nach Isotopenversuchen sich nicht nur leicht im EC-Raum ausbreitet, sondern auch leicht in die Zelle diffundiert, ohne sich darin anzuhäufen, besteht an der Existenz eines aktiven Na-Transportes wieder aus der Zelle heraus (Natriumpumpe) kein Zweifel mehr und man meint, es sei der einzige Austauschprozeß, der immer aktiv ablaufe, während K+-, HCO_3^-- und Cl^--Ionen eher ihren Gradienten folgen und sich passiv bewegen[6]. Zweifellos stammt die Energie für den Na-Transport aus dem Zerfall energiereicher Phosphate; denn Entkoppler wie DNP, welche die Aufladung der Phosphatreserve unterbinden, hemmen auch den aktiven Na-Transport durch die Membran[7]. Trotz dieser Erkenntnisse der letzten Jahre ist vieles ungelöst. An vielen Membranen arbeitet nicht nur ein wechselseitiger a k t i v e r N a ←→ K - A u s t a u s c h, sondern es d i f f u n d i e r e n a u c h s e l e k - t i v Na+- und K+-Ionen durch die Membran, so daß man an spezifische Durchlaßstellen denkt, active spots, die freilich morphologisch bisher nicht gefunden wurden[7, 8].

W i e s t e u e r t d e r O r g a n i s m u s d a s G l e i c h - g e w i c h t s e i n e r E l e k t r o l y t s t r u k t u r im extrazellulären und intrazellulären Raum? Ein normaler Mensch nimmt täglich etwa 2500 ml Wasser auf mit 200 bis 300 Mäqu. Na und 50 bis 100 Mäqu. K. Ebensoviel wird wieder ausgeschieden, davon sind 1500 ml Harn mit 120 bis 200 Mäqu. Na und 30 bis 70 Mäqu. K. 1000 ml gehen mit dem Schweiß verloren und unsichtbar mit der Atmung. Unsichtbar bleibt auch der interne Umsatz von etwa 8000 ml Verdauungssäften, die mit ihrem Elektrolytbestand zusammen mit dem aufgenommenen Wasser und den Elektrolyten der Nahrung wieder resorbiert werden. Das ist ein Umsatz von 10 Litern, d. h. ein Viertel der gesamten Körperflüssigkeit oder zwei Drittel des extrazellulären Wassers sind in ständiger Bewegung. An diesem Umsatz beteiligen sich täglich 14.500 Mäqu. Säure, die aus dem Stoffwechsel der Zelle, also aus dem IC-Raum kommen. 500 Mäqu. sind nichtflüchtige Säurereste, SO_4^{--}, HPO_4^{--}, aus der Eiweißoxydation und extrazelluläre Cl^--Ionen, die mit dem Harn ausgeschieden werden müssen und daher Lösungswasser brauchen. Das anfallende CO_2 bildet unter Einfluß der Karboanhydrase 14.000 Mäqu. Kohlensäure, die teilweise durch Na- oder K-Ionen neutralisiert werden und dann das bekannte P u f f e r g l e i c h g e w i c h t von $H_2CO_3/MHCO_3 = 1:20$ einstellen. Damit ist das für die meisten Fermentreaktionen optimale p_H von 7'40 erreicht. Alle folgenden R e g e l u n g s m e c h a n i s m e n d e s E l e k t r o l y t u m s a t z e s d u r c h d i e L u n g e n - u n d d u r c h d i e N i e r e n t ä t i g k e i t dienen dazu, über Isotonie und Elektroneutralität hinaus, diese Wasserstoffionenkonzentration hartnäckig festzuhalten.

D i e A t m u n g reagiert schnell auf drohende Säuerung mit Beschleunigung und Vertiefung und beseitigt so bei A z i d o s e den Ueberschuß flüchtiger Kohlensäure aus dem

6

Puffergleichgewicht, ob diese CO_2-Zunahme nun respiratorisch bedingt ist, oder indirekt durch den Zerfall des Bikarbonats ausgelöst wurde bei Anhäufung nichtflüchtiger Säuren des Stoffwechsels. Anderseits führen Säureverluste nach vorübergehender Hyperventilation oder nach Erbrechen sauren Magensaftes aber auch nach übermäßiger Alkalizufuhr mit der drohenden Alkalose zu einer prompten Einschränkung der Atmung. Bei dieser subtilen Regulation kann jede Fixierung der Atemfrequenz und des Atemvolumens in mechanischen Atemgeräten (eiserne Lunge) durch ungenügende Auskalibrierung der künstlichen Atmung deletäre Folgen haben. 10.000 Mäqu. flüchtiger Kohlensäure werden mit der Atmung täglich bewältigt, ohne daß zu ihrer Ausscheidung Wasser in Anspruch genommen werden muß. Immerhin gelangen noch 4000 bis 5000 Mäqu. HCO_3^--Ionen in das Glomerulumfiltrat von 180 Liter und müssen durch die Regelungsmechanismen der Niere vor ihrer Ausscheidung bewahrt werden, da mit ihnen auch Natrium verlorengehen würde.

Es ist bemerkenswert, daß diese Einsparung des Natriums im Austausch gegen Wasserstoffionen und Ammoniak erfolgt und daß es der Kohlensäuregehalt der Zelle selbst ist, also p_H- und HCO_3^--Konzentration des IC-Raumes, welche diesen Austausch steuern. Drei Mechanismen dienen den Epithelien des distalen Nephrons zur p_H-Regelung:

1. Die Resorption des Bikarbonations[9]. Die durch die Karboanhydrase der Zelle gebildete H_2CO_3 zerfällt in H^+- und HCO_3^--Ionen. Die Na-Ionen der Zelle werden über die Zellbasis (Mitochondrien als Energiezentren) in die peritubuläre Kapillare gepumpt. Das HCO_3^--Ion folgt passiv. Das Wasserstoffion tritt am Gegenpol der Zelle, aktiv oder dem Gradienten folgend, ins Tubuluslumen, während daraus Na passiv wieder in die Zelle hineindiffundiert. Die im Tubulus entstandene H_2CO_3 zerfällt. Ihr CO_2 wird wieder von der Zelle aufgenommen, das Wasser aber ausgeschieden (Abb. 3).

2. Die Mitwirkung des Phosphatpuffersystems[10]. Austreibung des Na und Nachdiffusion in die Zelle erfolgen wie oben. Das H-Ion tritt an die Stelle des Na im Dinatrium-hydrogen-phosphat Na_2HPO_4 und wird als Natrium-dihydrogen-phosphat NaH_2PO_4 ausgeschieden (titrierbare Säure des Harns) (Abb. 3).

3. Die Ammoniakproduktion[11, 12]. Ein größeres Angebot an H-Ionen wird durch NH_3 abgefangen und als NH_4^+-Ion ausgeschieden. Das NH_3 selbst wird durch die säureaktivierbare Glutaminase aus Glutamin frei gemacht.

Alle 3 Mechanismen erhalten den Bikarbonatgehalt des Plasmas als wesentlichen Schutz gegen die Säuerung, während sie H-Ionen und nur 1 Aequivalent Na des Phosphatpuffers zur Ausscheidung bringen. Das K a l i u m scheint bei dieser inversen Beziehung $Na^+ \longleftrightarrow H^+ (NH_4^+)$ nur passiv aus dem IC-Raum auszutreten, eventuell zum elektrostatischen Ladungsausgleich restlicher Anionen des Stoffwechsels. Die z e n t r a l e S t e l l u n g der K a r b o -

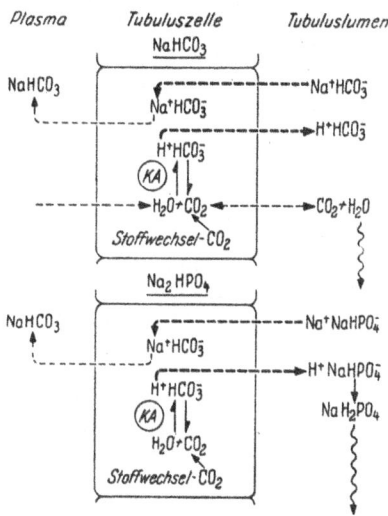

Abb. 3. Austausch von Natrium gegen Wasserstoff im distalen Nephron

a n h y d r a s e wird dadurch unterstrichen, daß ihre Hemmung etwa durch Diamox alle 3 Reaktionen ausschaltet[13, 14]. Dann wird kein Bikarbonat resorbiert, sondern zusammen mit Na ausgeschieden, die titrierbare Säure des Harns schwindet und die Ammoniakproduktion sinkt.

Der e n d o k r i n e n S t e u e r u n g dieser Mechanismen wurde in den letzten Jahren große Aufmerksamkeit gewidmet. Wir wissen, daß vier Fünftel des Glomerulumfiltrates, d. h. 144 Liter im proximalen Tubulus der Niere, zusammen mit Elektrolyten ohne hormonale Kontrolle „obligat" rückresorbiert werden, so daß der restliche Tubulusharn von 36 Litern noch isoton bleibt und erst in den distalen Abschnitten des Nephrons zu 1500 ml Endharn konzentriert wird. Nur diese „fakultative" Phase der Rückresorption wird durch V a s o p r e s s i n, das a n t i d i u r e -

8

tische Hormon (ADH) des Zwischenhirns und
der Neurohypophyse sowie durch Hormone der
Nebennierenrinde humoral gelenkt[15].

Vasopressin fördert die Wasserrück-
resorption im distalen Nephron, ohne die Resorption der
Elektrolyte oder die Ultrafiltration im Glomerulum zu beeinflussen. Seine Sekretion wird durch jede negative
Wasserbilanz ausgelöst. Sie führt zum Anstieg des osmotischen Druckes im Blut, dessen Reiz nach Verney[16] über
„Osmorezeptoren" im Bereich der Carotis interna
das Zwischenhirn erreicht. Das Fehlen des Hormons macht
das Epithel des distalen Tubulus und der Sammelröhrchen
undurchlässig für Wasser und es wird ein stark hypotoner
Harn ausgeschieden. Der Mechanismus dieser Durchlässig-
keitssteigerung, die sich auch an anderen Epithelien (Darm-
schleimhaut, Froschhaut) auswirkt, ist ungeklärt[7, 17].
Gauer[18] bringt neuerdings auch Beweise für eine
Volumenregulation, deren Rezeptoren im linken
Vorhof zu suchen sind und eine Diurese auslösen, wenn es
z. B. durch eine Bluttransfusion zu einer Ausweitung des
Blutvolumens kommt. Hämodynamische und osmotische Erklärungen versagen hier.

Die Regulation des Elektrolythaushalts
durch die Nebennierenrinde stellt gegenwärtig das
Aldosteron in den Mittelpunkt aller Untersuchungen[19].
Wir wissen bis heute nicht, wodurch die Aldosteronproduktion ausgelöst wird, ist sie Ursache oder Folge der Natrium-
verschiebungen. Es ist bekannt, daß Na-Entzug und
Verkleinerung des EC-Raumes bei Durst, Aderlaß und
Punktion von Flüssigkeiten aus den Körperhöhlen die Ausscheidung des Aldosterons im Harn fördern, während Na-
Zufuhr durch Transfusion und Infusion, also durch Vergrößerung der Blutmenge und ECF seine Ausscheidung
vermindern. Aber auch Kaliumzufuhr steigert die Aldosteronausscheidung[20, 21], sollte also die Na-Retention fördern,
während das Gegenteil der Fall ist und beim Oedem wird
mehr Aldosteron gebildet[22], obwohl es bei dieser isotonen
Wasseranreicherung zu einer Ausweitung des EC-Raumes
kommt. Daher scheinen weder Elektrolytniveau-
noch Volumsschwankungen der Flüssigkeitsräume von ausschlaggebender Bedeutung für die Aldosteronbildung zu sein.

Davis und Mitarbeiter[23-25] meinen, jede Alteration des Starlingschen Gleichgewichtes, die den
Verlust von Wasser und Elektrolyten aus dem Gefäßraum
fördert, stimuliere auch die Aldosteronproduktion. Bei Hunden mit experimentellem Ascites durch

Einschnüren der thorakalen Vena cava inf., steigt die Aldosteronsekretion und proportional zu ihr auch die Na-Retention. Verhindert man aber den weiteren Flüssigkeits-austritt in den Bauchraum, indem man einen Pflasterver-band um den Bauch anlegt und so den intraperitonealen Druck steigert, dann nimmt die Aldosteronproduktion ab und die Natriumausscheidung steigt an.

S c h w i e g k und Mitarbeiter[26] sehen die Ursache der Aldosteronmobilisierung in der Zelle selbst, da die allgemein vermuteten Rezeptoren für Elektrolytschwankungen wieder nur Zellen sein können. Dabei erweisen sich die Erythro-zyten als brauchbare und leicht zugängliche Repräsentanten des IC-Raumes und ihr Na/K-Quotient als guter Indikator der Aldosteronproduktion. Senkung des Quotienten durch Na-Mangel fördert die Aldosteron-sekretion, die dann über die Natriumeinsparung den Quo-tienten wieder normalisiert. Aber auch Volumsverminde-rungen des Kreislaufs senken den Quotienten, so daß Elektrolytveränderungen u n d Volumsänderungen über einen gemeinsamen Faktor wirken. Die Hypothese besticht da-durch, daß sie auch dem Na ←→ K-Antagonismus, dessen Bedeutung uns noch völlig unklar ist, eine regulatorische Funktion zuteilt. So deutet sie die Aldosteronvermehrung nach Kaliumzufuhr zwanglos; denn auch ein Kaliumüber-schuß muß den Na/K-Quotienten senken. Bisher[27] war man der Meinung, Kalium hindere die Rückresorption des Aldosterons in der Niere, dadurch werde mehr ausge-schieden.

Trotz allem scheint das Problem komplexer zu sein und Aldosteron nur e i n e s unter den 42 Corticosteroiden, die bereits gefunden wurden. Da G l u k o c o r t i c o i d e nicht nur zu intensiver Glykogenablagerung in der Leber führen, sondern auch in der Niere[28, 29], ist es durchaus mög-lich, daß eine verminderte Glukocorticoidproduktion die Glykogenbildung in der Niere stört, dadurch die tubuläre Aktivität vermindert und indirekt den Elektrolytaustausch trifft. Die Auffindung des 3,16-Dihydroxy-allopregnanons in der Nebennierenrinde als N a t r i u m e l i m i n i e-r e n d e r F a k t o r (SEF)[30] schafft weite Aspekte und bald erscheint uns ein Na-Verlust nicht mehr als Folge einer nachlassenden Aldosteronproduktion, sondern einer über-schießenden Sekretion des Natrium ausscheidenden Hormons.

Ein Z u s a m m e n w i r k e n v o n M i n e r a l c o r t i-c o i d e n u n d a n t i d i u r e t i s c h e m H o r m o n ist nicht zu bestreiten, obwohl H e r k e n[31] neuerdings auch einen Antagonismus gelten läßt. Die Führungsrolle übernimmt dabei das Aldosteron, während Vasopressin sekundär über

10

eine gesteigerte Wasserretention die Isotonie wieder herstellt. Hunde bekommen z. B. einen experimentellen Ascites durch Drosselung der Vena cava inf. auch dann, wenn man vorher bei ihnen einen Diabetes insipidus erzeugt. Sie schwemmen die Flüssigkeit aber aus, wenn die Nebennierenrindenhormone fehlen[24, 32, 33]. Ob eine primäre Vermehrung der ADH-Produktion unter gewissen Bedingungen zu einer Natriumretention führen kann, um die Isotonie zu erhalten, ist zur Zeit nicht hinreichend bewiesen.

Literatur: [1] Greenberg, D. M., Campbell, W. W. und Murayama, M.: J. biol. Chem., 136 (1940), S. 35. — [2] Hamilton, J. G.: Amer. J. Physiol., 124 (1938), S. 667. — [3] Wasserman, K. und Mayerson, H. S.: Cardiologia, 21 (1952), S. 296. — [4] Rusznyak, I., Földi, M. und Szabo, G.: Physiologie und Pathologie des Lymphkreislaufes, Jena 1957. — [5] Maffly, L. H. und Leaf, A.: J. clin. Invest., 37 (1958), S. 916. — [6] Ussing, H. H.: Symposium Nr. 8 Soc. exper. Biol. Active Transport and Secretion. Cambridge: Univ. Press. 1954. — [7] Derselbe: Symposium Nr. III/12 4. International Congress of Biochemistry Vienna 1958. — [8] Keynes, R. D.: Symposium Nr. III/2 4. International Congress of Biochemistry Vienna 1958. — [9] Cort, J. H. und Kleinzeller, A.: J. Physiol., 133 (1956), S. 287. — [10] Pitts, R. F.: Amer. J. Med., 9 (1950), S. 356. — [11] Richterich-van Baerle, R., Goldstein, L. und Dearborn, E. H.: Nature, 178 (1956), S. 698. — [12] Ullrich, K. J., Hilger, H. H. und Klümper, J. D.: Pflügers Arch., 267 (1958), S. 244. — [13] Pitts, R. F. und Alexander, R. S.: Amer. J. Physiol., 144 (1945), S. 239. — [14] Berliner, R. W., Kennedy, T. J. und Orloff, J.: Amer. J. Med., 11 (1951), S. 274. — [15] Smith, H. W.: The Kidney. Structure and Function in Health and Disease. Oxford: Med. Publ. 1951. — [16] Verney, E. B.: Aerztl. Wschr., 13 (1958), S. 1010. — [17] Gaunt, A., Birnie, J. H. und Eversole, W. J.: Hormones and Body Water. Springfield Ill.: Ch. C. Thomas 1951; Physiol. Rev., 29 (1949), S. 281. — [18] Gauer, O. H. und Henry, J. P.: Klin. Wschr., 34 (1956), S. 356. — [19] Farrel, G.: Physiol. Rev., 38 (1958), S. 709. — [20] Falbriard, A., Müller, A. F., Crabbé, J. und Duckert-Maultsbech, A.: Helvet. med. Acta, 22 (1955), S. 495. — [21] Laragh, J. H. und Stoerk, H. C.: J. clin. Invest., 34 (1955), S. 913; 36 (1957), S. 383. — [22] Luetscher, J. A. und Johnson, B. B.: J. clin. Invest., 33 (1954), S. 1441. — [23] Davis, J. O., Pechet, M. M., Ball, W. C. und Goodkind, M. J.: J. clin. Invest., 36 (1957), S. 689. — [24] Davis, J. O., Howell, D. S. und Southworth, J. L.: Circulation Res., 1 (1953), S. 260. — [25] Davis, J. O. und Ball, W. C.: Amer. J. Physiol., 192 (1958), S. 538. — [26] Schwiegk, H., Riecker, G., Wolff, H. P. und Koczorek, Kh. R.: 4. Internationaler Kongreß für Biochemie Wien 1958 Sect. 9/97 Hormone, biochem. Regulationen. — [27] Rosnagle, R. S. und Farell, G. L.: Amer. J. Physiol., 187 (1956), S. 7. — [28] Sartorius, O. W. und Mitarbeiter: Endocrinology, 52 (1953), S. 256. — [29] Teilum, G. und Mitarbeiter:

Acta Endocrinologica, 5 (1950), S. 181. — [30] N e h e r, R., D e -
s a u l l e s, P., V i s c h e r, E., W i e l a n d, P. und W e t t -
s t e i n, A.: Helvet. chim. Acta, 41 (1958), S. 1667. — [31] H e r -
k e n, H.: Wien. klin. Wschr., 70 (1958), S. 518. — [32] L a r a g h,
J. H., v a n D y k e, H. B., J a c o b s o n, J., A d a m s o n s, K.
und E n g e l, S. L.: J. clin. Invest., 35 (1956), S. 897. — [33] C h e e k,
D. B. und W e s t, C. D.: Amer. J. Physiol., 184 (1956), S. 69.

Aus der 2. Medizinischen Abteilung
des Städtischen Krankenhauses München rechts der Isar
(Chefarzt: Prof. Dr. Hanns Baur)

Die nosologische Bedeutung des Wasser-
und Elektrolyt-Haushalts in der Inneren Medizin

Von H. Baur

Die Frage nach der nosologischen Bedeutung des neuen Wissens über den Wasser-Elektrolyt-Haushalt (W. El. H.) kann als eine Frage nach der Art der Unterbringung im nosologischen System* oder als eine Frage nach den Auswirkungen dieses Wissens auf das System betrachtet werden. Ihre Diskussion soll sich jedenfalls mit dem Einfluß befassen, den die Beschäftigung mit dem W. El. H. des Kranken auf das ärztliche Denken und Handeln am Krankenbett auszuüben vermag.

Die naturwissenschaftlichen Probleme des W. El. H.

---

* Die Nosologie ist eine Arbeitshilfe für die Aufgaben des Arztes, die wegen ihrer Unaufschiebbarkeit mit dem jeweils vorhandenen Bestand an naturwissenschaftlicher Grundlage durchgeführt werden müssen. Nosologie ist deshalb zeitgebunden und — zu einem gewissen Anteil — unverbindlich.

Die Pathologie (funktionelle und morphologische Pathologie) ist eine naturwissenschaftliche Disziplin. Ihre Aussagen können sich auf den Stand des Wissens beschränken.

In einfachster Formulierung kann man feststellen: Die Pathologie weiß mehr als man am Krankenbett nutzbringend anwenden kann und weniger als man am Krankenbett zu wissen wünscht. Die Nosologie liefert für einen Teil der Vorgänge am Krankenbett Erklärungen, die zum Teil richtig, zum Teil falsch sind. Für den Rest liefert sie Namen und Systeme, von denen das gleiche gilt.

fallen in den Bereich der Chemie, der physikalischen Chemie und der Biologie der Zelle.

Der Stoff und seine Aufteilung

Das Arbeitsgebiet, das man mit den Namen Wasser und Elektrolyte (bei korrektem Gebrauch bedeutet Elektrolyt das Lösungsmittel und das Gelöste) überschreibt, umfaßt beinahe alle biologischen Vorgänge, da es ohne Wasser kein Leben gibt und da von den Bestandteilen des Organismus nicht nur die meisten anorganischen Elemente, sondern auch die Eiweißkörper und die Makromolekel elektrochemische Aktivitäten besitzen.

Das Bedürfnis nach Beschränkung meldet sich von der Anwendbarkeit des Wissens am Krankenbett aus. Die natürliche Grenzziehung ergibt sich aus dem Wort „Haushalt". Haushaltsmäßige Kenntnisse liegen zur Zeit in bezug auf Wasser, Na^+, Cl^-, HCO_3^-, CO_2, K^+ und H^+ vor. Ob man Ca^{++} und P sowie Mg^{++} hinzunimmt, ist eine Frage der Beurteilung und von untergeordneter Bedeutung. Der Mineralhaushalt des Skeletts ist in korrekter Definition ein Salzhaushalt mit einem sehr kleinen, aber sehr wichtigen Elektrolytanteil. Der Magnesiumhaushalt befindet sich im Zustand der „Konstitution".

Sehr geläufig ist die Darstellung des W. El. H. als Physiologie der Verteilung, Konzentration und Menge der extrazellulären Flüssigkeit (ez. Fl.) (Wasser, Na^+, Cl^-, HCO_3^-).

Nach dem heutigen Stand unseres Wissens kann der W. El. H. nicht mehr als eine Angelegenheit der ez. Fl. dargestellt werden. Das Kapitel des K^+-Haushalts ist zwar problematisch, aber nicht so, daß man nicht heute schon für die tägliche Praxis präzise Vorschläge machen könnte, die eine enorme Bereicherung der Therapie darstellen. Damit befinden wir uns aber bereits im intrazellulären (iz.) Bereich. Die Konsequenz ist der Einblick in die Verflechtung des W. El. H. mit dem Stoffwechsel und den Strukturen.

Die Bedeutung dieses Einblicks ergibt sich aus der Erkenntnis, daß die Aufrechterhaltung der inneren Ordnung, d. h. des Ungleichgewichts des W. El. H. in erster Instanz eine Funktion der vorliegenden Strukturen und des Energiehaushalts der Zellen ist.

Ein Teil der Störungen des Wasser- und Na^+-Haushalts kann nur über den Zugang vom K^+-Haushalt aus erklärt und abgeleitet werden.

An die Stelle des physiologischen Idylls der ez. Fl. als „Bad der Zellen" und Restbestand des früher einmal benötigten äußeren Milieus, d. h. des Meerwassers, tritt die

Frage, wie es damals möglich war und heute noch möglich ist, das zum Zwecke des freien Landlebens „mitgenommene" Milieu auch nur für Minuten konstantzuhalten. Die Einbeziehung des iz. Bereichs und der Vorgänge an den Zellmembranen zeigt, daß die exkretorische und konservierende Leistung der Harnbildung ein Sonderfall ist, der nach demselben Prinzip vonstatten geht, wie die Abfertigung der inneren Bilanzen, nämlich durch die Herstellung von Konzentrationsgradienten. Ueber die dominante Bedeutung der inneren Bilanzen sollte kein Zweifel möglich sein. Das Kind wächst nicht deshalb, weil die Nieren das Substrat zum Ansatz „konservieren". Dasselbe gilt von äußeren Bilanzen, z. B. der Thermoregulation. Der Hitzearbeiter schwitzt nicht, weil seine Nieren Wasser und Salz konservieren.

Die Schweißabgabe ist zu definieren als „Verlust" an Lösungsraum und NaCl für die Harnbildung. Das „Vorgriffsrecht" anderer Bilanzvorgänge und die effektuierende Rolle der Nierenfunktion zeigt sich, wenn solche Verluste nicht gedeckt werden.

Die regulatorische Leistung der Harnbildung für die Homöostase des W. El. H. kann nicht hoch genug angesetzt werden. Sie ist aber naturgemäß auf die Effektuierung der Bilanzen beschränkt. Die Effektuierung der Bilanzen des W. El. H. ist mit der Bilanz von Proportionen, d. h. der Aufrechterhaltung homöostatischer Größen verbunden, wie sich besonders in der respiratorischen und renalen Kollaboration für den Säure-Basen-Haushalt (S. B. H.) zeigt.

Die bisher — bestenfalls — übliche Darstellung des W. El. H., seines Bestandes, seiner inneren Bilanzen und Regulationen und seiner äußeren Bilanzen als Teilkapitel der Nephrologie führt durch die Fixierung des Standpunktes des Beschauers in den renalen Anteil der äußeren Bilanz zu der logischen Subsumierung aller anderen Vorgänge als extrarenal. Die adäquate Beschreibung kann nur in einem selbständigen Abschnitt der Physiologie erfolgen. Auch in diesem Fall muß der Artefakt der Schnittführung weitgehend ausgeglichen werden.

Das dritte Kapitel des W. El. H. — neben dem Na^+- und K^+-Haushalt — ergibt sich aus der Tatsache, daß die aktuelle Reaktion der Körperflüssigkeiten durch die Eigenschaften bestimmter Elektrolyte und die bilanzmäßigen Transaktionen mit diesen Elektrolyten bestimmt wird. Der sogenannte S. B. H., der in medizinischen Darstellungen oft mit der Art des Ladungsüberschusses (Kationen und Anionen) konfusioniert wird, ist mit dem Haushalt der bereits aufgezählten Elektrolyte eng verknüpft. Er stellt den chemisch humoralen Anteil der Atemphysiologie dar.

4

Die Unterbringung des Stoffes im System
der Nosologie

Das derzeitige System der Krankheitsgruppierung enthält mehrere Kapitel unter der Ueberschrift „Stoffwechselkrankheiten".

Die erste Voraussetzung dieser Unterbringung ist die
selbständige — natürlich jeweils mit dem Artefakt einer
Schnittführung durch Verflochtenes verbundene — Beschreibung des betreffenden Stoffwechsels.

Die zweite Voraussetzung ist die Existenz von Phäno-
menen, die man als Krankheitseinheiten dem betreffenden
Stoffwechsel „zuteilen" kann.

Ein Beispiel liefert der Kohlehydratstoffwechsel und
„seine" Krankheiten, z. B. der Diabetes mellitus, der Hyper-
insulinismus usw.

Die erste Voraussetzung ist beim W. El. H. gegeben,
wenn man das Wort Stoffwechsel nicht für die Verstoffwechslung reserviert. Die zweite Voraussetzung ist nur bedingt
erfüllt. Primäre und selbständige „Elektrolytkrankheiten"
existieren. Man kann die Regulationsstörungen, wie den primären Hyper- und Hypo-Aldosteronismus, den Diabetes insipidus und — wenn man will — die Addisonsche Krankheit
dazu rechnen. Stets wird die Zahl dieser Fälle klein sein.
Ihre Diagnose und Therapie ist ein Reservat der Klinik.

Der Schwerpunkt der Physiologie und Pathologie des
W. El. H. liegt nicht im Gebiet der Einzeldarstellung von
Krankheitseinheiten.

W. El.-Stoffwechsel oder -Haushalt?

Die Bezeichnung „Stoffwechsel" hat sich in der Physiologie und Medizin für jene Vorgänge eingebürgert, bei welchen der betreffende Stoff in einen anderen verwandelt wird
oder aus einem anderen neu entsteht. Dieser Fall der „Verstoffwechslung" liegt im W. El. H. nur in geringem Ausmaß
vor. Wasser entsteht zu einem kleinen Anteil der Tagesbilanz
(etwa 300 bis 400 ml in 24 Stunden) als sogenanntes Oxy-
dationswasser, d. h. als letztes Endglied der Aktivierung des
H, der den Energieträgern im Zuge der kreisförmig ab-
laufenden und gesteuerten Dehydrierung entnommen wurde.
Wasser wird außerdem für die Stoffwechselprozesse „hydrolytisch" zerlegt und wiedergewonnen. Es handelt sich um
eine Tagesmenge von etwa 300 bis 500 ml, das man „Ergän-
zungs- oder Bedarfswasser" nennt, obwohl es sich eigentlich um ein „Leihwasser" handelt.

Eine Verstoffwechslung der „Massenelektrolyte", wie
Na$^+$, K$^+$ usw., ist naturgemäß nicht möglich. Dissoziations-
und Bindungsvorgänge gehen mit Aenderungen des Verhal-

tens einher. Wenn z. B. H⁺-Ionen (aus heteropolarer, sogenannter Ionenbindung) in eine undissoziierte Atombindung
(kovalente Bindung) überführt werden, gehen sie als H-Atome
ihres positiven Ladungsüberschusses verlustig.

Solche Transaktionen spielen eine maßgebende Rolle
bei der Aufrechterhaltung der aktuellen H⁺-Konzentration.
Ob man sie Stoffwechselvorgänge nennt, ist eine Ermessens-
frage. Die Entstehung von CO_2, SO_4^{--}, PO_4^{---}, NH_4^+ usw.
ist dagegen ein echter Stoffwechselvorgang.

Nach unserer Meinung würde es besser sein, vom
W. El.-Haushalt zu sprechen und das Wort Stoffwechsel den
Verstoffwechslungen vorzubehalten. Diese Nomenklatur hat
den Vorteil, daß man die Verflechtung des W. El. H. mit dem
echten Stoffwechsel, d. h. der Zerlegung und Bildung von
Stoffen und damit dem Energiehaushalt in kürzester Formulierung als die „Verflechtung mit dem Stoffwechsel" definieren kann.

Eine große Rolle spielt im W. El. H. der Wechsel der
Stoffe, der sich als rapider und ständiger individueller Platz-
tausch auch bei strenger Erhaltung des Bestandes repräsentiert. Die Identität von Haus und Haushalt entspricht dem
— für unsere Vorstellung schwer zu erfassenden — biologischen Prinzip, das auch für die Strukturen gilt, die
trotz — oder gar infolge? — des fließenden Wechsels erhalten bleiben.

Die biologische Rolle des W. El. H.
(Definition für den klinischen Gebrauch)

Wenn wir unseren Blick auf die niedrigmolekularen
anorganischen Elektrolyte lenken, so bringen diese, ebenso
wie das Lösungsmittel und Vehikel der Lebensvorgänge, das
Wasser, ihre individuellen Eigenschaften mit, die sich aus
ihrem Atomgewicht, ihrem Atombau und vor allem aus der
Anordnung der Elektronen in der „Außenschale" ergeben.
Eine der einfachsten Eigenschaften ist die Rolle der Ionen
als Teilchen und die Beeinflussung des Lösungsmittels entsprechend der Konzentration, d. h. der Molalität (Konzentration pro 1000 g H_2O). Sie führt zur sogenannten osmotischen
Wasserbewegung, wenn der Ausgleich eines Konzentrations-
gefälles zwischen zwei Flüssigkeiten durch Diffusion der
Teilchen nicht möglich ist, durch Diffusion von Wasser (in
umgekehrter Richtung) aber erfolgen kann.

Im Raummodell* der Körperflüssigkeiten ist die ez. Fl.
als Na⁺-Typ von der iz. Fl., dem K⁺-Typ, durch das Aggregat

* Das Raummodell hat eine chemische Herkunft und eine
anatomische Benennung. Es ist — ohne Anspruch auf Realität —
die beste Arbeitshilfe für den Umgang mit dem W. El. H.

der Zellmembranen getrennt. Diese verhalten sich unter normalen Umständen so, als wären sie für Na⁺ und die ez. Elektrolyte nicht permeabel. Durch die Verhinderung der Diffusion von Na⁺ in den iz. Raum repräsentiert die ez. Na⁺-Konzentration praktisch den Hauptanteil des „effektiven" osmotischen Druckes der ez. Fl. Bei Wasserverlust aus dem ez. Bereich „sichert" der automatische Anstieg der Na⁺-Konzentration das ez. und das Plasmavolumen auf Kosten von iz. H_2O. Wassermangel führt nicht oder nur in geringem Maß zu Plasmavolumenmangel. Es besteht — nicht immer — Durst, aber immer Nahrungsverweigerung. Weil der Greis im Trinken vergeßlich ist und der Bewußtlose nicht über Durst klagen kann, nennen wir den Wassermangeltod die Wassermangelkachexie.

Na⁺-Mangel beraubt die ez. Fl. und das Plasma der osmotischen Sicherung. Wasser ist bei Na⁺-Mangel „überflüssig", wird ausgeschieden oder in den iz. Bereich, der aus einem Rückhalt zu einer Fallgrube wird, verbracht. Plasmavolumenmangel, tödlicher Kollaps, Exsikkose, Azotämie und fehlender Durst sind die Folgen.

Die biologische Rolle, die das Wasser und die Na⁺-Konzentration bei den geschilderten Vorgängen und der Entstehung wichtiger Symptome spielen, läßt sich definieren: Na⁺ repräsentiert den effektiven osmotischen Druck und die Sicherung des Volumens der ez. Fl., Wasser repräsentiert das Volumen. Maßgebend sind seine Eigenschaften als Lösungsmittel.

Man darf die biologische Rolle der Elektrolyte nicht mit ihren Eigenschaften identifizieren. Sie ist die Auswirkung der Eigenschaften in einem bestimmten System. In unserem Fall besteht dieses System aus mindestens zwei Räumen (Flüssigkeiten) und einer Trennungsschicht (Zellmembran), aus dem gesamten Ionenensemble der ez. und iz. Fl. und dem aktiven d. h. unter Energieverbrauch stattfindenden chemischen Vorgängen an den Strukturen.

Die biologische Rolle, die wir den anorganischen Elementen zuteilen, schließt demnach eine Art von Aufwertung ein, die durch Strukturen und chemischen Arbeitsaufwand erfolgt. In dieser Auffassung kommt ein allgemeines Prinzip des W. El. H. zum Ausdruck. dessen Kenntnis am Krankenbett sehr wichtig ist.

Die „Spielregeln", die wir an Arbeitsmodellen, wie dem Raummodell, aufstellen, gelten nur, wenn das System intakt ist. Sobald z. B. die Energie nicht zur Verfügung steht, die dazu nötig ist, daß Na⁺ auf den ez. Raum verwiesen wird. geht das Na⁺ seiner Rolle als Repräsentant des effektiven ez. osmotischen Druckes verlustig. Na⁺ diffundiert in den iz. Bereich. Eine etwaige Hyponatriämie sagt nichts über den

Bestand an Na⁺ aus, der sogar vergrößert, aber verlagert sein kann. Na⁺-Zufuhr würde den Schaden im iz. Raum vergrößern. Man sieht, wie vorsichtig man mit der Anwendung von Rechenregeln sein muß, die in solchen Fällen Na⁺-Substitution vorschreiben würden.

Die Ableitung der Definition der biologischen Rolle von Elektrolyten wurde hier ausführlich dargestellt. Sie erschließt das Verständnis der Vorgänge am Krankenbett.

Auch die biologische Rolle der übrigen Elektrolyte, sei es des K⁺ als Binnenelektrolyt der Zellen und Repräsentanten des großen Konzentrationsgradienten an der Membran (Biopotential), sei es der CO_2- und der HCO_3^--Konzentration als Repräsentanten des Quotienten, der den p_H bestimmt, ist die Auswirkung der chemischen Eigenschaften dieser Elektrolyte in einem bestimmten System.

Die Probleme des W. El. H. bedürfen der zweiseitigen Betrachtung. Dem Kranken kann ein schlechter Dienst erwiesen werden, wenn sein Arzt das nicht weiß. Die Sorge für den Zellstoffwechsel, für O_2 und Glukose ist ein obligater Bestandteil der Prokura des W. El. H.

Die Verflechtung des W. El. H. mit dem Stoffwechsel

Die biologische Rolle des W. El. H. läßt sich nur aus dem jeweils vorliegenden System ableiten. Der Begriff des „vorliegenden Systems" erstreckt sich bis in den Bereich einzelner organischer Makromolekel und ihrer Beziehungen zum W. El. H., sei es als Ampholyte im S. B. H., sei es als einzelne Komplexbildner, Enzyme usw. Der Bestand an anionischen Valenzen der iz. Fl. ist zum großen Teil in der Zelle strukturgebunden.

Das Wasser und die anorganischen Elektrolyte bringen nur ihre Eigenschaften und gegenseitigen Beziehungen ins Spiel. Sie notieren auf dem allgemeinen Markt zu sehr niedrigem Preis. 50 g NaCl und 5 l Wasser kosten ein paar Pfennige, 5 l ez. Fl. kosten das Leben.

Wenn diese Menge fehlt, stirbt der Kranke, obwohl niemand so arm sein kann, daß er sich das Fehlende nicht beschaffen könnte. Wenn es aber innerhalb des Systems (Struktur und Stoffwechsel) fehlt, können wir mit Wasser und Elektrolyt allein zwar das Substrat, aber nicht die Ordnung zuführen.

Um die Einseitigkeit der Betrachtung des W. El. H. zu vermeiden, wurde das Prinzip, aus welchem man die biologische Rolle von Wasser und Elektrolyten jeweils ableiten kann, die „Verflechtung des W. El. H. mit dem Stoffwechsel" benannt.

8

Die Auslösung von Elektrolytentgleisungen durch Störungen der Bilanz

Die wichtigste ärztliche Ausrüstung für die Prokura des W. El. H. ist der Bestand an Wissen. Wenn man die biologische Rolle des Na+ und die Bilanzstörungen und ihre Auswirkungen kennt, wird man den Schaden oft rechtzeitig verhüten. Wenn man über diese Ausrüstung nicht verfügt, wird man ihn vielleicht vergrößern und außerdem für etwas anderes halten. Das ist leider oft der Fall. Wir bringen ein Schulbeispiel und stellen den Hergang vom Ende her dar. Das Beispiel soll uns dann dazu dienen, einige Definitionen abzuleiten, die zur nosologischen Bedeutung des W. El. H. Bezug haben. Die nosologische Bedeutung des W. El. H. wird klar, wenn man sich die Verschiedenartigkeit des Zuganges am Krankenbett vergegenwärtigt. Wer sich bei Oligurie und Wassermangel die Frage vorlegt, wie eine noch so leistungsfähige Niere Harn bilden und Harnstoff ausscheiden soll, wenn sie nicht durchblutet wird und kein disponibles Wasser als Lösungsraum zur Verfügung steht, wird es nicht mehr verstehen, daß Azotämie mit Niereninsuffizienz*, d. h. Leistungsschwäche (!), identifiziert wird, daß der tödliche Kollaps des Na+-Mangelsyndroms für ein Kreislaufversagen gehalten wird und daß man dies — womöglich — selbst schon tat, weil man weder vom Na+Mangelsyndrom noch von den unabdingbaren Voraussetzungen der Nierenfunktion, noch von der Konservierungsinsuffizienz der Nieren für Na+ auch nur annähernd soviel hörte, wie von der problematischen Spezifizierung von Nierenkrankheiten oder von Clearancewerten.

Der letzte Eintrag einer gedachten — aber typischen — Krankengeschichte möge lauten:

„Der Rest-N des Kranken stieg heute auf 350 mg/100 ml (vorgestern 150 mg). Die Harnmenge der letzten 24 Stunden war 250 ml (1007). Pulsfrequenz 110/min. RR im Liegen 95/70 (Abfall um 30 mm). Brechneigung. Kein Durst. Hochgradige Schwäche, zeitweise desorientiert. Kein Ansprechen auf Kreislaufmittel. Exsikkotisches Bild. Beim Versuch, sich aufzurichten plötzliche Schwäche, Pulslosigkeit, Tod."
Grundleiden: Akute Gastroenteritis. Todesursache: Urämie, Niereninsuffizienz.

Analyse der Todesursache: Ohne adäquates Blutvolumen kein Kreislauf; ohne Plasmavolumen (rund 50% des Blutvolumens) kein adäquates Blutvolumen und erhöhter Widerstand. Ohne Na+ keine osmotische Sicherung des Volumens

---

* Vgl. B a u r, H.: Niereninsuffizienz. Wien. klin. Wschr., 71 (1959), S. 148.

der ez. Fl. Die Exsikkose, die Oligurie und Hyposthenurie sowie der RR.-Abfall (kleine Amplitude zeigt Zentralisationsversuch) sind Zeichen der Hypovolumämie. Das Fehlen von
Durst ist charakteristisch für Na⁺-Mangel. Das Erbrechen
fördert Elektrolytverlust (Circulus vitiosus).

Die rapid ansteigende Azotämie ist die Folge der bei
Volumenmangel auf etwa ein Zehntel herabgesetzten Nierendurchblutung: Filtratmangel infolge Fehlens der Voraussetzung. Ausfall der Nierenfunktion, nicht Insuffizienz der
Nieren.

Der Tod ist ein typischer Kollapstod infolge Volumenmangel. Durch 20 bis 50 ml 3- bis 4%ige NaCl-Lösung und
nachfolgende NaCl-Substitution (besonders geeignet ist gesalzene, entfettete, konzentrierte Fleischsuppe, d. h. beaf tea)
kann man Kranke, deren Rest-N noch höher und deren RR.
noch niedriger ist, oft noch retten. Die für „insuffizient"
erklärten Nieren scheiden dann oft augenblicklich bei Verbesserung der Durchblutung Harn und Harnstoff aus.

Der vorletzte Akt des Krankheitsbildes kann etwa, wie
folgt, rekonstruiert werden:

Während eines 3tägigen heftigen Brechdurchfalls verlor der
Kranke etwa 3 l Darmsekrete (isotoner ez. Fl.-Typ, leicht alkalisch) und 1 l Magensaft (HCl-Typ, ¹/₂ isoton Na⁺). Er bekam
Tee (elektrolytfrei) und hatte — bei voller Substitution des H₂O-
Verlustes — davon ein Elektrolytdefizit entsprechend etwa 35 g
NaCl. Die Diurese war trotz der Durchfälle relativ „befriedigend",
weil der osmotische Halt (Na⁺) der ez. Fl. fehlte. So kam es
zur Exsikkose und zum Volumenmangel.

Analyse des zweiten Akts: Fehlerhafte Substitution von
W. El.-Verlusten durch elektrolytfreies Wasser.

Der erste Akt läßt sich als Anfangsglied der Kette
rekonstruieren, wie folgt:

Seit einer durchgemachten Pyelonephritis, die lange Jahre
zurückliegt, besteht eine leichte Verminderung der Konzentrationsfähigkeit der Nieren, die durch eine — unbewußte, vom
Durst genau regulierte — Mehraufnahme von Wasser kompensiert wurde. In einem größeren Volumen hat die Tagesmenge
an Harnstoff (U) bei geringerer Konzentration Platz. Vor einem
halben Jahr wurde dem Kranken auf Grund seiner Anamnese,
seiner Konzentrationsschwäche und einer leichten Rest-N-Steigerung auf 45 mg/100 ml „Nierenschonkost" = salzarme Kost verordnet.

Damit wurde den Nieren die Aufgabe auferlegt, nicht nur
einen der Zufuhr entsprechenden salzarmen Harn, sondern sogar
ein erhöhtes Volumen an salzarmem Harn auszuscheiden. Da
rund 10 g NaCl als Gehalt des Glomerulusfiltrats zu rechnen ist
und die salzarme Tagesbilanz 2 g beträgt, mußten bei 1 l Harn
8 g NaCl, bei 1¹/₂ l Harn 13 g NaCl aktiv rückresorbiert werden.
Diese Leistung ist schwieriger als die Konzentration von U und

konnte von den Tubuli des Kranken nicht bewältigt werden. So verlor der Kranke laufend NaCl. Hier setzte dann der zweite Akt ein.

Die Darstellung des Beispieles zeigt, daß sich die Physiologie des W. El. H. mit Fragen befaßt, die schon deshalb kein Reservat der Klinik sein können, weil der Umgang mit Wasser und Salz ein Problem des ärztlichen Alltags ist. Probleme des Alltags erfordern Definitionen, die eine physiologische Aussage liefern. Wer sich die „Konservierungsleistung" der Nieren an Hand des obigen Beispiels einmal überlegt hat, wird es verstehen, daß der Na⁺-Entzug sehr oft das Gegenteil von Nierenschonkost darstellt.

Die Einführung der Definitionen des W. El. H. in die ärztliche Umgangssprache

Es bedeutet — entgegen einer weitverbreiteten Befürchtung — keine besondere Schwierigkeit, sich von dem liebgewonnenen aber falschen Umgang mit „Kochsalz" und „mg⁰/₀" zu trennen, Elektrolyt zu sagen und die Plasmawerte in mval anzugeben.

Schwieriger ist es, eine Beziehung zu der Art der W. El.-Störungen herzustellen und für diese eine Nomenklatur zu verwenden, die so einfach wie möglich und so richtig wie nötig ist. Auch diese Schwierigkeit ist zu überwinden. Die beste Lösung liegt in der Verwendung von Definitionen, die den Hergang enthalten, weil diese Namen automatisch auch das therapeutische Bedürfnis angeben. Der tödliche Ausgang von Na⁺-Mangel, den wir als Beispiel gewählt haben, heißt das Na⁺-Mangelsyndrom. Dieses geht mit Blutvolumenmangel, Hämokonzentration, Volumenmangelkollaps, Wegfall der Voraussetzungen der Nierenfunktion (Störung der Blutanlieferung), Oligurie und rapider Azotämie einher.

In derselben Weise wird vom Hergang aus die tödliche Entwicklung anderer Elektrolytstörungen definiert, so die Wassermangelkachexie, die Wasserintoxikation, die Na⁺-Plethora, das K⁺-Mangelsyndrom, die K⁺-Intoxikation, die CO₂-Azidose (CO₂-Intoxikation), die CO₂-Mangel-Alkalose (respiratorische Alkalose), die renale Azidose, die metabolische Azidose und die metabolische Alkalose. Die Definitionen „Gefährdung" und „Kette der Gefährdung" sind für die Arbeit am Krankenbett sehr brauchbar. Es lassen sich sehr viele Beispiele* auf diese Weise zwanglos verstehen.

* Vgl. B a u r, H.: Deutscher Aerztekalender 1960. — Elektrolytfibel, Stuttgart: Georg Thieme (im Druck). — Moderne diuretische Maßnahmen und ihre Gefahren. Monatskurse für die ärztliche Fortbildung, 1 (1958).

Der Kranke mit Pylorusstenose verliert HCl und K⁺. Lange Zeit korrigiert die Niere die „falsche" Substitution durch NaCl mittels Alkaliurie. Im zweiten Akt folgt der Angriff von Na⁺ auf K⁺ (intrazellulare Na⁺-Intoxikation). Es folgt paradoxe Azidurie. Postoperativ kann (Hyperaldosteronismus) die tödliche Kaliummangelentgleisung (Ileus) eintreten, wenn präoperativ nicht korrigiert wurde. In den vielen Gefährdungsketten zählen auch die diuretischen Entgleisungen. Es liegt nahe, die schon gestellte Frage zu wiederholen, ob die Nosologie mit dem Erscheinen dieser zum Teil noch recht wenig gängigen Namen, denen noch einige hinzuzufügen wären, um etwa 12 bis 14 „neue" Krankheiten bereichert wird. Die Frage ist wiederum zu verneinen. Der tödliche Volumenmangelkollaps in unserem Beispiel ist weniger eine „Krankheitseinheit" als eine „Krankheitsfolge".

Die thanatogenetische Bedeutung der Elektrolytentgleisungen

Alle definierbaren tödlichen Elektrolytentgleisungen sind im Tierversuch reproduzierbar. Die klassischen Arbeiten von Kerpel-Fronius haben die ersten exakten Grundlagen für die Charakteristik des Na⁺-, Cl⁻ bzw. H₂O-Mangels geschaffen. Ihnen ist es zu verdanken, daß man den Mangel an Gelöstem einerseits und denjenigen an Lösungsmittel anderseits wie zwei antagonistische Situationen betrachten lernte. Die Einsicht in die Entwicklung von Elektrolytkatastrophen anläßlich der verschiedensten Krankheiten ist in jüngster Zeit stark bereichert worden. Die Nutzanwendung hat dazu geführt, daß der Verlauf vieler Krankheiten seinen Schrecken verlor. Besonders dramatisch war der Rückgang der Säuglingssterblichkeit an Durchfällen, als es C. D. Darrow gelungen war, die Rolle des K⁺-Mangels als doppelte Lebensgefährdung (Gefährdung durch Na⁺-Gaben) klarzustellen und den Zugang zur K⁺-Substitution zu erschließen. Dieses erschien durch den Umweg über die ez. Fl. mit ihrer niedrigen K⁺-Konzentration angesichts der tödlichen Gefährdung der Hyperkaliämie bis dahin unerreichbar.

Jeder Einblick in den Hergang tödlicher Gefährdungen, der mit der Möglichkeit der Korrektur verbunden ist, ändert die Bedeutung der betreffenden Krankheiten. Für die Auflösung der entscheidenden Vorgänge des tödlichen Ausgangs ist merkwürdigerweise keine allgemeine Bezeichnung in Gebrauch. Die Pathogenese scheint sich — wie ihr Name sagt — auf die Vorgänge zu beschränken, die zur Installation der Krankheit führen.

Wir haben das Wort Thanatogenese auf die Analyse der echten Todesursachen angewandt. Man kann die thanatogenetische Rolle der Entgleisungen des

12

W. El. H. schon deshalb nicht genug betonen, weil sie an Stelle von Resignation dramatische Möglichkeiten der Therapie bietet und die Vermeidung von folgenschweren Fehlern* ermöglicht. Der chemische Tod der W. El.-Entgleisungen ist noch nicht restlos erforscht. Von fundamentaler Bedeutung ist die Möglichkeit, daß die Störung des W. El. H. zu Funktionsstörungen der Regulationsorgane führt, ja daß sie sekundäre, morphologisch wahrnehmbare Schäden auszulösen vermag. Die Folge ist, daß man z. B. in Unkenntnis der vorliegenden Gefährdung des W. El. H. nicht daran denkt, daß die Nieren beim Ausfall der adäquaten Arbeitsbedingungen, wie alle Organe, in ihrer Funktion gestört sind. Man hält die Funktionsstörung für die Folge einer primären Niereninsuffizienz. Die Entgleisung des W. El. H. kann zu organischer Schädigung der Nieren führen (häufig z. B. Nephrokalzinose bei Cl-Mangelalkalose und Wassermangel, tubuläre Degeneration bei K+-Mangel). Der Obduktionsbefund bestätigt die angenommene Nierenschädigung. Es liegt eine Pseudolegitimation des Todes vor.

Die tödliche Auswirkung von Eingriffen in den W. El. H. steht in Beziehung zur Organisation der Organismen. Lebewesen, die auf einer niedrigen Stufe stehen, besitzen eine weitgehende Anpassungsmöglichkeit an Wassermangel. Tardigraden können nach Jahren der Eintrocknung durch einen Tropfen Wasser aus „latentem Leben" (Claude Bernard) zu aktivem Leben erweckt werden. Die Erreichung der Homöostase der Lebensbedingungen folgt demselben Prinzip, wie man es bei der Regenerationsfähigkeit beobachten kann. Der Salamander vermag eine abgetrennte Extremität neu zu bilden. Auf höherer Stufe geht diese Anpassung verloren. Die irreversible Abhängigkeit von der Ordnung des W. El. H. erfordert beachtliche Leistungen, muß doch letzten Endes auch noch für die Abfertigung der sehr flexiblen Bilanz eine Arbeit aufgewendet werden, die im Gegensatz zum ökonomischen Prinzip der Biologie steht. Wir finden im Harn die 100- bis 1000fache Konzentration (z. B. von U, bzw. H+) und die unendliche Verdünnung (z. B. Zuckerfreiheit) von Stoffen, verglichen mit ihrer Plasmakonzentration, die nur durch diese Herstellung von Konzentrationsgradienten stabil bleiben kann.

Die Elementargefährdung durch Entgleisungen des W. El. H.

Der übergeordnete Begriff für den Zusammenbruch der Sicherungen des W. El. H. liegt bei der Elementargefähr-

---

* Vgl. Baur, H.: Fehlbehandlung von Wasser-Elektrolyt-Störungen. Regensburger Jahrbuch für ärztliche Fortbildung, Bd. V (1956).

dung des Lebens. Die Definition der Auslösung, sei es als
Na$^+$-Mangelsyndrom, sei es als CO$_2$-Intoxikation usw., schützt
davor, diesen von uns eingeführten Sammelbegriff ohne ge-
nügenden Inhalt zu verwenden. Die elementaren Voraussetzungen des Lebens sind uns in jüngster Zeit auf verschiedenen Gebieten besser erschlossen worden. Die Nutz-
anwendungen dieser Erschließung haben das Gesamtbild der
Heilkunde grundlegend beeinflußt. Man kann als Beispiel die
Anwendung der neuen Nebennierenrinden-Steroide, die
Dämpfung der vegetativen Reaktionslage, die Versetzung in
eine andere Stoffwechsellage durch Hypothermie und nicht
zuletzt die — stark mit dem S. B. H. verbundene — Ueber-
nahme aller respiratorischen Funktionen auf die künstliche
Beatmung (Anästhesie, Therapie der Atemlähmung) an-
führen. Das Vordringen in die Gefährdungen, die eine Folge
der physiologischen Sicherungen sind, hat sich besonders
fruchtbar erwiesen, weil es uns die Voraussetzungen erschließt, unter denen man den Regulationen die Erhaltung
des Lebens verdankt und unter denen dieselben Regulationen
zum Verhängnis werden. Die Physiologie des W. El. H. darf
einen nennenswerten Platz im Bereich der Elementar-
physiologie und -pathologie beanspruchen.
    Sie zeigt das Prinzip der mehrfachen Sicherung.
Sie lehrt, wenn man sie richtig deutet, daß die Aufrechterhaltung der Ordnung zugleich eine Voraussetzung
und eine Folge der Lebensvorgänge ist. Sie zeigt, daß
die Organe und Funktionskreise, die die Ordnung sichern,
hierzu dieser Ordnung bedürfen. Als Teilgebiet der physikalischen Chemie hat sie mit dem Leistungsbegriff zu arbeiten,
der in der Medizin bezüglich der Rolle der Zeit (Arbeit pro
Zeiteinheit) sehr im argen liegt. Dasselbe gilt vom Begriff
der Insuffizienz, der die integrale Rolle der nötigen Voraussetzungen glatt übersieht, wenn er vom Effekt her geprägt
wird. So liegen die Dinge auf dem Gebiet der Nierenfunktion.
Wir haben die Definition der Voraussetzungen und
ihrer Störungen bzw. ihres Wegfalls vom W. El. H. her
geprägt, weil es nicht etwa eine „akademische" Frage ist, ob
der Arzt.— endlich — den Bedarf an Plasmavolumen für die
Nierendurchblutung und die Filtratbildung und auch an
Lösungsraum für die Harnbildung in seinem Denken ver-
ankert oder ob er diese Sorge den Nieren überläßt, die er
immer als „Behüter der Homöostase" und nie als „der Be-
hütung — nämlich durch seine Sorge für den W. El. H. —
bedürftig" vorgestellt bekommt.
    Das gemeinsame Prinzip aller Elementargefährdungen
muß die rapide Entwicklung der tödlichen Katastrophen sein. Es ist in kurvenmäßiger Darstellung oft dasselbe, ob man die Titration einer Pufferlösung darstellt oder

die Entwicklung einer Elektrolytkatastrophe am Krankenbett. Wir haben den Begriff der Entgleisung angewandt. weil er das Verständnis dafür vermittelt, daß die letzte Auslösung häufig dann erfolgt, wenn die Voraussetzungen der regulatorischen Leistungen in Wegfall kommen. In unserem Beispiel mag es ein „banaler" Verlust durch Erbrechen gewesen sein, der die letzten Sicherungen zusammenbrechen ließ. So wichtig es ist, die Gefahr durch Bilanzrechnungen zu erkennen, so wichtig wäre es. das Prinzip der Auslösung der Katastrophen durch „interkurrente" Ereignisse zu kennen und — entsprechend vorzubeugen.

Der Begriff der Sicherung und der Gefährdung

Der sogenannte zweite Akt des dargestellten Beispiels stellt einen erheblichen Eingriff in den W. El. H. durch gastrointestinale Verluste dar. Bei bilanzmäßigem Denken und bei primitiven Vorstellungen über den W. El. H. würde es schwerfallen, diese Verluste nicht als

1. eine Bestandsminderung an Wasser und Elektrolyten in etwa isotonem Verhältnis und

2. als Störung der Resorption, d. h. Ausfall der Zufuhr zu betrachten.

Es ist bemerkenswert, wie viele Bilanzen heute noch „verworfen" werden, ohne sie überhaupt nur einer Betrachtung zu würdigen. Der Aberglauben, daß die Elektrolytkonzentrationen und das Flammenphotometer diese weniger ästhetischen Registrierungen ersetzt, hat den Umgang mit den einzig beweiskräftigen Bilanzen nicht gerade verbessert. Primitive Rechenregeln, die den Bedarf aus Plasmawerten ermitteln sollen, verdunkeln die Physiologie des W. El. H. Wir haben kürzlich 5 Fälle mit Hyponatriämie zusammengestellt, von denen 1 Fall — ähnlich wie unser Beispiel im dritten Akt — dringend der NaCl-Zufuhr bedurfte. Bei 1 Fall konnte sie nicht schaden. In 3 Fällen müßte die Zufuhr des „errechneten Bedarfs" eine Katastrophe auslösen, weil sie den bereits gefährdeten K^+-Bestand angegriffen hätte und infolge der Schädigung der Membranfunktion zur „iz. Na^+-Intoxikation" geführt hätte.

Der Mangel an Logik, der in der Feststellung der homöostatischen Sicherung bestimmter Konzentrationen, besonders derjenigen des Plasma-Na^+ einerseits und der Erwartung von verbindlichen Aussagen über den Na^+-Bestand aus dem Na^+-Wert andererseits dokumentiert ist, muß wohl auf die Neigung des Mediziners zurückgeführt werden, Konzentrationsangaben mit Mengenangaben zu verwechseln. Die Sicherungen der Homöostase sind zugleich die Verschleierung der Gefahr. Wir halten die Verwendung der Bezeichnung „Gefährdungen" des W. El. H. als

Gruppenbegriff für ein dringendes Bedürfnis der nosologischen Nomenklatur des W. El. H. Man kann den Zustand des
Sicherungsverlustes definieren als „häufig, leicht verkennbar
(jedenfalls von seiten des Plasmawertes), leicht zu verwechseln
und durch ärztliche Maßnahmen auslösbar bzw. zu ver-
schlimmern".

Die Erkennung der Gefährdungen ist eine Angelegenheit
des Elektrolytwissens, der Vorgeschichte und der Bilanz-
beobachtung. Im Falle unseres Beispiels wäre der Kranke
auf Grund des NaCl-Verbots bei Niereninsuffizienz als
gefährdet zu betrachten gewesen. In Wirklichkeit bekam er
als „Ersatz" für Wasser-Elektrolyt nur Wasser. Während man
sonst den Wasser-Elektrolyt-Verlust eher hypoton substi-
tuieren und für den tägliche Bedarf an reinem Wasser reichlich sorgen würde, hätte in diesem Fall die Substitution etwas
mehr „auf der NaCl-Seite liegen sollen". Da wir annehmen
dürfen, daß die Na^+-Konzentration bis kurz vor Ausbruch der
Katastrophe einigermaßen erhalten blieb, leiten wir die Gefährdung und die Therapie aus den Vorgängen ab.

Die Prokura des W. El. H. und das W. El.-Regime
bei tubulärer Insuffizienz

Wir halten das Prinzip der Entgleisungs- und Gefährdungsketten als eine brauchbare Arbeitshilfe am
Krankenbett. Von 100 Elektrolytkatastrophen dürften 70 die
Folge einer Kette von Ereignissen sein. Die postoperativen
Elektrolytentgleisungen sind es in der Regel. In unserem Beispiel hatte die Feststellung einer leichten Azotämie und
mäßigen Polyurie bei einem relativ leistungsfähigen Menschen vollauf genügt, um zu erkennen, daß die Polyurie eine
Gefährdung durch Na^+-Verluste infolge Konservierungsinsuffizienz bedeutet. Diese Ueberlegung, die nichts benötigt
als das Wissen, daß die Herstellung eines Harnes, in dem
weniger Na^+ enthalten ist als im Glomerulusfiltrat, eine
konservierende Leistung ist, kann durch die überaus einfache Cl^--Bestimmung im Harn (Fantustest) und — frei von
möglicher Dissoziation zwischen Na^+ und Cl^- — die Messung
der Na^+-Bilanz zahlenmäßig geprüft werden. Der Kranke
mit tubulärer Insuffizienz bedarf eines adäquaten Wasser-
Elektrolyt-Regimes*. Wir bevorzugen diese Formulierung, weil Wasser und Salz nicht gut als „Diät" bezeichnet
werden kann. Bei dem heutigen Stand der weiten Verbreitung des Salzentzugs bei Nierenkranken nach Art einer
Zwangsidee ist unsere Einführung des Namens Wasser-
Elektrolyt-Regime schon oft bei Aerzten und Kranken auf

---

* Vgl. B a u r , H.: Gefährdung der Nierenfunktion. Münch.
med. Wschr., 101 (1959), S. 646.

Ueberraschung gestoßen. Volhards große Konzeption des Wasser-Salz-Entzugs bei akuter diffuser Glomerulonephritis hat Tausenden von Soldaten des ersten und zweiten Weltkrieges das Leben gerettet (Pilgerstorfer). Die Physiologie des W. El. H. scheint einem dringenden Bedarf abhelfen zu können, wenn sie die Vernachlässigung der adäquaten Voraussetzungen der Nierenfunktion seitens der Nephrologie auszugleichen vermag. Das W. El-Regime der tubulären Insuffizienz erstreckt sich von der Sorge für Wasser und Na^+ bis zu der Substitution von Alkali (oft 3 bis 5 g $NaHCO_3$) und K^+. Dankbare Erfolge sind bei der tubulären Säureexkretionsinsuffizienz möglich, auch dann noch, wenn der Kranke schon unter den Folgen des Kalziumverlustes (schwerste malazische Skeletterkrankung) und der Nephrokalzinose leidet.

Es ist besonders erfreulich, daß die Behandlung der Kranken mit verschiedenen Formen von tubulärer Insuffizienz nach Art von Stoffwechselkranken angesichts der resignierenden kausalen Therapie ein therapeutisches Feld erschließt, das einfach und wirksam ist.

Für die Einführung der Physiologie des W. El. H. in die tägliche Arbeit am Krankenbett scheint uns die Bezeichnung Prokura des W. El. H. geeignet. Sie soll daran erinnern, daß

1. jeder Kranke gefährdet sein kann und
2. daß die Prokura des W. El. H. nicht anders wie diejenige im Geschäftsleben gewisse Kenntnisse voraussetzt.

Der Erwerb dieser Kenntnisse ist mit großen Opfern verbunden. Das Verständnis für diese Opfer war der Anlaß, im Rahmen des Unterrichts und der Fortbildung neben der Interpretation des Wissensgebietes auch für die „Einreihung in den Wissensbestand" besorgt zu sein. Aus diesem Versuch ergaben sich Formulierungen, die gleichzeitig ein Gefühl für die Bedeutung vermitteln sollen.

Die Eingruppierung der Entgleisungen des W. El. H. in die Elementargefährdungen des Lebens sollte die große Bedeutung für die Praxis illustrieren. Die Praxis scheint uns ein Anrecht darauf anmelden zu können, daß ihr der Zugang zu einem Wissen, das Erfolge bringt, Schäden vermeidet und gleichzeitig eine große Umstellung, ja Umwälzung herkömmlicher Anschauungen bedeutet, erleichtert wird, sei es durch Seminare und Demonstrationen, sei es durch die Ausbildung geeigneter Vortragender in den Kliniken.

Die Ausweitung des Wissens dürfte in den verschiedensten biologischen Lehrplänen antiquierte und heute als falsch zu erkennende Daten entdecken. Sie wird die Notwendigkeit der Deklaration sogenannter salzfreier Würzmittel und Speisen ins Auge fassen, weil es sonst möglich ist, daß der

Kranke in der salzfreien Speise A das Cl⁻ und in der salzfreien Speise B das Na⁺ zu sich nimmt, was im Effekt dem
Einnehmen von NaCl gleichkommt und den Sinn des Na⁺-
Entzugs illusorisch macht. Die Grundlagen des W. El. H.
könnten schließlich in der praktischen Anwendung nicht
rascher realisiert werden als in der Diätausbildung und der
Ausbildung des Pflegepersonals. Die Eingruppierung des W. El. H.
in unser nosologisches
System stellt einen Brückenschlag dar, der über die Kluft
zwischen den exakten Naturwissenschaften der physikalischen Chemie und der Biochemie der Zelle zum Krankenbett
führt. Es ist nicht ein Sack voll neuester Präparate, den der
Interpret in diesem Fall mitbringt. Wenn es aber das neue
Wissen ermöglicht, mit ein paar Gramm des alten Koch-
salzes oder eines Kaliumsalzes Menschenleben zu retten, dann
ist diese Möglichkeit nicht von der Gefahr bedroht, die mit
den neuesten Mitteln verbunden ist, nämlich, daß sie es
morgen nicht mehr sind.

Aus der I. Chirurgischen Abteilung
des St. Johannspitals in Salzburg
(Vorstand: Prof. Dr. E. Domanig)

Die Routine der Wasser- und Elektrolyt-Therapie in der operativen Medizin

Von E. Domanig

Mit 1 Abbildung

Der Wasser-Elektrolyt-Haushalt spielt in der operativen Medizin eine besonders große Rolle. Viele Patienten kommen mit Störungen bereits zu uns und sind durch diese Entgleisungen stärker gefährdet. Viele Patienten sind im Zusammenhang mit ihrer Erkrankung und der Operation an einer ausreichenden Nahrungs- und Flüssigkeitsaufnahme behindert. Sie bekommen unter unseren Augen ein Wasser-Elektrolyt-Defizit. Viele Patienten erleiden während ihrer Erkrankung pathologische Verluste, die ungenügend ersetzt werden. Endlich gibt es auch heute noch viele Patienten, die durch eine kritiklose und falsche Infusionstherapie aus dem Wasser-Elektrolyt-Gleichgewicht gebracht werden.

Es ist eine unabweisbare Aufgabe jedes Operateurs, die im Zusammenhang mit der Erkrankung und Operation auftretenden Störungen im Wasser-Elektrolyt-Haushalt rechtzeitig zu erkennen und richtig zu behandeln. Die bisherigen so zahlreichen Arbeiten auf diesem Gebiet beschäftigen sich noch vielfach mit der Grundlagenforschung und haben zum Teil noch theoretischen Charakter. Die neuen Termini in den Bezeichnungen mögen überdies dazu beitragen, bei vielen praktisch tätigen Operateuren den Eindruck zu erwecken, daß dieses neue Gebiet ärztlicher Forschung sehr kompliziert ist, daß damit ein großer Aufwand von Laboratoriumsarbeiten, von Personal und Kosten verbunden ist. Das mag die Ursache dafür sein, daß wohl auch heute noch in der Mehrzahl unserer Spitäler dieses neue Aufgabengebiet nicht oder ungenügend zur Kenntnis genommen wird.

Mein Referat soll Ihnen die praktischen Grundsätze und die praktische Handhabung der Wasser-Elektrolyt-Therapie darlegen, wie wir sie an meiner Abteilung seit nunmehr 15 Jahren durchführen. Sie fußen zum Teil auf den Angaben der Literatur, zum Teil auf eigenen Ueberlegungen und Bemühungen.

I. Grundsätzliches

Der Wasser-Elektrolyt-Haushalt ist ein Teilgebiet der Ernährung des Menschen. So, wie uns allen geläufig, der Mensch Nährstoffe und Vitamine zum Aufbau, zur Erhaltung und als Energiespender täglich benötigt, so braucht er Wasser als Transportmittel, als Medium und als Ausscheidungsvehikel unumgänglich und täglich. Im Organismus gibt es kein reines Wasser, es ist wesentlich mit Kationen und Anionen verbunden, die überdies zu einem absolut notwendigen Bestandteil der lebendigen Substanz gehören. Auch die Elektrolyte müssen täglich dem Körper zugeführt werden.

Der menschliche Organismus verfügt grundsätzlich über keine echten Reservestoffe, er hat keine Depots, die nur Depotfunktion haben. Alle einverleibten Stoffe sind in seine Struktur eingebaut. Wenn der tägliche Bedarf nicht in ausreichender Menge zugeführt wird, so kann er nicht aus Reservedepots genommen werden, sondern er wird durch Abbau der Struktur zur Verfügung gestellt. Dieser Strukturabbau während eines Mangelregimes bedeutet aber immer nicht nur Substanzverlust, sondern an sich auch eine Verminderung der vitalen Kraft. Durch den Strukturabbau, der sowohl Fette, Eiweißkörper, Kohlehydrate, Vitamine, wie auch Wasser und Elektrolyte verfügbar liefert, ist der Organismus imstande, durch erstaunlich lange Zeit ein elastisches Gleichgewicht zu erhalten. Wesentlich ist für dieses elastische Gleichgewicht während der Mangelzeiten, daß zwar die Gesamtsubstanz abnimmt, aber die Relationen der einzelnen Bestandteile untereinander sich kaum verschieben. Im Hungerzustand allein, ohne zusätzliche pathologische Verluste, bleibt die Konstanz der Zusammensetzung der Körperflüssigkeit weitgehend erhalten. Trotzdem nimmt die vitale Kraft ab, wie uns ein einziger Hungertag am eigenen Leib demonstrieren kann.

Folgende Grundsätze sind uns die Richtlinien, nach welchen wir die Wasser-Elektrolyt-Behandlung durchführen:

1. Jedes Eingreifen des Arztes ist nur dann notwendig und berechtigt, wenn eine Störung des physiologischen Gleichgewichtes besteht, die die Regulationskräfte des Organismus übersteigt oder wenn es gilt, eine solche Störung vorbeugend zu vermeiden. Es ist also in der Regel nicht notwendig, im Zusammenhang mit kleineren Eingriffen, die komplikationslos verlaufen, eine künstliche Zufuhr von Wasser und Elektrolyten vorzunehmen.

2. Das physiologische Gleichgewicht des Wasser- und Elektrolyt-Haushaltes ist das Idealziel der ärztlichen Bemühungen. Dieses Gleichgewicht bei vorliegenden Störungen wieder herstellen und es erhalten, ist die Aufgabe der Behandlung.

3. Der Wasser-Elektrolyt-Haushalt ist ein Teilgebiet der Ernährung des Menschen. Daher ist der tägliche Normal- oder Mindestbedarf an Wasser und Elektrolyten die wesentliche Grundlage der ärztlichen Therapie.

4. Der beste Weg der Zufuhr von Wasser und Elektrolyten ist immer der orale Weg. Wir dürfen ihn nur dann teilweise oder ganz verlassen, wenn die orale Aufnahme beschränkt oder ganz behindert ist.

5. Die mit dem operativen Eingriff als solchem verbundenen Stoffwechselstörungen, wie Wasserverluste, Kaliumverluste, verminderte Harnmenge, sind in der Regel im Rahmen der körpereigenen Regulationskräfte und benötigen selten das Eingreifen des Arztes.

6. Ein durch wenige Tage oder länger bestehendes Mangelregime infolge Behinderung der Zufuhr des normalen Tagesbedarfes an Wasser und Elektrolyt führt zu einem chronischen Defizitzustand. Dieser Defizitzustand bedeutet einen Verlust an vitaler Kraft und muß, wenn Zeit zur Verfügung steht, noch vor der Operation vom Arzt ausgeglichen werden. Er erhöht sonst die Gefahren der Erkrankung und des Eingriffes.

7. Pathologische Verluste an Wasser und Elektrolyten durch Schweiß, Erbrechen, Durchfälle, Fisteln, Magensonde, Ergüsse in die großen Körperhöhlen, große Wund- und Verbrennungsflächen sind immer eine alarmierende Indikation für aktive und gezielte Wasser-Elektrolyt-Therapie. Unbehandelt, können diese krankhaften Verluste innerhalb kurzer Zeit — es spielen Stunden eine wesentliche Rolle — zu einem Zustand der Dekompensation führen, der schwerste Gefahren, ja auch den tödlichen Ausgang verursacht.

8. Die wichtigsten Anhaltspunkte über die beim Kranken bestehende Situation des Wasser-Elektrolyt-Haushaltes gewinnt der Arzt

a) aus den Angaben des Patienten über die tägliche Nahrungs- und Flüssigkeitsaufnahme,

b) aus der täglichen Kontrolle der Einfuhr und Ausfuhr,

c) aus dem klinischen Bild,

d) aus der täglichen Harnmenge und dem spezifischen Gewicht des Harns,

e) aus der täglichen Kontrolle der Menge und Art der pathologischen Verluste.

Diese einfachen, leicht zu gewinnenden Anhaltspunkte reichen in der Mehrzahl der Fälle aus, um eine völlig genügende Orientierung für eine zeitgerechte und gezielte Wasser-Elektrolyt-Therapie zu führen.

9. In schweren Fällen ist es auch für den Erfahrenen von großem Wert, außer den angeführten Untersuchungen das Blutbild samt Hämatokrit, die Serum-Elektrolyt-Werte und die Elektrolytwerte im Harn und den Reststickstoff täglich zu kontrollieren. Dies gilt besonders für jene Kranke, die schwerere Störungen der Regulationskräfte des Organismus aufweisen, also vor allem der Nieren, des Kreislaufes und des endokrinen Systems. Die einmalige oder gelegentliche Bestimmung der Serumelektrolyte ist sehr wenig aufschlußreich.

II. Die praktische Durchführung

Die folgenden Ausführungen beziehen sich nur auf jene Patienten, die keine schweren Funktionsstörungen jener Organsysteme aufweisen, die die Regulation des Wasser-Elektrolyt-Haushaltes beherrschen, also keine schweren Störungen der Nierenfunktion, des Kreislaufsystems und der endokrinen Drüsen, Nebenniere, Hypophyse, Schilddrüse haben.

Es ist zweckmäßig zu unterscheiden:

1. Die Routinebehandlung.
2. Die Behandlung chronischer Defizitzustände.
3. Die Therapie akuter Wasser-Elektrolyt-Defizite.
4. Die Behandlung von Wasser- und Elektrolytüberschuß.

Die Routine-Wasser-Elektrolyt-Behandlung ist bei allen jenen Kranken indiziert, die im physiologischen Gleichgewicht sind, aber im Zusammenhang mit Erkrankung und Operation durch längere Zeit, also zwei und mehr Tage nicht in der Lage sind, den Minimalbedarf an Wasser und Elektrolyten annähernd durch die normale Nahrungsaufnahme zu decken. Die Routinebehandlung hat den Zweck, in diesen Fällen den täglichen Bedarf zuzuführen und so einem Mangelzustand vorzubeugen. Wir setzen dabei den täglichen Minimalbedarf bewußt niedrig an, um jede

Ueberbelastung des Organismus nach der Operation zu vermeiden.

Tab. 1. Bedarf in 24 Stunden (ohne abnorme Verluste)

```
Wasser ........................................... 2000 ml
Kochsalz .........................................    5 g
Kalium ...........................................    3 g
Calcium ..........................................    1 g
```

Es ist selbstverständlich, daß die normale Nahrungsaufnahme bis zum Abend vor dem Eingriff nicht behindert werden darf, und daß starkes Abführen vermieden werden muß. Der Patient kommt in normalem Gleichgewicht zur Operation.

Tab. 2. Normal

Anamnese	Normale Ernährung, keine pathol. Verluste.
Flüssigkeitsbilanz ..	Einfuhr über 2000 ccm, Harnmenge 1000 ccm, spez. Gew. zirka 1020, keine pathol. Verluste.
Klinik	Guter Turgor, feuchte Zunge, keine Oedeme, Frische, klares Sensorium.
Labor	Hb. zirka 80—100, Erythrocyten 4—5 Mill. Hämatokrit zirka 40%, normale Serumwerte.

Nach der Operation muß die Routinebehandlung dem Kranken die tägliche Zufuhr des Minimaltagesbedarfes garantieren. Wir legen großen Wert darauf, daß schon am Operationstag per os Flüssigkeit mit Zucker und frischen Fruchtsäften genommen wird, und daß die Trinkmengen täglich gesteigert werden. Wir wissen, daß die Aufnahme per os in den meisten, komplikationslos verlaufenden Fällen gut durchführbar ist und keine Gefährdung bedeutet, wenn sie häufig und in kleinen Einzelmengen erfolgt. In der Regel erfolgt ab dem fünften postoperativen Tag die gesamte Deckung des Wasser-Elektrolyt-Bedarfes per os.

Parenteral, also meist intravenös, wird die Differenz zwischen per os-Aufnahme und Minimaltagesbedarf zugeführt.

Es versteht sich, daß die Mengenangaben nicht starr sind, sondern variable Anhaltspunkte. Es ist aber für die praktische Handhabung der Wasser-Elektrolyt-Behandlung von wesentlicher Bedeutung, daß unseren Mitarbeitern, Aerzten und Schwestern gut verständliche Routinemaßnahmen an die Hand gegeben werden.

Unsinnig und schädlich ist es, besonders in den ersten postoperativen Tagen, den Kreislauf mit Infusionsmengen über 2000 ml zu belasten und die Niere durch mehr als etwa 5 g Natriumchlorid sowie mehr als 3 g Kaliumchlorid in 24 Stunden zu beanspruchen.

Tab. 3. Postoperative Routinebehandlung per os

Menge	Art
Oper.-Tag: 200 ml ..	Tee, Zucker, Fruchtsäfte.
1. Tag p. o.: 400 ml ..	Tee, Zucker, Fruchtsäfte.
2. Tag p. o.: 800 ml ..	Tee, Zucker, Fruchtsäfte + Schleimsuppe.
3. Tag p. o.: 1000 ml ..	Tee, Zucker, Fruchtsäfte, Schleimsuppe + Ei, Püree, Zwieback.
4. Tag p. o.: 1500 ml ..	Tee, Zucker, Fruchtsäfte, Schleimsuppe, Ei, Püree, Zwieback + Kaffee, Haché, Weichkäse, Kompott, passiertes Gemüse.
5. Tag p. o.: 1500 ml ..	Tee, Zucker, Fruchtsäfte, Schleimsuppe, Ei, Püree, Zwieback, Kaffee, Haché, Weichkäse, Kompott, passiertes Gemüse.

Tab. 4. Postoperative Routinebehandlung parenteral

Menge	Art
Oper.-Tag: 1500 ml ..	5% Zucker 1000 ml, Blutsalzlg. 500 ml
1. Tag p. o.: 1500 ml ..	5% Zucker 1000 ml, Blutsalzlg. 500 ml
2. Tag p. o.: 1500 ml ..	5% Zucker 1000 ml, Blutsalzlg. 500 ml + 6% KCl 50 ml
3. Tag p. o.: 1000 ml ..	5% Zucker 500 ml + 6% KCl 50 ml
4. Tag p. o.: 500 ml ..	— — — —
5. Tag p. o.: —	— — — —

Der chronische Wasser-Elektrolyt-Mangelzustand ist in der Regel aus der Anamnese allein schon erkennbar. Jeder Patient, der durch längere Zeit ungenügend ernährt werden konnte, stärker an Gewicht verloren hat und vielleicht noch überdies gelegentliche pathologische Verluste erlitten hat durch Erbrechen, Schweiß, Durchfälle und ähnliches, ist in einem chronischen Defizitzustand, der in der Regel sowohl Wasser als auch alle Elektrolyte umfaßt.

Dieses chronische Defizit bedeutet einen mehr oder minder großen Verlust an vitaler Kraft und damit eine erhöhte Gefährdung. In dringlichen Fällen (z. B. Peritonitis, Ileus) muß zugleich mit dem operativen Eingriff die Wasser-Elektrolyt-Therapie verbunden werden. Es müssen dabei die parenteralen Infusionen etwas größere 24-Stunden-Mengen zuführen, die jedoch 2500 bis 3000 ml Flüssig-

Tab. 5. Chronischer Wasser- und Elektrolytmangel

Anamnese ...Unzureichende Ernährung, gelegentliche pathol. Verluste, Gewichtsabnahme.

Klinik ......Schlechter Hautturgor, trockene Zunge, Durst, Müdigkeit, Apathie.

Harn ......Menge unter 800 ml, spez. Gew. über 1020.

Labor .....Hämatokrit über 40—45%, Serumwerte normal, bei pathol. Verlusten erniedrigt.

keit, 9 g NACL, 3 g KCL in der Regel nicht übersteigen dürfen.

Wenn uns Zeit zur Vorbereitung zur Verfügung steht, wird der normale Tagesbedarf gegeben, und zwar möglichst per os. Die Differenz zwischen per os-Aufnahme und Tagesbedarf muß parenteral gegeben werden. Die Gesamtflüssigkeitsmenge, einschließlich der in den festen Speisen enthaltenen, soll 3000 ml in 24 Stunden nicht übersteigen, wenn keine pathologischen Verluste bestehen. Die Vorbereitungszeit beim chronischen Defizitzustand soll wenn möglich etwa eine Woche und länger betragen.

Es ist falsch, einen chronischen Mangel durch überhöhte 24-Stunden-Mengen ausgleichen zu wollen.

Ebenso ist es falsch, bei völlig insuffizienter per os-Aufnahme die Vorbereitungszeit länger als höchstens eine Woche hinzuziehen.

Unter dieser Behandlung blühen die Kranken sichtlich von Tag zu Tag auf, sie werden frisch, bekommen Appetit und werden zuversichtlich.

Bei alleiniger oder überwiegender Wasserzufuhr (Tee, Zuckerlösungen) kann ein isolierter Elektrolytmangel bei ausreichendem Wasserbestand resultieren, der die betonte Zufuhr von Elektrolyten erforderlich macht.

Der chronische Mangelzustand infolge unzureichender Aufnahmen, etwa auch verbunden mit gelegentlichen geringen pathologischen Verlusten, ist in seinen klinischen Folgen nicht stürmisch. Der Organismus hat Zeit, durch Verschiebung innerhalb seiner „Flüssigkeitsräume" und durch Beschränkung der Ausfuhr sich anzupassen. Große, pathologische Verluste führen aber immer zu einem a k u t e n D e f i z i t, das besonders bei solchen Kranken droht, deren Zufuhr ungenügend war.

D a s k l i n i s c h e 'B i l d d e s a k u t e n W a s s e r - E l e k t r o l y t - M a n g e l s kann sich innerhalb weniger Stunden entwickeln und ist immer stürmisch und dramatisch. Das häufigste, uns allen geläufigste Beispiel liegt bei der großen Mehrzahl der Fälle mit „postoperativem" oder „postnarkotischem" Erbrechen vor. 24stündige

Tab. 6. Akuter Wasser-Elektrolyt-Mangel

Ursachen .. Pathol. Verluste durch: Schweiß, Erbrechen, Durchfälle, gastrointestinale Fisteln, Ergüsse, ohne adäquaten
Ersatz.

Subjektiv .. Appetitlos, Durst, Übelkeit.

Objektiv ... Turgorverlust, trockene Zunge, Apathie.

Harn ...... Menge unter 800 ml, spez. Gew. über 1025.

Labor ..... Serum-Elektrolyte erniedrigt.

Enthaltung der Nahrungs- und Flüssigkeitsaufnahme, dazu
ein ein- oder mehrmaliges Reizerbrechen reichen aus, um
ein akutes Defizit mit Uebelkeiten, Prostration, zunehmendem
Erbrechen und Acetonurie zu erzeugen. Bei allen Kranken,
die im Zusammenhang mit dem Eingriff eine entsprechende
und ausreichende Wasser-Elektrolyt-Behandlung rechtzeitig
erhalten, tritt dieser Zustand nicht auf, obschon die Operation groß, die Narkose lang war. Nach den kleinen Eingriffen ohne Wasser-Elektrolyt-Therapie aber treten diese
akuten Defiziterscheinungen nicht selten auf und können
immer und prompt durch eine Blutsalzinfusion kupiert
werden. Noch während der Infusion sistieren die Uebelkeiten, die Kranken werden frisch, können trinken und erbrechen nicht mehr.

Sehr viel tragischer aber können akute Mangelzustände
verlaufen, die als Kreislaufversagen, als Intoxikation, als
Niereninsuffizienz mißdeutet werden, weil die Kranken
schwerst darniederliegen, jede Nahrungsaufnahme ver-
weigern, erbrechen, alle Zeichen des Kreislaufverfalles
zeigen, somnolent, apathisch und verworren sind und —
vorausgesetzt, daß die Harnmenge kontrolliert wird — sehr
wenig hochkonzentrierten Harn ausscheiden. Unerkannt,
führt dieser Zustand unaufhaltsam zum Tod, richtig erkannt,
bringt ein einziger Tag mit entsprechender Wasser-Elektrolyt-Behandlung die schlagartige Besserung. Wie alle De-
kompensationen, ist auch die akute Dekompensation des
Wasser-Elektrolyt-Haushaltes ein C i r c u l u s v i t i o s u s,
die die Sperre der physiologischen Zufuhr mit einer Zunahme
der pathologischen Verluste verbindet und zwangsläufig
schlechter wird, wenn nicht die Kunst des Arztes den verhängnisvollen Kreis unterbricht.

Die wichtigste Aufgabe der Behandlung akuter Wasser-
Elektrolyt-Defizite ist die vorbeugende Vermeidung ihrer
klinischen Folgen. Da sie nur durch pathologische Verluste im Zusammenhang mit unzureichenden Einfuhren ausgelöst werden, ist es Aufgabe der Therapie, 1. den Normalbedarf zu decken, 2. die pathologischen Verluste nach Menge
und Art zu erfassen und zu ersetzen.

Tab. 7. Durchschnitt: Elektrolytausscheidung
in 24 Stunden

	Na	K	Cl
I. Harn........	120	50	100 mval/l
II. Magensaft.....	60	10	80 mval/l
III. Galle........	140	6	100 mval/l
IV. Darmsekret ...	110	6	100 mval/l

Blutsalzlösung. Elektrolytgehalt in 1000 ml, Na 147 mval/l,
K 5·1 mval/l, Cl 90 mval/l.

Der Ersatz des Normaltagesbedarfes wird nach der
schon dargelegten postoperativen Routinebehandlung durchgeführt. Stärkere Schweißverluste werden nach der ge-
schätzten Menge zu zwei Drittel durch Zuckerlösung und
einem Drittel durch Blutsalzlösung gedeckt. Alle gastrointestinalen Verluste werden möglichst gemessen oder, wenn
nicht meßbar, nach Schätzung, in gleicher Menge durch
Blutsalz mit Kaliumzusatz ersetzt.

Tab. 8. Zusammensetzung der Blutsalzlösung.
Nach Prof. Domanig-Barrenscheen

In einem Liter der Lösung sind nachstehende Ionen gelöst:

Na-Ion :	3391 mg	148	mval/l
K-Ion	210 mg	5·1	mval/l
Ca-Ion	100 mg	5·0	mval/l
Mg-Ion	29 mg		
Cl-Ion	5354 mg	90	mval/l
Po₄-Ion	138 mg		
Milchsäurerest	553 mg		
Summe	9775 mg		

pH zirka 7·0.

Uns hat bei diesem vereinfachten Vorgehen, das im
Gegensatz zu den zahlreichen Angaben differenzierten Vor-
gehens in der Literatur und zu den sehr verschiedenartigen
Ersatzlösungen, die empfohlen werden, folgende Ueberlegung geleitet:
1. Es ist, wenn nicht ein eigener Wasser-Elektrolyt-
Spezialist vorhanden ist, unbedingt notwendig, möglichst
einfache Behandlungsmethoden zu empfehlen.
2. Die Zusammensetzung der gastrointestinalen Verluste ist sehr variabel, so daß es berechtigt ist, einen Durchschnitt zugrunde zu legen.
3. Wir sind nicht nur in der Regel, sondern praktisch
immer auf mehr oder weniger grob geschätzte Mengen der
Verluste angewiesen, so daß ein genauer Ersatz gar nicht
erfolgen kann.

4. Endlich ist die Regulationsbreite des Organismus ein wesentlicher Faktor, auf den wir auf jeden Fall angewiesen sind. Aus diesem Grunde halten wir uns bei akutem Mangelregime: ungenügende physiologische Zufuhr bei gleichzeitigen pathologischen Verlusten, an die Faustregel: Es muß der Normaltagesbedarf an Wasser und Elektrolyte zugeführt werden, und zwar in der Höhe der Minimalmenge pro 24 Stunden, und es müssen die pathologischen intestinalen Verluste möglichst mengenmäßig durch Blutsalzlösung ersetzt werden. Ueberdies müssen 3 g Kalium pro die als Minimum garantiert werden.

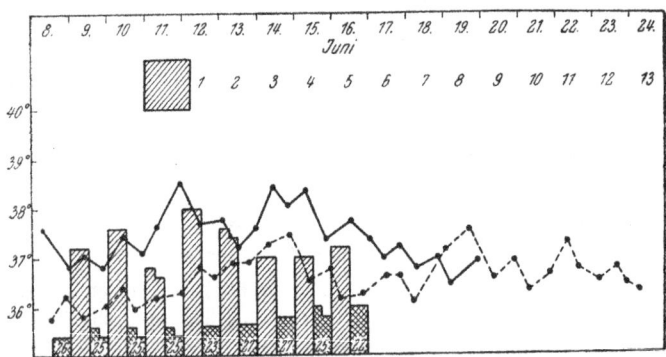

Abb. 1. Einfache Einfuhr-Ausfuhr-Kontrolle auf der Temperaturtabelle: Einfuhr helle, Ausfuhr dunkle Zylinder, in welchen das spezifische Gewicht des Harns eingeschrieben wird. (Die Kurven entsprechen Temperatur und Pulsfrequenz)

In diesen oft sehr schweren Fällen ist es außerordentlich nützlich, ja unerläßlich, tägliche Laboratoriumskontrollen durchzuführen. Außer den Werten der Serumelektrolyte ist es zweckmäßig, die Elektrolytausscheidung im 24-Stunden-Harn zu kontrollieren, den Reststickstoff, die Alkalireserve und den Hämatokrit zur Beurteilung von Menge und Art der Zufuhren heranzuziehen.

Ein Wort noch über die von uns geübte Routineüberwachung des Wasser-Elektrolyt-Haushaltes. Wir können nicht genug den Wert dieser Ueberwachung betonen. Die tägliche Fülle der Aufgaben im Krankenhaus bringt es unweigerlich mit sich, daß ohne eine routinemäßige Ueberwachung aller jener Patienten, die im Zusammenhang mit Krankheit und Operation ihren Bedarf an Wasser und Elektrolyten nicht zu ersetzen imstande sind, Entgleisungen schwererer Art unvermeidbar sind und dazu noch übersehen oder falsch gedeutet werden.

Name: St. Johann, 52 J.

Diagnose: Magenstumpf-Neo.

Operation: Resect. total. Resect. colonis. Exstirp. lienis.

Tag	Zeit	Medikamente	Einfuhr		Ausfuhr		Befunde
			oral	parenteral	Harn	Sekrete	
11. VI.		1/4 Stroph. 2 A. Heptadon	250 Tee	1500 Blut 500 B. S. 1000 Trz.	500/25	120	Hgb. 69 Ery 3·9 F I 0·8 Leukoc
12. VI.		2 Pursenid 3 g Kalium	750 Tee + FrS. 200 Suppe 950	1000 B. S. 500 Trz. 500 Natr. 2000	600/23	90	Skg. — Haem. Kr. 43% Prot. 6·4 Na. 138 mol. Ka. 4·8 mol.
13. VI.		2 Pursenid 3 g Kalium	500 Milch 350 Suppe + 2 Eier 150 Komp. 1000	500 B. S. 500 Trz. 500 Natr. 1500	600/27	200	Skg. — Haem. Kr. — Prot. — Na. 136 mol. Ka. 4·6 mol. Cl. 98 ml.
14. VI.		2 Pursenid 3 g Kalium	350 Milch 500 Tee + FrS. 200 Püree + Ha. 2 Eier	500 B. S. 500 Trz.	800/27	150	Skg. — Haem. Kr. 43% Prot. — Na. 132 mol.

Zusatzblatt zur genauen Ueberwachung bei schwer gestörten Kranken. In jeder Kolonne werden die Flüssigkeitsmengen und -arten genau innerhalb 24 Stunden eingetragen und die Laborbefunde vermerkt

Die routinemäßige Ueberwachung muß umfassen:

Tab. 9. Routine-Überwachung

1. Einfuhr—Ausfuhr der Flüssigkeit.
2. Spez. Gew. des 24-St.-Harns.
3. Pathologische Verluste.

Diese Ueberwachung ist in allen Fällen notwendig, die eine künstliche Zufuhr von Wasser-Elektrolyten benötigen, und zwar solange dieser Zustand besteht. Sie ist in allen Fällen mit anhaltenden pathologischen Verlusten notwendig, und endlich bei Kranken mit chronischem Mangelzustand. Sie wird bei uns bei allen unkomplizierten Fällen auf der Temperaturtabelle geführt. Bei schweren Fällen führen wir ein Zusatzblatt.

Zusammenfassung

Die Routinebehandlung ist in allen Fällen indiziert, die durch mehr als 24 Stunden an der per os-Aufnahme des Normalbedarfes schwer behindert sind.

Die Routinebehandlung ist standardisiert mit einer täglichen Zufuhr des Mindestbedarfes von 1000 ml Zuckerlösung und 500 ml Blutsalzlösung, zusätzlich 3 g Kalium.

Chronischer Mangelzustand erfordert, wenn möglich eine längere Vorbehandlung, die 2500 bis 3000 ml Flüssigkeit (einschließlich fester Nahrung) pro Tag und den Normalbedarf an Elektrolyten zuführt.

Akute Defizite drohen immer bei pathologischen Verlusten. Sie erfordern dringliche Therapie. Es muß der Mindestbedarf zugeführt werden und zusätzlich die pathologischen Verluste mengenmäßig durch Blutsalz samt Kaliumersatz ersetzt werden.

Die Zufuhr per os ist grundsätzlich jeder anderen vorzuziehen.

Die Ueberwachung des Wasser- und Elektrolythaushaltes ist bei allen Störungen der Einfuhr und Ausfuhr routinemäßig durchzuführen.

Ich konnte Ihnen nur schlagwortartig die wichtigsten Grundsätze unserer Behandlung darlegen. Ich habe die tägliche Praxis betont und möglichst einfache Richtlinien gegeben. Viele Fragen mußten unberührt bleiben.

Die Sorge um den Wasser-Elektrolyt-Haushalt unserer Patienten ist nicht so schwer, wie man glaubt, sie ist unumgänglich und nimmt uns viele andere Sorgen und Mißerfolge ab.

Der Wasser- und Elektrolythaushalt

Von H. Hungerland, Bonn

Vor weit über 100 Jahren berichtet L a l t a in den ersten
Jahrgängen des Lancet über chemische Untersuchungen des
Blutes im Verlauf der Cholera. Seine Befunde entsprachen
dem Bild, das wir heute als saloprive Exsikkose beschreiben.
Sie gerieten bald in Vergessenheit. Erst im Beginn
unseres Jahrhunderts griff die Pädiatrie diese Probleme erneut auf. Seitdem hat die Pädiatrie in sehr umfangreichen
und grundlegenden Untersuchungen die Anschauungen über
den Wasser- und Elektrolythaushalt entwickelt, auf denen
heute alle übrigen klinischen Disziplinen basieren.

Die Deutsche Pädiatrie war auf Grund der schönen
Untersuchungen M e y e r s, T o b l e r s und H e u b n e r s zu Er-
gebnissen gelangt, die H e u b n e r dazu führen, die Pathogenese des Enterokatarrhs mit folgenden Worten zu deuten:
„Ich möchte einstweilen annehmen, daß der hochgradige
Alkaliverlust durch den Darm, die Eindickung des Blutes, die
Herabsetzung der Oxydationskraft der Leber und die durch
all das bedingte Schädigung der Funktionen aller Zellen des
Organismus bei gleichzeitigem Stillstand aller Zufuhr die
toxischen Erscheinungen erklären."
Leider ist man diesen Gedankengängen in Deutschland
nicht konsequent nachgegangen. Es entstand, man muß es
schon sagen, der verhängnisvolle Begriff „Ernährungsstörung" und „Intoxikation". Die amerikanische Pädiatrie
hat die alten Untersuchungen wieder aufgenommen, und
G a m b l e s klassisches Werk über die C h e m i s c h e A n a -
t o m i e u n d P h y s i o l o g i e d e r K ö r p e r f l ü s s i g k e i t e n
war die erste Krönung dieser Arbeiten. C z e r n y mußte noch
1928 feststellen, daß man in der Behandlung der „alimen-

täreu Toxikosen", wie man die schwere Durchfallserkrankung des Säuglings nannte und auch heute noch nennt, nicht wesentlich weiter gekommen war. Heute sind wir über die Beziehüngen zwischen extra- und intrazellulärer Flüssigkeit, über ihre Bedeutung für den Energiestoffwechsel, die Hämodynamik und die Nierenfunktion sehr gut unterrichtet; und die richtige Anwendung von Wasser und Elektrolytlösungen hat wahrscheinlich mehr schwerkranken Patienten das Leben gerettet als die Verwendung irgend einer anderen Gruppe von Substanzen (D a r r o w und P r a t t 1950). Tatsächlich ist dieses Gebiet der Therapie für die Pädiatrie von größter Bedeutung. Die Gründe hierfür liegen einmal darin, daß im Säuglings- und Kindesalter Durchfalls- und Brechkrankheiten wesentlich häufiger sind als später, zum anderen in den Unterschieden, die zwischen Säugling und Erwachsenem im Hinblick auf den Wasserbedarf, die Verteilung des Wassers im Organismus und die Regulation des Wasserhaushaltes bestehen.

So nimmt ein 3·6 kg schwerer Säugling täglich 600 g Wasser auf und scheidet etwa die gleiche Menge Wasser mit dem Harn, dem Stuhl und der Perspiratio insensibilis wieder aus, d. h. die täglich aufgenommene und wieder ausgeschiedene Wassermenge beträgt jeweils etwa $^1/_6$ seines Körpergewichtes und $^1/_3$ der Menge seiner extrazellulären Flüssigkeit (= 50% des Körpergewichts).

Bei dem 70 kg schweren Erwachsenen, der täglich insgesamt 2000 g Wasser aufnimmt und wieder ausscheidet, beträgt diese Menge nur $^1/_{35}$ seines Körpergewichts und nur $^1/_9$ der Menge seiner extrazellulären Flüssigkeit (= 25% des Körpergewichts).

Auf das Körpergewicht bezogen, ist der Wasserwechsel (d. h. Wasseraufnahme und Wasserausscheidung) des Säuglings demnach etwa sechsmal größer als der des Erwachsenen. Diese Verhältnisse erklären sich zum Teil aus der vergleichsweise geringeren Leistungsfähigkeit des Nierengewebes des jungen Säuglings (M c C a n c e).

Während der physiologischen Exsikkose in den ersten Lebenstagen, die durch die ungenügende Flüssigkeitszufuhr bedingt ist, steigt der osmotische Druck des Säuglingsharns auf 450 bis maximal 600 m osmol/l an. Diese Harnkonzentrationen sind deutlich kleiner als die, die bei Erwachsenen unter ähnlichen Bedingungen gesehen werden, bei denen der osmotische Druck des Harns dann auf 1000 bis 1300 m osmol/l ansteigt.

Erst einige Monate nach der Geburt können Säuglinge einen ebenso konzentrierten Harn produzieren wie Erwachsene. Bis dahin benötigen sie zur Ausscheidung der gleichen

3

Menge gelöster Substanz wesentlich größere Harnmengen als die Erwachsenen (McCance).

Diese Einschränkung der Nierenfunktion hat aber bei der üblichen Art der Ernährung der Neugeborenen praktisch keine Bedeutung. Ein weiterer auffallender Unterschied zwischen Neugeborenen und Erwachsenen besteht in dem sehr unterschiedlichen Anteil der extrazellulären Flüssigkeit am Körpergewicht, die beim Neugeborenen 50%, beim Erwachsenen nur 25% des Körpergewichtes ausmacht. Im einzelnen verteilt sich die Flüssigkeit im Organismus wie folgt (nach Medical Research Council Memorandum Nr. 26).

	Wassergehalt in Prozent des Körpergewichts	
	Neugeborener	Erwachsener
Plasma	5% ⎫ 50% extra-	5% ⎫ 25% extra-
interzelluläre Flüssigkeit	45% ⎭ zelluläre Flüssigkeit	20% ⎭ zelluläre Flüssigkeit
intrazelluläre Flüssigkeit	30%	45%
Trockensubstanz	20%	30%

Diese Zahlen zeigen, daß beim Neugeborenen der Anteil der extrazellulären Flüssigkeit doppelt so groß ist wie beim Erwachsenen, während der intrazelluläre Anteil um 1/3 kleiner ist. Diese letztere Tatsache ist deshalb bedeutungsvoll, weil das Zellwasser ein sehr wichtiges Reservoir bei allen Durstzuständen darstellt, weshalb der Säugling Durst sehr viel schlechter ertragen kann als der Erwachsene. Das gilt auch noch für das ältere Kind, und man darf einen Säugling nie dursten lassen und auch ein Kind nie — auch nicht etwa aus therapeutischen Gründen (ich denke hier auch an die operierten Kinder) — ebenso dursten lassen wie einen Erwachsenen. Ist die Flüssigkeitszufuhr per os nicht möglich, so muß die parenterale, am zweckmäßigsten die protrahierte intravenöse Flüssigkeitszufuhr in Form der Dauertropfinfusion geübt werden (Hungerland).

Nach dem Gesagten wird verständlich, warum der tägliche Wasserbedarf des Säuglings, wenn er gedeihen soll, 15 bis 20%, der des Erwachsenen aber nur 2 bis 4% des Körpergewichtes beträgt.

Dazu kommt die tägliche Wassereinlagerung infolge des ständigen Wachstums, die etwa 0·5 bis 3% der aufgenommenen Flüssigkeit beträgt. Diese Retention von Wasser geht immer mit der Retention von Elektrolyten einher.

4

Eine Beschreibung der Veränderungen des Wassers erfordert deshalb gleichzeitig die Berücksichtigung der Veränderungen im Mineralhaushalt. Die häufigste Störung des Wasserhaushaltes im Säuglingsalter ist die Exsikkose. Sie entsteht als Folge schwerer Brechdurchfälle. Sie kennen das Krankheitsbild alle unter dem irreführenden Namen „Intoxikation" oder „alimentäre Toxikose". Die Symptomatologie brauche ich hier nicht zu schildern.

Die Durchfälle und das Erbrechen verursachen durch den Flüssigkeitsverlust eine Verminderung des Blutvolumens, die zum Schock und dadurch zu schweren Störungen der Zelltätigkeit führt. Der Elektrolytverlust als Ursache der Anhydrämie wurde von Gamble entdeckt. Die Magen-Darmsekrete, die mit den Durchfällen zu Verlust gehen, enthalten qualitativ die gleichen Bestandteile wie das Blutplasma, aber es werden mit dem Stuhl etwa zwei- bis dreimal mehr Basen als Mineralsäuren ausgeschieden.

Das bedeutet normalerweise keine Beeinträchtigung des Säure-Basen-Haushaltes, da der absolute Basenbetrag, der auf diese Weise zu Verlust geht, sehr gering ist und leicht durch die kompensatorische Tätigkeit der Niere (NH_4-Bildung, Säureausscheidung) ausgeglichen werden kann. Schwere Durchfälle führen hingegen zu erheblichen Basenverlusten. Dadurch kommt es zur Azidose, und weil der Organismus ohne Elektrolyte kein Wasser retinieren kann, kommt es auch bei Wasserzufuhr zu einer Verminderung der extrazellulären Flüssigkeit bzw. des Plasmas, d. h. zur Oligämie.

Die Wasserverluste folgen den vorausgehenden Elektrolytverlusten, deshalb sprechen wir von der salopriven Exsikkose bzw. salopriven Anhydrämie und Hyposalämie.

Die andere Form der Exsikkation, die durch ungenügende oder fehlende Flüssigkeitszufuhr entsteht, ist die Durstexsikkose. Die fehlende oder ungenügende Wasserzufuhr führt sehr bald zu einem Mangel an Lösungswasser, so daß die nichtflüchtigen Stoffwechselprodukte und Salze nicht mehr in ausreichender Menge ausgeschieden werden können. Im Gegensatz zur salopriven Exsikkation mit ihrer Verminderung der Elektrolytkonzentration im Blut, der Hyposalämie, steigt hier die Na- oder allgemeiner die Salzkonzentration im Blut immer höher an. Die sich so entwickelnde Hypersalämie bedingt entsprechend dem Darrow-Yannetschen Regulationsmechanismus einen Uebertritt von Zellwasser in das Interstitium bzw. Plasma, deren Wassergehalt dadurch wieder vermehrt wird. Da das Wasserreservoir der Zellen groß ist, wird im Durst die Blutmenge nur allmählich vermindert und eine Anhydrämie tritt erst sehr spät ein. Erst nach einem Wasserverlust, der etwa 10 bis 20% des ursprünglichen Körpergewichts beträgt, besteht Lebensgefahr.

Bei der durch Durchfälle und Erbrechen entstehenden salopriven Exsikkose mit Hyposalämie tritt, wiederum dem Darrow-Yannetschen Regulationsmechanismus folgend, im Gegensatz zur Durstexsikkose, umgekehrt Wasser aus dem Bereich des extrazellulären Raumes in die Zelle ein.

Die anatomische Lokalisation des Wasserverlustes ist gleich im Beginn der beiden Formen der Exsikkose verschieden:

Die Durstexsikkose beginnt mit einem Wasserverlust der Zelle und ganz allmählicher Verminderung des Plasmas und der extrazellulären Flüssigkeit.

Die saloprive Exsikkose beginnt mit einer Zunahme des Zellwassers und einer sehr schnellen Verminderung der extrazellulären Flüssigkeit.

Bei der Durstexsikkose tritt die Anhydrämie erst sehr spät ein; der Kreislauf wird zunächst nicht beeinträchtigt. Bei der salopriven Exsikkose wird das Plasmavolumen sehr schnell vermindert und es entwickelt sich sehr schnell der Kollapszustand mit allen seinen Folgen, insbesondere dem Koma und der Nierenfunktionsstörung.

Die entstehende Eindickung des Blutes ist an den hohen Erythrozytenzahlen und dem erhöhten Eiweißgehalt des Serums leicht erkenntlich (7 bis 8% Eiweiß gegenüber normalerweise 5 bis 6%).

Diese Eindickung bedingt nicht nur eine wesentliche Verminderung der kreisenden Blutmenge, sondern infolge der erhöhten Viskosität des Blutes eine erhebliche Verlangsamung der Strömungsgeschwindigkeit. Die kreisende Blutmenge kann auf $1/_4$ vermindert und die Blutumlaufzeit auf das 6fache verlängert sein. Nimmt man eine vollständige Utilisation des Blutes an, so ergibt sich, daß dem Säugling nur noch $1/_3$ der normalen O_2-Menge zur Verfügung steht. Die durch die Oligämie und die verlangsamte Strömungsgeschwindigkeit des Blutes bedingte ungenügende Blutversorgung des Gewebes führt zu einer schweren Hypoxydose (Strughold) des Gewebes, die für die Hirn- und Nierenfunktion besonders schwerwiegend ist.

Sehr eingehende Untersuchungen von Kerpel-Fronius und seinen Mitarbeitern haben eindeutig gezeigt, daß die hämodynamischen Störungen, wie sie durch die Exsikkose herbeigeführt werden, eine Hypoxydose des Gehirns bedingen, die zum Koma führen muß, und die bei längerem Bestehen auch zu Dauerschäden des Gehirns führen können. Diese Beobachtung ist deshalb wichtig, weil sie uns veranlassen sollte, jede Exsikkose so rasch wie möglich durch geeignete Flüssigkeitszufuhr zu beseitigen.

Der Zustand der schweren Exsikkose führt zu einem Schockzustand, bei dem prakisch nur noch Herz, Lungen und Gehirn durchblutet werden. Nur so ist es überhaupt erklärlich, daß ein Organismus, der, wie oben erwähnt, bei vollständiger Utilisation des Blutes nur noch über $^1/_3$ der normalen O_2-Menge verfügt, überlebt. Die Mangeldurchblutung der Niere kann unter diesen Umständen zur Schockniere mit allen ihren Folgen führen.

Die Hyposalämie als Folge der schweren Durchfälle bedingt nicht nur Na-, sondern etwa gleich große K-Verluste, die bei schweren Durchfhällen etwa 10 mäq K/kg Körpergewicht und mehr betragen. Durch Zelluntergang können diese K-Verluste nicht allein erklärt werden, da sie wesentlich größer sind als die an der N-Ausscheidung gemessenen Proteinverluste (2 g Protein: 1 mäq K, bzw. 0'33 g N: 1 mäq K). Dieses K tritt aus der Zelle aus, um die Acidose zu kompensieren und wird dabei zum Teil durch H' ersetzt. Die Säuren werden als K-Salze durch die Nieren ausgeschieden, da das extrazelluläre Na infolge der Exsikkose notwendig gebraucht wird und deshalb in der Niere rückresorbiert wird. Wir sehen deshalb auch bei schweren Exsikkosen mit Hypernatriämien eine sehr geringe Na-Ausscheidung im Harn bzw. eine sehr geringe Osmolarität eines in geringer Menge ausgeschiedenen Harnes, ein Phänomen, das als „Dehydration reaction" von Peters und Elkington beschrieben wurde. Wenn das Blutvolumen zu stark vermindert ist, dann entfällt die osmoregulatorische Salzdiurese auch bei Hypernatriämie.

Das K-Defizit spiegelt sich durchaus nicht immer in der Blutkonzentration wider, da durch Bluteindickung und Niereninsuffizienz das Bild verschleiert sein kann. Entwickelt sich eine Hypokaliämie — und diese Gefahr besteht vor allem auch in der Restitutionsphase, wenn durch Eiweiß- und Glykogensynthese ebenso wie durch Rückaustausch des K gegen intrazelluläres Na das extrazelluläre K verschwindet —, dann können die bekannten K-Mangelerscheinungen (paralytischer Ileus, Schnappatmung infolge Lähmung der Atemmuskulatur, Herzinsuffizienz) eintreten, denen durch rechtzeitige K-Salzzufuhr begegnet werden muß (Hungerland).

Profuses Erbrechen führt nicht nur durch Verluste von HCl zur Alkalose, sondern mit dem Magensaft werden erhebliche Mengen NaCl und KCl ausgeschieden; auf diese Weise entsteht eine saloprive hypochlorämische Alkalose mit Hypokaliämie; da die Beseitigung dieses Zustandes oft Schwierigkeiten bereitet, soll etwas näher auf ihn eingegangen werden. Es handelt sich bei der Alkalose durch Erbrechen um eine metabolische Alkalose. Während der ersten 3 Tage wird der NaHCO$_3$-Ueberschuß (24 bis 28 mäq/l) durch die Nieren ausgeschieden. Der Harn ist alkalisch. Wenn aber die HCl-, Wasser- und K-Verluste anhalten, dann tritt eine Erschöpfung des intrazellulären K-Bestandes hinzu. Die Exsikkose mit Hypovolämie bedingt eine Verminderung des Glomerulumfiltrates. Mit Beginn des K-Mangels und der verminderten Filtration wird die NaHCO$_3$-Rückresorption vollständig. Der Harn wird, trotz bestehender hypochlorämischer Alkalose, sauer, ein Ereignis, das umgekehrt auf K-Mangel schließen läßt, auch wenn eine normale K-Konzentration des Blutplasmas besteht (Darrow, Roberts, Randall, Vanamee und Poppell).

Die eben beschriebenen Vorgänge werden damit erklärt, daß das intrazelluläre K nicht vollständig durch Na ersetzt werden kann, sondern vielmehr etwa $^1/_3$ der K-Ionen gegen H-Ionen ausgetauscht werden; so entwickelt sich im Verlaufe der hypokaliämischen Alkalose eine intrazelluläre Acidose. Das gilt auch für die Tubuluszellen im distalen Teil des Nephrons. Infolge des K-Mangels und des H-Ueberschusses in der Tubuluszelle und infolge der Konkurrenz in der Ausscheidung („Competition") zwischen K und H wird bei bestehender hypochlorämischer und hypokaliämischer Alkalose ein saurer Harn ausgeschieden, indem Na gegen H im distalen Tubulus ausgetauscht werden. Die Rückresorption des Na als NaHCO$_3$ bedeutet Erhaltung oder gar Verstärkung der Alkalose und der Hypochlorämie. Die Zufuhr einer reinen NaCl-Lösung beseitigt diesen Zustand nicht.

Allein eine über einige Tage gehende Zufuhr von KCl ermöglicht den Rückaustausch von extrazellulärem K gegen intrazelluläres H und dadurch die Beseitigung der intrazellulären Acidose mit ihren Folgen für die Harnbildung. Erst jetzt kann der Na-Ueberschuß durch die Niere ausgeschieden werden.

Daß eine KCl-Zufuhr, insbesondere eine parenterale KCl-Zufuhr nur erfolgen soll, wenn die Nierenfunktion intakt ist, ist genügend bekannt.

Wir müssen im Verlauf einer Exsikkose also immer mit lebensbedrohlichen K-Mangelzuständen rechnen. Trotzdem sind sie kein häufiges Ereignis. Im allgemeinen sterben die Säuglinge im akuten Stadium der Exsikkose infolge der Hypoxämie und nicht an einer Urämie oder einer Hyper- bzw. Hyposalämie. Für unser therapeutisches Handeln bedeutet diese Feststellung, daß die Regulation des Blutvolumens vordringlicher zu sein scheint, als die Regulation des Ionogramms, auch deshalb, weil die Wiederherstellung

des normalen Blutvolumens die so wirksame regulatorische
Tätigkeit der Niere wiederherstellt. Deshalb können und sollen wir bei der Behandlung
gefährlicher Exsikkosezustände immer und sofort mit der
Zufuhr eines Gemisches von Ringer- und 5%iger Traubenzuckerlösung beginnen; gibt uns weder die Anamnese noch
der klinische Befund bestimmte Hinweise, so ist die Mischung
zu gleichen Teilen zu empfehlen. Das Ionogramm, über
dessen Kenntnis wir erst nach einer gewissen Zeit verfügen,
kann uns später Gelegenheit geben, den Besonderheiten des
einzelnen Falles Rechnung zu tragen.

Nicht selten sehen, wir die Entwicklung von Oedemen
bei der Infusionsbehandlung. Wenn sie im Verlauf der Behandlung der schweren Exsikkosen auftreten, dann sind sie
ein Zeichen für ein Mißverhältnis zwischen Flüssigkeitszufuhr und der Möglichkeit, diese Flüssigkeit auszuscheiden.
Dies kann daran liegen, daß die schwere Exsikkose zu der
bereits geschilderten Nierenschädigung geführt hat, und deshalb ist immer dann die Prognose sehr zweifelhaft, wenn
nach Einleitung der Infusionsbehandlung die Harnausscheidung nicht in Gang kommt. Die sich unter diesen Umständen
entwickelnden Oedeme bedeuten als solche keine Gefahr für
den Säugling, aber sie sind ein Zeichen für die schwere
Schädigung des Kindes, das infolge der Niereninsuffizienz
ad exitum kommen kann. Es kann aber auch möglich sein,
daß wir die Infusionsgeschwindigkeit zu groß gewählt haben;
so können wir ja schon bei einer einmaligen intravenösen
Infusion, wenn sie sehr schnell durchgeführt wird, flüchtige
Oedeme der Augenlider beobachten.

Lassen Sie mich abschließend noch einige seltene Störungen des Wasser- und Elektrolythaushalts im Säuglingsalter
erwähnen, die unerkannt sehr schnell zum Tode führen.

Es handelt sich hier um den Diabetes insipidus, der im
Säuglingsalter meist ein Diabetes insipidus renalis und
seltener ein Diabetes insipidus neurohormonalis ist.

Dabei ist das offensichtlich gestörte bzw. fehlende
Durstempfinden mancher Säuglinge mit Diabetes insipidus
auffällig, eine Erscheinung, die die Hyperelektrolytämie bei
diesen Säuglingen erklärt; sie erklärt auch das Fehlen der
Hyperelektrolytämie beim Erwachsenen, der regelmäßig
große Flüssigkeitsmengen aufnimmt und bei jedem Versuch,
die Flüssigkeitszufuhr einzuschränken, außerordentlich
unter Durst leidet. Bei diesem Diabetes insipidus occultus
werden wir dazu geführt, an eine Reifestörung der Osmorezeptoren zu denken, nachdem Fanconi die Entwicklung
eines hyperchlorämischen okkulten Diabetes insipidus aus
einem Diabetes insipidus neurohormonalis normochloraemi-
cus sah, bei dem ein langsam infiltrativ wachsendes Glio-

blastoma multiforme in die Regio hypothalamica vordrang, ohne den Vorderlappen zu zerstören, und wir in diesen Tagen das Umgekehrte sahen: die Entwicklung eines Diabetes insipidus occultus in einen manifesten Diabetes insipidus renalis beobachteten. Erwähnt sei hier, daß wir auch im Verlauf von Encephalitiden schwere Störungen des Wasser- und Elektrolythaushaltes beobachten konnten.

Die Diagnose des Diabetes insipidus im Säuglingsalter ist sehr oft schwierig, da das bekannteste Symptom, die Polydipsie und Polyurie, naturgemäß nicht ohne weiteres in Erscheinung treten kann.

Man sollte immer dann, wenn bei einem Säugling unerklärliches Fieber über längere Zeit auftritt, an einen Diabetes insipidus denken und nicht nur die Wasserzufuhr steigern, sondern auch vorher ein Ionogramm des Blutes und des Harnes bestimmen. Neben dem Fieber ist der Diabetes insipidus renalis durch weitere Symptome gekennzeichnet, die aber, wie das häufige Erbrechen und die Obstipation, nicht sehr charakteristisch sind. Erkennt man die Polydipsie und Polyurie, die niedrige Osmolarität des Harnes, die schnell eintretende Exsikkose bei Fehlen von Durchfällen und Erbrechen, dann wird die Diagnose leichter, und man kann die Unterscheidung von neurohormonalem und renalem Diabetes insipidus treffen, wenn man die Pitressinprobe anstellt.

Eine weitere endokrine Störung, die sicher vom Diabetes insipidus abzugrenzen ist, aber durch einzelne Symptome, wie Anorexie, Erbrechen, Gewichtsstürze und Exsikkose, auch zunächst an einen Diabetes insipidus denken läßt, ist das „adrenogenitale Salzverlust-Syndrom", eine Bezeichnung, die P r a d e r an Stelle von etwa 10 Bezeichnungen vorschlägt, unter denen dieses Syndrom behandelt wird.

Diese Erkrankung, die fast nur beim jungen Säugling vorkommt und unerkannt und unbehandelt bald zum Tode führt, ist durch einen Addison-artigen, renalen Natriumverlust bei bestehendem kongenitalen adrenogenitalen Syndrom (AGS) ausgezeichnet. Klinisch imponieren vor allem die Zeichen des chronischen und akuten Salzverlustes: Anorexie, Erbrechen, Diarrhoen, mangelhafte Gewichtszunahme, Gewichtsstürze, Exsikkose, Kollaps, Hyperthermien, Kreislaufstörungen (Zyanose, Bradykardie, Arrhythmie); werden die ersten Monate überlebt, so kommt es zu den charakteristischen androgenen Symptomen des AGS und dem Salzhunger.

Therapeutisch entscheidend ist beim adrenogenitalen Salzverlustsyndrom ausreichende NaCl- und Wasserzufuhr. Die täglich notwendige NaCl-Menge, die zusätzlich gegeben werden muß, beträgt etwa 1 bis 6 g, sie genügt in der Regel, um eine Störung des Elektrolythaushaltes zu vermeiden, die

Entwicklung der androgenen Symptome kann nicht verhindert werden.

An dieser Stelle sei noch ein seltenes und sehr merkwürdiges Krankheitsbild erwähnt, bei dem es immer wieder zu erheblichen Wasserverlusten und der Entwicklung schwerer Exsikkosen kommen kann, die die Entwicklung der Säuglinge stark beeinträchtigt. Es handelt sich um die 1945 von Gamble und Darrow beschriebene kongenitale Alkalose mit Diarrhoe. Bei diesen Säuglingen bestehen von der Geburt an wäßrige Durchfälle, die durch keine medikamentösen oder diätetischen Maßnahmen zu beeinflussen sind. Im Blut findet sich aber nicht die gewohnte Acidose, sondern eine metabolische hypochlorämische, hypokaliämische Alkalose. Auch hier handelt es sich um ein Salzverlustsyndrom, aber wir sehen die merkwürdige Tatsache, daß der wäßrige Stuhl eine auffallend hohe Cl-Konzentration von 120 bis 150 mäq/l enthält, während bei einem gewöhnlichen Durchfall die Cl-Konzentration des Stuhles kaum mehr als 20 bis 30 mäq/l beträgt (Duyck).

So sahen wir Cl-Verluste, wie wir sie nur noch vom pylorospastischen Erbrechen her kennen, und es entwickelt sich deshalb auch in diesen Fällen eine Alkalose mit Hypochlorämie und Hypokaliämie.

Eigentümlicherweise läßt sich dieser Zustand aber nur unwesentlich durch KCl-Zufuhr beeinflussen, da das zugeführte Cl sofort unter entsprechender Vermehrung der Stühle ausgeschieden wird; gleichzeitig — und das ist sehr charakteristisch — erscheint im Harn nie Cl in wesentlichen Mengen: die Anionen des Harnes, die an Stelle des Cl treten, sind die Phosphate und Zitrate (Cooke). Die Zitrate spielen hier im Zustand der Alkalose im Bereich der Anionen die gleiche Rolle wie das NH_4 im Bereich der Kationen im Zustand der Acidose.

Ich bin am Ende meiner Darstellung, nicht am Ende des in diesem Zusammenhang Darzustellenden; die Diskrepanz zwischen beiden wird jeder Referent am Ende seiner Darstellung empfinden, eine Empfindung, die auch der Forscher empfinden mag, der eines Tages das Laboratorium oder die Klinik verlassen muß.

Störungen des Säure-Basen-Gleichgewichtes in der Chirurgie und der inneren Medizin

Von L. A. Boeré, Leiden, Holland

Mit 5 Abbildungen

Wenn man in den chirurgischen Zeitschriften die neuesten Artikel nachschlägt, die sich mit dem Säure-Basen-Gleichgewicht beschäftigen, dann werden wir mit dem ziemlich häufigen Vorkommen einer respiratorischen Azidose während der Operation und Narkose konfrontiert. Doch sind die Beobachtungen eines zu hohen Kohlensäuredruckes (P_{CO_2}) im Blut schon vor vielen Jahren gemacht worden und es ist das große Verdienst von Ralph Waters gewesen, die Kohlensäureabsorption im geschlossenen System bei der Narkose einzuführen, womit man damals glaubte, daß man einer eventuellen CO_2-Anhäufung gewachsen war.

Von viel älterem Datum sind Beobachtungen aus der inneren Medizin über Verschiebungen des Säure-Basen-Gleichgewichtes nach der sauren wie auch nach der alkalischen Seite hin.

Das Interesse für das Säure-Basen-Gleichgewicht während und außerhalb der Operation und Narkose hat stark zugenommen; in diesem Zusammenhang ist die Reanimation, die künstliche Beatmung, die Thoraxchirurgie und die letzte Entwicklung der Anästhesiologie zu nennen. Auf der Abteilung für Anästhesiologie in Leiden besteht die Gelegenheit, aus nächster Nähe die möglichen Veränderungen auf dem Gebiet der ganzen Gasanalyse, des Säure-Basen-Gleichgewichtes, der Elektrolyten, des Gaswechsels usw. zu studieren.

Holaday, Papper, Ellison, Singer, Brönsted und Maier betonten besonders die respiratorische Azidose während und nach der Operation und fanden, daß der Kohlensäuredruck trotz guter Ventilation doch noch höher war als man meistens dachte. Schlechte Ventilation ist die eine Ursache, ebenso Atmungsdepression durch Narkotika. Die dadurch entstandene Azidose hat einen fördernden Einfluß auf das Entstehen von Unregelmäßigkeiten im Herzen. Essentiell ist der gestörte Gaswechsel, im Zusammenhang damit weist Gibbon auf den teilweisen Kollaps der Lunge, wobei die Lungenoberfläche verkleinert wird und das Blut die nicht ventilierten Alveolen passiert. Hier sind auch die Obstruktionen in den Luftwegen zu nennen, die eine Ursache der respiratorischen Azidose sein können.

Verschiedene Lagen des Patienten haben ebenfalls einen starken Einfluß auf den Kohlensäuregehalt. Bei Patienten in der Bauchlage haben wir, trotz einer guten CO_2-Absorption, doch noch Werte von 52 mm ± 3'3 mm Hg gefunden.

Holaday findet durchschnittliche Werte bei der Thoraxchirurgie, die zweimal höher liegen als die bei der abdominalen Chirurgie, aber die kleinsten Unterschiede werden gefunden, wenn ein mechanischer Respirator verwendet wird.

Als Ausnahme ist die metabolische Azidose während der Narkose zu nennen, die auftritt:

1. bei zu lange dauernder Aethernarkose, die zu einem Bikarbonatverlust führt;

2. bei sehr starker Hyperventilation, gekennzeichnet durch ein niedriges P_{CO_2}, alveolär wie arteriell, wobei der starke Verlust von Bikarbonat in den Urin von größerem Einfluß ist als die Auswaschung von CO_2. Diese metabolische Form entsteht durch die Verminderung der tubulären Rückresorption (tubulärer Funktionsausfall).

Ellison hat aufs neue 1955 thorakal und abdominal operierte Patienten verglichen, von denen früher gesagt wurde, daß das P_{CO_2} in der ersten Gruppe höher wäre, und er fand, daß bei günstigen ventilatorischen Verhältnissen kein Unterschied bestand.

Auch wir haben während der Operation von Mitralstenose in Seitenlage keine abnormen Werte gefunden.

Früher spielten hauptsächlich metabolische Veränderungen eine Rolle in der inneren und chirurgischen Klinik, heute kommen viel mehr gemischte Formen vor.

Da der Körper sich stets bemüht, das Gleichgewicht wieder herzustellen, können diese Veränderungen kompensiert, teilweise kompensiert oder unkompensiert sein. Die Zahl der möglichen Kombinationen ist dabei neun, die bekannt sind als das Neun-Felder-Diagramm von Van Slyke.

Das ganze Säure-Basen-Gleichgewicht wird beherrscht von der bekannten Gleichung von Henderson-Hasselbalch:

$$pH_{37°} = pK_{37°} + \log \frac{total\,CO_2 - 0·0301 . P_{CO_2}}{0·0301 . P_{CO_2}}.$$

Sie wurde vor mehr als 40 Jahren von diesen Forschern abgeleitet und später, im Jahre 1932, auf die deutlichste, richtigste und verständlichste Weise von John P. Peters und Donald Van Slyke beschrieben. Sie haben den ganzen physikochemischen Mechanismus, der die Neutralität der Körperflüssigkeit aufrechtzuerhalten hat, in ihrem Werk niedergelegt, das danach praktisch mehr als 20 Jahre in der Vergessenheit ruhte und erst jetzt wieder ins volle Tageslicht gestellt worden ist.

Trotz dieser Klarheit haben, wie Dr. Stewart bemerkt, viele Kliniker noch immer die größte Mühe, den Begriff der Azidose und Alkalose in der richtigen Weise zu interpretieren.

Bei jeder Beurteilung des Säure-Basen-Gleichgewichtes muß man sich· stets die Gleichung von Henderson-Hasselbalch vor Augen halten, die in ihrer einfachsten Form auf das Verhältnis $^-HCO_3/HHCO_3$ zurückgeht, das sich unter normalen Umständen wie 20:1 verhält. Um dieses Gleichgewicht anschaulicher darstellen zu können, habe ich das Symposium über die Parenteral Fluid Balance 1956 verfolgt. Das Verhältnis $^-HCO_3/HHCO_3$ wird durch eine Waage dargestellt, deren Arme ungleich sind. Das Gewicht an der einen Seite wird von $^-HCO_3$ gebildet, das an der anderen Seite von $HHCO_3$. Der Zeiger läuft an einer unterteilten Skala entlang, auf der die p_H-Werte und das Verhältnis angegeben ist und die von oben nach unten laufen, von p_H 7·8 und dem Verhältnis von 50:1 bis zu p_H 6·8 und dem Verhältnis von 5:1. In der Mitte steht p_H 7·40 und das Verhältnis von 20:1, das vollständig ausgedrückt so aussieht:

$$7·4 = pK + \log \frac{27}{1·35} = 6·1 + \log 20 = 6·1 + 1·3.$$

Diese Werte (p_H 7·40, $^-HCO_3$ = 27 mMol/l und die aufgelöste Menge CO_2 1·35 mMol/l) geben das normale Gleichgewicht an.

Wir wollen ·nun die vier wichtigsten Zustände einer Musterung unterziehen, nämlich die respiratorische Azidose und Alkalose sowie die metabolische Azidose und Alkalose.

1. Die respiratorische Azidose (Abb. 1).

Diese Form treffen wir vor allem in der Chirurgie und der Anästhesie an, wenn die Ventilation oder der Gaswechsel an sich nicht adäquat ist. Wenn der Patient von dem curarisierten Zustand zum normalen Atmungsverhältnis übergehen muß, und der Patient noch nicht die volle Verfügung· über

4

den Gebrauch der Atemmuskeln hat oder durch Schmerzen
verhindert wird, kräftig durchzuatmen, dann ist eine Steigerung des P_{CO_2} als normal anzusehen, mit der Folge, daß
das p_H niedriger wird. Doch sehen wir, daß das p_H nicht zu
niedrig wird, da ein Kompensationsmechanismus mit Hilfe
von freigemachtem HCO_3 wirksam wird. Die Nieren spielen
hierbei mit und halten HCO_3 zurück. In diesem kompensierten Zustand findet man dann auch einen erhöhten $^-HCO_3$-

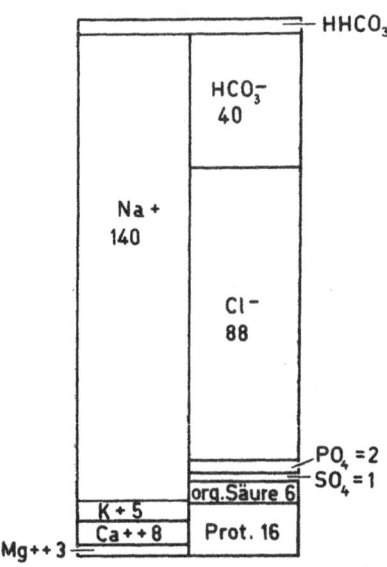

Abb. 1. Respiratorische Azidose. Anstieg des P_{CO_2} mit Bildung
von Bikarbonat durch die vermehrte Rückresorption. Hypochlorämie

Gehalt, gegen den die Chlorionen ausgetauscht werden
müssen.

In dem Ionogramm oder Gamblegramm, nach dem
großen Lehrer auf diesem Gebiet, James G a m b l e, genannt,
werden immer nebeneinander in einer Spalte die totale Menge
Anionen und Kationen abgebildet; 155 mÄ von den einen
halten 155 mÄ der anderen das Gleichgewicht und die
wechselseitigen Verhältnisse im Plasma sind so, daß 27 mÄ
HCO_3, 103 mÄ Cl, 16 mÄ Proteine, 6 mÄ organische Säuren
und etwas Phosphate und Sulfate in Gleichgewicht sind mit
140 mÄ Natrium, 5 mÄ Kalium, 5 mÄ Kalzium und noch
einigen seltenen Metallen. Diese Werte gelten für normales
Serum.

Bei der respiratorischen Azidose hat nun HCO_3 als Kompensation zugenommen, während, wie wir schon sagten, der Chlorgehalt abnimmt.

Die Schlußfolgerung ist, daß bei allen Störungen des Säure-Basen-Gleichgewichtes die wechselseitigen Mengen der Anionen geändert werden. Diese Form kommt u. a. während der offenen Herzchirurgie, ausgeführt unter Hypothermie, vor. Unsere Meinung ist, daß die respiratorische Azidose

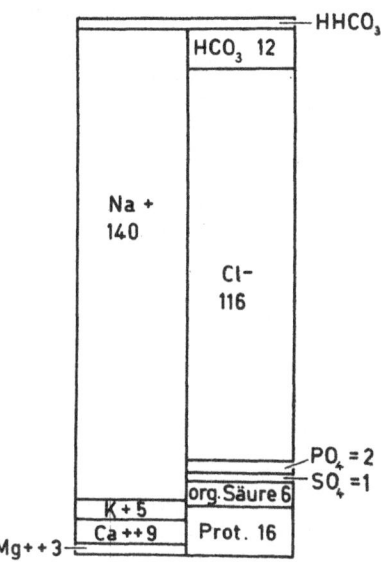

Abb. 2. Respiratorische Alkalose. Absinken des P_{CO_2} Bikarbonatverlust im Harn, mit Erhöhung des Chlorgehaltes

zeitig wegen der Gefahr von Ventrikelfibrillation bekämpft werden muß, wobei überdies das Herz für elektrische Defibrillation weniger empfindlich ist. Seit Ringer ist bekannt, daß die Reizleitung verzögert wird, wenn die Herzen in ein saureres Milieu gebracht werden. Im allgemeinen werden die Zellprozesse im sauren Milieu ungünstig beeinflußt. Eine geringe Verschiebung des p_H nach der alkalischen Seite ist eine Sicherheit und die Reizleitung im Herzen ist hier günstig.

2. Die andere Form von respiratorischen Störungen ist die Alkalose (Abb. 2).

Diese wird durch Hyperventilation verursacht, wenn die Kohlensäure stark eliminiert wird. In der Chirurgie kommt diese Form vor, wenn durch die Steigerung der Atmungsfrequenz CO_2 stärker ausgewaschen wird. Auch ein mechani-

6

scher Respirator holt mehr CO_2 aus dem Blut, selbst bei nicht erhöhter Atemfrequenz. In einer Serie von 350 Beobachtungen sank das P_{CO_2} in Narkose von 40 bis auf 27 mm Hg ±7 mm Hg. Nur bei einem exzessiven Ventilationsrhythmus, wie er ursprünglich bei der Hypothermie verwendet wurde, sind manchmal Werte von 15 mm Hg beobachtet worden. Bei der respiratorischen Alkalose sinkt also P_{CO_2} dadurch wird das p_H steigen. Als Kompensation wird der Bi-

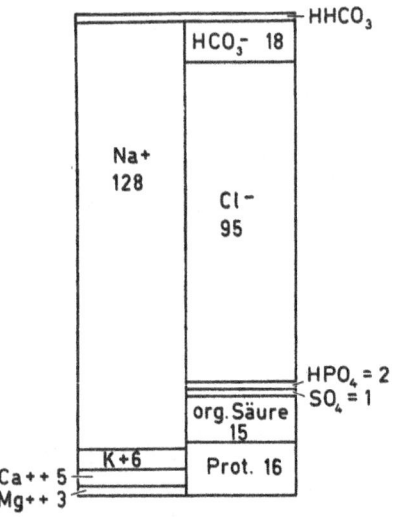

Abb. 3. Metabolische Azidose, Verlust von Bikarbonat und Natrium durch Diarrhoe, mit Anstieg der Säuren

karbonatgehalt ebenfalls durch Rückgang der Resorption in den Tubuli abnehmen. Es erfolgt also Verlust von Bikarbonat in den Urin. Um die Ionenwaage im Gleichgewicht zu halten, muß Chlor retiniert werden, wenn dieser Verlust zu lange anhält.

3. Die metabolische Azidose (Abb. 3).

Diese Form war eine alte Bekannte der inneren Klinik. Als Beispiele sind zu nennen: diabetisches Koma, schwere Diarrhoe, renale Azidose und Hungerzustände.

Während der Operation und Narkose wird diese Form nur unter besonderen Umständen beobachtet. Früher kam sie wohl bei lange dauernder Aethernarkose vor. Diese Azidose wird dadurch verursacht, daß im allgemeinen organische Säuren die Bikarbonat-Ionen wegnehmen. Als Folge davon sinkt das p_H. Als Kompensationsmaßnahme, und zwar außerhalb der Narkose, tritt Abgabe von CO_2 auf, weil die Atmung tiefer wird (Kussmaul-Atmung).

Eine andere metabolische Azidose ist die hyperchlorämische Azidose, die mit Hypokaliämie verbunden ist und bei Ureterosigmoideostomie vorkommt. Der Bikarbonatgehalt sinkt dadurch, weil das Chlor infolge der selektiven Rückresorption aus dem Darm zunimmt. Moderne chirurgische Eingriffe, die durch Hypothermie und extrakorporalen Kreislauf möglich geworden sind, haben die metabolische Azidose wiederum aufleben lassen. Im Beginn der Hypothermie war Ueberproduktion von Milchsäure, als Folge von Frösteln während der Abkühlung und auch bei der Aufwärmung eine Ursache für das Entstehen von metabolischer Azidose. Der Bikarbonatgehalt verringerte sich stark. Wahrscheinlich waren die muskulären Fibrillationen, die nicht mit dem bloßen Auge wahrzunehmen waren, die Ursache, daß die dadurch produzierte Milchsäure eine Menge Bikarbonat band. Die Tatsache, daß nach völliger Ausschaltung jeder Muskelaktivität durch Tubocurarin das p_H ansteigt, weist hier stark darauf hin.

Eine andere sehr wichtige Form von metabolischer Azidose wird bei extrakorporalem Kreislauf beobachtet, und zwar nach dem „bypass". Obwohl dieses Thema eine sehr ausführliche Behandlung erfordert, ist doch eine vorläufige Mitteilung hier angebracht.

Als Ursache ist die Bildung von Milchsäure zu nennen. Wie diese Milchsäure entsteht, können wir noch wenig verstehen, da wir bisher wenig davon wissen, was mit dem Zellmetabolismus geschieht. Während der Perfusion ist es wohl denkbar, daß die Durchströmung von verschiedenen Organen oder Teilen der Peripherie inadäquat ist. Da bei einem kleinen Blutstrom (der „flow" pro Minute) wiederholt beobachtet wurde, daß die Menge Milchsäure zunahm, ist es nicht ausgeschlossen, daß anaerobe Milchsäurebildung die Ursache einer metabolischen Azidose ist. Der Zyklus von Krebs liefert hierfür wohl eine Erklärung.

Auch beim Tierexperiment war ein niedriger „flow" pro Minute fähig, abhängig von Körperoberfläche und Sauerstoffkapazität, den Milchsäuregehalt ansteigen zu lassen.

Tritt nun immer eine metabolische Azidose nach dem „bypass" ein? Kolff bejaht es. Bei unseren Patienten, die mit der Herz-Lungen-Maschine von Crafoord-Senning operiert wurden, haben wir andere Verhältnisse beobachtet:

72 Patienten { 29 Fälle ohne Azidose { 43 Fälle mit Azidose { z. Teil kompensiert 6 / kompensiert . . . . . . 13 / nicht kompensiert 24

Der Körper ist also nach dem „bypass" imstande, bis zu einem p_H von 7˙30 teilweise zu kompensieren oder bis zu einem p_H von 7˙40 bis 7˙50 ganz zu kompensieren.

In den kompensierten Fälle ist therapeutisches Eingreifen nicht nötig, bei den zum Teil kompensierten Fällen selten und in den nicht kompensierten Fällen, den ernsten Fällen, ist es dringend nötig, Bikarbonatlösung von 5⁰/₀ oder $^1/_6$ Molare Natriumlaktat intravenös zu verabreichen. Dieser letzten Stoff gehört zu den stärksten Alkalose produzierenden Agenzien. Für diese Reaktion muß eine gute Sauerstoffsättigung bestehen. Wichtiger ist ein normaler Sauerstoffdruck (P), da die Reaktion folgendermaßen verläuft:

$$Na\,Laktat = Na^+ + C_3H_5O_3^- + 2\,O_2 \rightleftharpoons 2\,\nearrow\!CO_2 + {}^-HCO_3.$$

CO_2 wird durch die Luftwege eliminiert und der Bikarbonatgehalt nimmt zu und bekämpft die Azidose.

Die Menge Bikarbonat, die verabreicht werden muß, ist natürlich von dem Verlust an diesem Ion abhängig.

Senn und Hartmann (1932) haben hierfür eine Formel aufgestellt, in der die Menge in mMol/l direkt proportional ist dem Verlust, dem Körpergewicht (W) und dem Verhältnis der intra- und extrazellulären Flüssigkeit, mit anderen Worten:

$$mMol/L = \frac{60 - Vol\%\ total\ CO_2}{2˙24} . W . 0˙7.$$

In der Praxis beginnen wir bei einer metabolischen Azidose, verbunden mit einem Bikarbonatgehalt von 15 bis 18 mÄ, damit, daß wir 50 ccm Bikarbonatlösung von 5⁰/₀ geben. Bleibt das p_H noch zu niedrig, dann muß eine zweite Dosis verabreicht werden.

In der letzten Entwicklung der offenen Herzchirurgie mit Hilfe des extrakorporalen Kreislaufes wird das Blut von Wärmewechslern (heat-exchangers) noch extra gekühlt, im Gegensatz zur Aufwärmung mit infrarotem Licht, die früher erfolgte. Bei der Zunahme der Dauer des „bypass" besteht die Möglichkeit, daß die zerebrale und koronare Durchströmung nicht immer adäquat ist. Meistens vergißt man die Leber, deren Gewebe besonders empfindlich gegen Anoxie ist. Den Sauerstoff sparenden Effekt der Hypothermie hat man nunmehr zu Hilfe gerufen. Mit dem extrakorporalen Kreislauf ist die Verwendung von sehr niedrigen Temperaturen, jedenfalls unter 20⁰, zur Gewohnheit geworden.

Um eine gute Einsicht in das Anion-Kation-Gleichgewicht zu bekommen, vor allem bei Patienten mit einer Sauerstoffuntersättigung, wird die Berechnung der Puffer-

base als primärer Faktor der metabolischen Azidose angegeben (nicht die Alkalireserve). Die Pufferbase ist abhängig
von den Protein-Anionen, die größtenteils aus Hämoglobin
bestehen. Der Hämatokritwert oder die Sauerstoffkapazität
muß bestimmt werden. Unter normalen Umständen findet
man die Pufferbase, indem man die Menge HCO_3 mit 27 mÄ
vermehrt, oder aber die Pufferbase im Diagramm von Singer
direkt abliest, wie noch näher beschrieben wird.

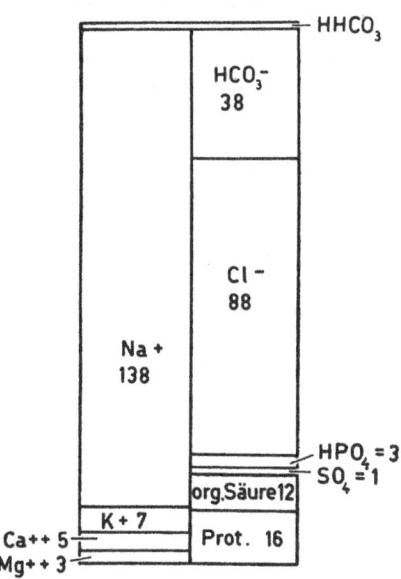

Abb. 4. Metabolische Alkalose. Verlust von Magensaft (Cl und Na),
mit Vermehrung von Bikarbonat und Hypochlorämie

4. Als letzte Form wollen wir die metabolische
Alkalose nennen (Abb. 4).

Diese wird während der Operation oder Narkose nur
selten beobachtet.

In der inneren Klinik kommt diese Alkalose bei über-
mäßigem Erbrechen vor, verbunden mit einem Verlust von
Chlorid mit einer notwendigen Retention von Bikarbonat.

In einem einzigen Fall haben wir dadurch eine metabolische Alkalose hervorgerufen, daß wir zu viel Natriumlaktat gegeben haben. Es betraf einen Patienten, operiert an
einem Aneurysma, dem mehr als 10 l Blut verabreicht worden
waren. Um auf jeden Fall den Urin alkalisch zu halten,
wurde Natriumlaktat gegeben. Eine zu große Menge, die un-

bemerkt intravenös eingelaufen war, ließ den Bikarbonatgehalt bis auf 43 mMol/l mit einem p_H von 7'72 steigen, wobei
der Patient Erscheinungen von Tetanie zeigte, die unter
CO_2-Inhalationen in ein paar Tagen wieder verschwanden.
Als Kompensationsmaßnahme bei metabolischer Alkalose außerhalb der Operation sieht man dann auch das Entstehen von langsamer Atmung, um Kohlensäure zu retinieren.
Neben diesen vier verschiedenen Zuständen kommen
auch noch gemischte Zustände vor. Wenn der Bikarbonatgehalt verhältnismäßig stärker sinkt als der Kohlensäuredruck, dann wird das p_H sinken. Wenn HCO_3 und $HHCO_3$
im selben Maße sinken oder steigen, bleibt das p_H gleich.

**Tab. 1. Gemischte Störungen des Säure-Basen-Gleich-
gewichtes**

HCO_3	P_{CO_2}	pH	Diagnose
↑	↑	=	Kompensatorisches Gleichgewicht
↓	↓	=	Kompensatorisches Gleichgewicht
↑	↑	↑	Partiell kompensierte metabolische Alkalose
↑	↑	↓	Partiell kompensierte respiratorische Azidose
↓	↓	↓	Partiell kompensierte metabolische Azidose
↓	↓	↑	Partiell kompensierte respiratorische Alkalose
=	↑	↓	Respiratorische Azidose
↑	=	↑	Metabolische Alkalose
=	↓	↑	Respiratorische Alkalose
↓	=	↓	Metabolische Azidose
=	=	=	Normal Gleichgewicht

Die Tab. 1 gibt die verschiedenen Möglichkeiten an,
wobei ein längerer oder kürzerer Pfeil das Mehr oder Weniger
anzeigt.

Hieraus ergibt sich, daß verschiedene gemischte Zustände nebeneinander vorkommen können

Um den Zustand der Patienten richtig zu beurteilen, müssen wir den Verlauf des Säure-Basen-Gleichgewichtes kennen. Dieses Gleichgewicht ist immer Aenderungen unterworfen.

· Von dieser Idee ausgehend ist eine dynamische Darstellung des Anion-Kation-Gleichgewichtes stark zu empfehlen; sie bringt den Zustand des Patienten während einer bestimmten Periode (z. B. 24 Stunden oder mehrere Tage) in eine bildliche Darstellung.

Daneben ist die tägliche Natrium- und Kaliumbestimmung zu empfehlen, da viele klinische Zustände zu Störungen bei diesen Elektrolyten führen.

Die Bestimmung der Alkalireserve hat viele Jahrzehnte als die wichtigste Bestimmung gegolten, um Einsicht in das Säure-Basen-Gleichgewicht zu bekommen, d. h. allein bei metabolischen Veränderungen.

Weder das p_H noch die Alkalireserve allein geben uns eine richtige Einsicht in dieses Gleichgewicht. Aus den beiden bestimmten Werten können wir jedoch P_{CO_2} und die Pufferbasen berechnen. In der Praxis ist dafür das Diagramm von Singer und Hastings zu gebrauchen.

Diese graphische Darstellung des Gleichgewichtes ist schon 1948 bis 1951 von beiden Forschern beschrieben, danach aber völlig vergessen worden, bis durch die Verwendung der künstlichen Atmung und der modernen Entwicklung der Anästhesiologie neues Licht darauf fiel.

Viele Jahre war die Bestimmung des p_H im Blut kompliziert und unsicher. Das ist nun völlig anders. Die Unsicherheit der Bestimmung ist jetzt noch stark abhängig von der Art der Blutabnahme. Vernachlässigung der einfachsten Vorschriften führt zu großen Ungenauigkeiten. Das Diagramm verwenden wir in seiner ursprünglichen Form, jedoch durch eine Spalte erweitert, in die die nötigen Angaben geschrieben werden können, wodurch es für verschiedene klinische Abteilungen verwendbar geworden ist.

Die wichtigsten Angaben sind das P_{CO_2} und die totale Menge Pufferbasen, die direkt von dem Diagramm abgelesen werden können. Nomographisches Ablesen bringt eine Ungenauigkeit mit sich, die jedoch für klinische Angaben innerhalb der zulässigen Grenze liegen.

Das Diagramm besteht aus einer Anzahl sich schneidender Linien, die ein bestimmtes p_H und einen bestimmten HCO_3-Gehalt darstellen, über einem Kreuz aus zwei Streifen. Der horizontale Streifen stellt die respiratorische Alkalose und Azidose dar. Das Zentrum der sich kreuzenden Streifen ist das Gebiet der normalen Werte. Die

normalen Grenzen des Kohlensäuredruckes im Blut sind
35 bis 45 mm Hg. Das P_{CO_2} ist der primäre Faktor bei den
respiratorischen Störungen. Der vertikale Streifen stellt
die metabolischen Veränderungen dar. Die Pufferbase ist der
primäre Faktor bei den metabolischen Störungen, ausgedrückt in mÄ/l.

Die Pufferbase ist der Summe der Pufferbase (HCO_3
und Proteinionen) äquivalent und ist ein genaueres Maß
für die totale Alkalireserve. Hierdurch bekommt die Alkalireserve auch eine ganz andere Bedeutung. Im Ionogramm
nehmen die Chloranionen 100 mÄ der Kationen in Anspruch,
die übrigbleibenden ±50 mÄ bilden die Pufferbase, die
27 mÄ HCO_3^- und 23 mÄ Protein äquivalent ist. Die Grenzen
der normalen Pufferbase sind 46 bis 52 mÄ/l bei Erwachsenen
und 45 mÄ/l bei Kindern.

Um das Diagramm verwenden zu können, müssen p_H
und HCO_3 bekannt sein und eigentlich auch die Sauerstoffsättigung und der Hämatokritwert.

Da die Pufferbase mit dem HCO_3 und der Eiweißfraktion im Gleichgewicht ist, ist es verständlich, daß, wenn die
Eiweißfraktion die negative Ladung verändert, dies einen Einfluß auf die Pufferbase haben muß.

Die wichtigste Eiweißfraktion ist das Hämoglobin. Oxy-
hämoglobin ist 70mal so sauer wie Hämoglobin, daher ist es
notwendig, die Sättigung oder den Hämatokritwert für eventuelle Korrekturen zu kennen.

Wenn das p_H und das totale CO_2 bestimmt sind, werden
diese Werte auf zwei sich schneidenden Linien liegen. Der
Schnittpunkt dieser Linien stellt das Säure-Basen-Gleichgewicht zu einem bestimmten Moment dar. Das P_{CO_2} und die
Pufferbase sind dann ohne Mühe auf den beiden Streifen
abzulesen.

Dadurch, daß man diese Punkte von verschiedenen
Bestimmungen während einer Operation oder während einer
Reihe von Tagen verbindet, entsteht eine Linie, die wir
„Säure-Basen-Vektor" genannt haben. Der Verlauf dieses
Vektors bringt also das Säure-Basen-Gleichgewicht zur Darstellung. Wenn wir nun von jedem Punkt dieser Linie
lotrechte Linien zu den beiden Streifen ziehen, dann ist P_{CO_2}
auf dem horizontalen und B_B^+ auf dem vertikalen Streifen
abzulesen. Hierdurch bekommen wir ein dynamisches Bild
von dem genannten Gleichgewicht.

Wenn sich im Verlauf einer Operation ergibt, daß sich
der Vektor immer mehr vom Zentrum entfernt, dann ist das
ein ungünstiges Zeichen; kehrt er nach dem Zentrum zurück,
dann kommt der Patient wieder in ein normales Säure-Basen-
Gleichgewicht.

Mit einigen Beispielen wollen wir nun die Verwendung des Diagramms verdeutlichen.

Die Verwendung der postoperativen Tracheotomie geschieht nicht allein um das Absaugen der tracheobronchialen Sekrete möglich zu machen, sondern auch um der Kohlensäureanhäufung Einhalt zu gebieten. Die Verkleinerung des toten Raumes durch die Tracheotomie führt oft zur Wiederherstellung des Anion-Kation-Gleichgewichtes. Durch Verkleinerung des toten Raumes wird die alveolare Ventilation besser, was durch die Formel verdeutlicht wird:

$$\dot{V}A = (TA - DS) . Frequency.$$

(Alveolare Ventilation pro Minute =
= (Atemvolumen — Totraum) × Atemfrequenz).

Wenn der Vektor sich vom Zentrum entfernt, dann wird der Zustand immer schlechter. In einem solchen Falle war ein Patient, als P_{CO_2} 93 mm Hg erreicht hatte, sehr dösig. In diesem Moment wurde die Tracheotomie vorgenommen nach der eine Wiederherstellung des Anion-Kation-Gleichgewichtes eintrat. Nach und nach sank dann das P_{CO_2}.

Der folgende Fall (Abb. 5) demonstriert den Verlauf eines Gleichgewichtes während der Observation eines Patienten, der an Emphysema pulmonum litt. Vor der Aufnahme wurden regelmäßig Anfälle von Beklemmung wahrgenommen. Mit einer leichten Hyperventilation hielt der Patient seine Blut-Sauerstoff-Sättigung auf normalem Niveau, wusch dabei aber sein CO_2 ordentlich aus. Nach einem leichten Bronchusinfekt war es nicht mehr möglich, der Hyperkapnie Einhalt zu tun und es entstand eine Kohlensäureintoxikation, verbunden mit Anfällen von Bewußtlosigkeit. Der Patient wurde in schlechtem Zustand aufgenommen. Die Menge Bronchialsekret war hinterher sehr klein, doch war die Diffusion so gestört, daß Hypoxie und Hyperkapnie entstanden war.

Unruhe, wechselnde Blutdrucksteigerung, zunehmende Apathie führten zu dem Entschluß zur Tracheotomie überzugehen. Ehe dies getan wurde, wurde der Patient intubiert und manuell beatmet, wodurch das Bewußtsein wieder zurückkehrte.

Nach der Tracheotomie sank wohl das P_{O_2} doch blieb es noch zu hoch. Unter dem Einfluß von Antibiotika heilte der Bronchusinfekt im Laufe von einigen Tagen aus, während das P_{CO_2} bis zum beinahe normalen Wert zurückkehrte. Die Diagnose muß hier lauten: Zum Teil kompensierte respiratorische Azidose bei einer partiellen Insuffizienz infolge eines Emphysema pulmonum.

Zum Schluß wollen wir zusammenfassen, für welche

14

Operationen und Behandlungen die Verwendung des Diagramms von Singer und Hastings nötig ist:

1. für alle Patienten, die beatmet werden müssen, sei es nach einer Operation, sei es durch Krankheit (Poliomyelitis, Tetanus, Emphysema pulmonum, Asthma, Silikose usw.):

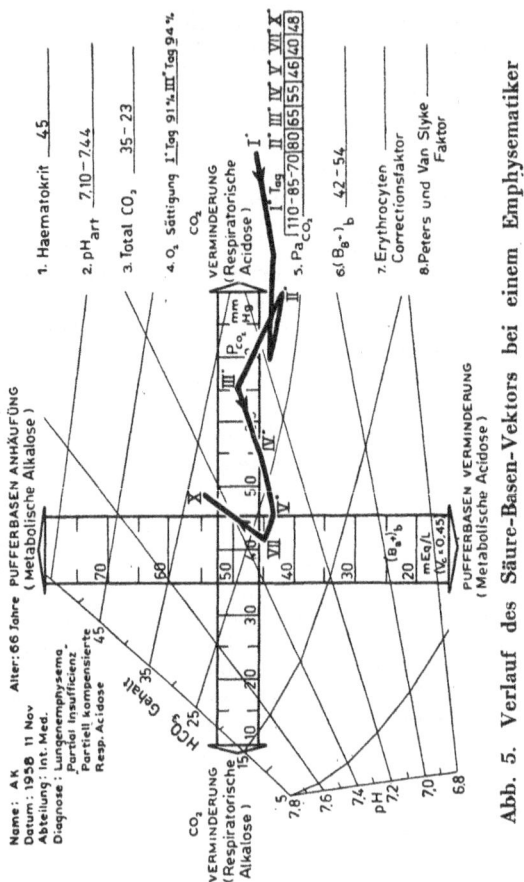

Abb. 5. Verlauf des Säure-Basen-Vektors bei einem Emphysematiker

2. bei Störungen auf endokrinologischem Gebiet (Tumor der Nebennierenrinde);

3. bei der kardialen Chirurgie unter Hypothermie oder mit Hilfe des extrakorporalen Kreislaufes und wenn nötig in der postoperativen Phase zur Entlastung der Zirkulation;

4. bei allen Störungen des Wasserhaushaltes und der Elektrolyte (K-Depletion).

Das Studium der Störungen im Anion-Kation-Gleichgewicht ist für die Chirurgie, die innere Medizin und die
Anästhesiologie in zunehmendem Maße von Wichtigkeit. Praktisch beruht unsere ganze Kenntnis auf den grundlegenden
Arbeiten von Peters und Van Slyke, denen wir hierfür
einen Ehrensalut darbringen möchten.

Literatur: Boeré, L. A.: La Trachéotomie post-opéra-
toire. Presse méd., 67 (1959), S. 1. — Brönsted, J. N.: Rec.
Trav. Chem., 42 (1923), S. 718. — Ellison, R. G.: Ann. Surg.,
141 (1955), S. 3. — Gamble, J.: Chemical Anatomy, Physiology
and Pathology of Extracellular Fluid, Harvard. 1949. — Holaday, D. A. und Papper, E. M.: Bull. N. Y. Acad. Med., 28
(1952), S. 543. — Maier, H. C.: Ann. Surg., 134 (1951), S. 653. —
Senn und Hartmann: J. clin. Invest., 11 (1932), S. 37. —
Singer, R. B.: Amer. J. med. Sci., 221 (1951). — Singer,
R. B. und Hastings, A. B.: Medicine (1948), S. 248. — Stewart,
C. P.: Genootschap ter bevordering van de Natuur-, Genees- en
Heelkunde, Holland. (2 October 1957). — Van Slyke: Quanti-
tative Clin. Chem. Interpretations (1932).

Aus dem Physiologischen Institut der Universität Wien
(Vorstand: Prof. Dr. G. Schubert)

Der Eiweißhaushalt und seine Beziehung zum Wasser- und Elektrolythaushalt

Von W. Auerswald

Der Eiweißhaushalt wie auch der Wasser- und Elektrolythaushalt des Organismus lassen sich einerseits in Bilanzversuchen erfassen, anderseits manifestieren sie sich — sozusagen in einer Momentaufnahme betrachtet — als Gleichgewichtszustände. Diese Gleichgewichtszustände werden als „dynamische Gleichgewichtszustände" bezeichnet, da sie durch ein ständiges Wechselspiel von Auf- und Abbau, bzw. Zu- und Abfuhr der beteiligten Substanzen, das entsprechend den jeweiligen Lebenserfordernissen empfindlich einreguliert wird, aufrechterhalten werden.

Die Beziehung zwischen dem Eiweißhaushalt und dem Wasser-Elektrolythaushalt kann vor einer differenzierteren Betrachtung vorerst als eine zwangsläufig topische Beziehung erfaßt werden. Geht man — wie in vorliegendem Referat — vom Eiweißhaushalt und dem „dynamischen Proteingleichgewicht" aus, dann ergibt sich die Tatsache, daß die Faktoren des Proteingleichgewichtes sich weitgehend in gelöstem Zustand innerhalb der Flüssigkeitsräume des Körpers befinden und dort ihre Veränderungen im Sinne von Auf- und Abbau erfahren, wobei diese Prozesse durch die anwesenden Elektrolyte beeinflußt werden. Anderseits liegen die Verhältnisse auch so, daß die Anwesenheit der Eiweißkörper und ihrer Bestandteile in den Körperflüssigkeiten auf den Haushalt und die Verteilung der Flüssigkeit nicht ohne Wirkung bleiben kann.

In Anbetracht der erwähnten engen örtlichen Verflechtung der Protein- und Flüssigkeitshaushalte ist es zweckmäßig vorerst die Flüssigkeitsräume des Organismus abzugrenzen. Diese sogenannten Kompartments sind einerseits
das intravaskulare oder Plasmakompartment, welches ein
mechanisch bewegtes System umfaßt, anderseits diejenigen
Abteilungen, welche sich in geringer mechanischer Bewegung
oder in fixiertem Zustand befinden, nämlich das extravaskular extrazelluläre Flüssigkeitskompartment (interstitielle Flüssigkeit) und das intrazelluläre Kompartment.
Schließlich werden von manchen Autoren noch besondere
extravasale Kompartments, die „transzellulären Flüssigkeiten" definiert; hierzu wären der Liquor cerebrospinalis,
Flüssigkeit im Pleural- und Peritonealraum, Kammerwasser
und Gelenksflüssigkeiten zu zählen. Die Größe der einzelnen
Flüssigkeitsräume — bezogen auf 70 kg Körpergewicht —
wird mit etwa 3 l für das Plasmakompartment, 14 l für das
extravasal-extrazelluläre Kompartment und 40 l für das
intrazelluläre Kompartment angegeben. Es ist dabei zu
berücksichtigen, daß die Flüssigkeitsverteilung im Verlaufe
des Lebens eine fortschreitende Aenderung erfährt, wobei
sich der Gesamtwasseranteil am Körpergewicht von fast
80% beim Säugling bis auf 60% beim Erwachsenen vermindert und der Anteil der interstitiellen Flüssigkeit relativ
stärker abnimmt als die zellgebundene Flüssigkeit[1].

Mit der Besprechung der Flüssigkeitskompartments ergibt sich zwangsläufig die Erörterung der Kompartmentgrenzen oder der Barrieren, welche die Flüssigkeitsräume
gegeneinander abgrenzen, sowie ihrer Funktionen. Zwischen
dem Gefäß — und dem extravasalen Kompartment liegt
die Gefäßwand, die für weite Gefäßbezirke nämlich arterielles, präkapillares und venöses Stromgebiet als eine
impermeable Trennungswand aufzufassen ist, während im
Bereich der Kapillaren diese Gefäßwand als Ort der
Kommunikation zwischen den Kompartments in Frage
kommt. Die Möglichkeiten des Austausches ergeben sich
einerseits aus den Eigenschaften der Kapillarwand, anderseits aus denjenigen der auszutauschenden Substanzen. Die
Kapillarwand besteht aus den strukturellen Wandelementen
und mehr oder weniger großen Lücken, sowie Dehiszenzen
zwischen diesen, welche als Poren (mit Durchmessern bis
90 Å) und als „leaks" (mit Durchmessern bis 350 Å) bezeichnet werden. In den Körperflüssigkeiten gelöste Ionen
niederen Molekulargewichtes vermögen zwischen den Kompartments durch Diffusion ausgetauscht zu werden, wobei
sowohl freie Diffusion durch die Poren und „leaks" hindurch, wie auch Diffusion durch die Wandstrukturelemente
hindurch beteiligt sind[2]. Anders liegen die Verhältnisse bei

höhermolekularen gelösten Substanzen, bei denen ein Austausch durch Diffusion nicht mehr möglich ist. Hier kommt es lediglich zu einer Permeation durch die Poren und Lücken der Kapillarwand hindurch. Das Ausmaß dieser Permeation wird dabei durch 2 Faktoren bestimmt. Einerseits begrenzt der Porendurchmesser im Verhältnis zur Molekülgestalt den Durchtritt von Makromolekülen, anderseits werden sogenannte „surface interactions", d. h. die chemischen Wechselbeziehungen zwischen den Oberflächeneigenschaften der die Poren bildenden Strukturelemente und der für den Durchtritt in Frage kommenden Moleküle als weitere die Permeation limitierende Faktoren in Erscheinung treten, wie dies besonders für die Permeation von Lipoproteinen gezeigt werden konnte[3].

Anders als bei der Barriere zwischen dem Gefäß- und extravasalen Extrazellulärkompartment ergibt sich die Austauschmöglichkeit an den Zellgrenzen, die das intrazelluläre Kompartment von der Interstitialflüssigkeit scheiden. Auch hier besteht die Möglichkeit des Austausches niedermolekularer Substanzen durch die Zellgrenze hindurch. Hinsichtlich höhermolekularer Bestandteile ist es aber nicht zulässig eine Analogie zur molekularen Siebung an der Kapillargrenze herzustellen. Grundsätzlich kann makromolekulares Material aus dem Zellinneren im Interstitialflüssigkeitskompartment erscheinen und auch umgekehrt. Dafür sprechen die Untersuchungen über das Auftreten von Proteinen im Nährmedium von Zellkulturen[4], die für die Synthese bestimmter Plasmaproteine differenziert sind, sowie die Studien über die Aufnahme von antigenem Material in das Zellinnere[5]. Bei einem derartigen Uebertritt von Makromolekülen dürfte es sich aber nicht um eine Permeation im strengen Sinne, sondern um Materialverschiebungen handeln, die den Vorgängen der Sekretion, bzw. der Phagozytose nahestehen; solche Vorgänge werden sicher durch Faktoren bestimmt, die über die Einflüsse von Druck-, Konzentrationsgradienten und besonderen Oberflächeneigenschaften hinausgehen, wie sie für die Permeation an der Kapillarbarriere maßgeblich sind. Entsprechend den erwähnten Eigenschaften der Kompartmentgrenzen muß angenommen werden, daß — abgesehen von den intrazellulär gelegenen Zellbestandteilen von Eiweißcharakter, die ortsgebunden am Proteinstoffwechsel teilnehmen — die mobilen Eiweißkörper, sobald sie einmal ihre Bildungsstätte verlassen haben, je nach ihren Moleküleigenschaften mehr oder minder leicht zwischen dem vasalen und extravasal-extrazellulären Flüssigkeitskompartment permeieren. Da die Barriere der Kapillarwand aber jedenfalls einen ungehinderten Uebertritt aus dem Gefäßsystem in den extravasalen Raum nicht zu-

läßt, erscheinen die Plasmaeiweißkörper in der Extravasal-
flüssigkeit — gegenüber dem Plasma — in verminderter
Konzentration und verschobener Verteilung. Die Bedingungen für eine Rückleitung in das Gefäßsystem scheinen
dabei denjenigen für den Austritt aus diesem zu entsprechen,
wie aus den konstanten Konzentrationsverhältnissen in den
Kompartments hervorgeht.

Der von W h i p p l e geprägte Begriff des „dynamischen Proteingleichgewichtes" soll zum Ausdruck bringen,
daß die manifesten Proteinkonzentrationsverhältnisse das
Ergebnis eines Regulationsmechanismus sind, bei dem die
Syntheserate mit der Abbaurate so übereinstimmt, daß das
in den Körperflüssigkeiten gelöste Eiweißquantum — der
sogenannte „Eiweißpool" — konstant gehalten wird[6]. Eine
charakteristische Größe in diesem dynamischen Gleichgewicht ist dabei die Lebensdauer des Eiweißmoleküls, die
aus praktischen Gründen meist als Halbwertzeit definiert
wird. Unter Halbwertzeit versteht man dabei jene Zeit, in
der die Menge eines markierten Eiweißkörpers in den
Körperflüssigkeiten auf die Hälfte abgenommen hat. Solche
Daten lassen sich ermitteln, wenn man radioaktiv markierte
Eiweißkörper in den Organismus einbringt und die Abnahme
der Aktivität als Funktion der Zeit bestimmt; die Absolut-
menge des markierten Proteins kann dann aus dessen Konzentration in den Flüssigkeitskompartments und aus den
jeweiligen Kompartmentvolumina berechnet werden.

So einfach das Konzept des „dynamischen Proteingleichgewichtes" zuerst erscheinen mag, so handelt es sich
dennoch um ein außerordentlich kompliziertes Nebeneinander und Miteinander von zahlreichen „dynamischen
Gleichgewichten". Man muß annehmen, daß für jede
einzelne Proteinfraktion eine eigene Gleichgewichtsbedin-
gung besteht, die ihre besondere Auf- und Abbaurate, ihre
eigene Halbwertzeit und ihre besondere Poolgröße besitzt.
Unter Proteinfraktion darf man bei dieser Ueberlegung
nicht in erster Linie eine physiko-chemisch definierbare
Molekülart verstehen, sondern eine Art von Eiweiß-
molekülen, die von einem bestimmten Zelltypus syntheti-
siert wird und für deren Auf- und Abbau ein spezifisches
enzymatisches System vorliegt. Die physiko-chemisch, also
z. B. mittels Elektrophorese differenzierbaren Proteinfraktionen müssen nicht unbedingt mit Proteinfraktionen in dem
erwähnten biologischen Sinne übereinstimmen. Es ist sehr
wahrscheinlich, daß es weit mehr individuelle Protein-
gleichgewichte gibt, als etwa auf Grund der elektrophoreti-
schen Beweglichkeit, der Sedimentationskonstante oder der
Trennung mittels immunologischer Methoden bisher angenommen werden kann.

5

Die im Zusammenhang mit dem Wasser- und Elektrolythaushalt bedeutsamste Eiweißfraktion ist die Albuminfraktion. Sie dominiert mengenmäßig, da allein im Plasmakompartment etwa 100 g zirkulieren, mit denen etwa eine
gleichgroße Menge im ständigen Austausch steht, welche sich
im extravasal-extrazellulären Kompartment befindet. Dieses
Protein ist verhältnismäßig stabil mit einer Halbwertzeit
von etwa 27 Tagen[7]. Der Albuminpool steht zwischen der
kontinuierlichen Aufbauleistung der Leberzellen und dem
auf gleiche Geschwindigkeit eingestellten Abbau dieser
Molekülart. Untersuchungen an Leberstückchen von Hühn-
chen, die in einem Gemisch radioaktiv markierter Aminosäuren inkubiert wurden, ergaben eine Syntheserate von etwa
0'1 mg markiertem Albumin pro Gramm Leber und Stunde,
was größenordnungsmäßig mit den dynamischen Gleich-
gewichtsverhältnissen der Albuminfraktion beim Menschen
übereinstimmt[8]. Das Albuminmolekül weist eine Reihe von
Eigenschaften auf, die es befähigen, die Füllung des Gefäß-
kompartments mit Flüssigkeit sicherzustellen. Das Albuminmolekül weist mit etwa 70.000 das niedrigste Molekulargewicht unter den Plasmaproteinen auf. Die besonderen
Oberflächeneigenschaften zusammen mit dem vorerwähnten
Umstand bedingen die kolloid-osmotische Wirksamkeit der
Albuminfraktion[9]. Die bei dem pH des Blutes relativ hohe
negative Ladung der Albuminmoleküle sowie die wegen des
niedrigen Molekulargewichtes große Gesamtoberfläche der
Albuminfraktion ermöglichen die Bindung bedeutender
Wassermengen; die im Plasma befindlichen 100 g Albumin
— etwa 55% der Gesamtplasmaproteine — repräsentieren
etwa 80% der wasserbindenden Kapazität des Blutes. In
vitro Versuche zeigten, daß 1 g reinen Albumins 18 ml
Wasser zu binden vermögen und in vivo vermag die Injektion von 1 g Albumin eine Zunahme des Plasmavolumens
ähnlichen Umfangs auszulösen. In diesem Falle bewirkt die
artifizielle Erhöhung der Albuminkonzentration im Gefäßkompartment eine Verschiebung von Wasser aus dem extravasalen Kompartment in die Blutbahn. Die unter physiologischen Verhältnissen zäh aufrechterhaltene Poolgröße der
Albuminfraktion und ihre durch die Barriereeigenschaften
der Grenze zwischen Plasma- und extravasalem Kompartment eingestellte Verteilung zwischen den beiden Flüssigkeitsräumen ist einer der stabilisierenden Faktoren für die
Flüssigkeitsverteilung im Organismus. Die hohe Albuminkonzentration im Gefäßkompartment wird im Interesse einer
Aufrechterhaltung der Kreislauffunktion bewirken, daß sich
die Effekte einer Wasserverarmung des Organismus in erster
Linie auf das extravasale Flüssigkeitskompartment auswirken. Anderseits wird es im Falle von akutem Blutverlust

zur Bekämpfung der Schocksymptome vor allem darauf an-
kommen, möglichst rasch den Verlust des Albumins kolloid-
osmotisch äquivalent zu ersetzen[10].
  Die hohen Konzentrationsunterschiede der gelösten
Eiweißkörper, insbesondere des Albumins, zwischen den
Flüssigkeitskompartments haben auch eine Auswirkung auf
die Verteilung diffusibler Ionen zwischen Plasma und Extra-
vasalkompartment. Die Tatsache, daß die Eiweißmoleküle
am freien Durchtritt durch die Membranen behindert sind,
während diese Behinderung für die Elektrolytionen nicht
vorliegt, bedingt eine asymmetrische Verteilung der diffu-
siblen Ionen — als Donnan-Gleichgewicht bezeichnet — mit
einem ansteigenden Konzentrationsgradienten in Richtung
des extravasalen Flüssigkeitskompartments.
  Die früher erwähnten Oberflächeneigenschaften des
Albuminmoleküls befähigen es auch zur Bindung von Substanzen verschiedenster Eigenschaften. Es konnte — was in
dem Zusammenhang dieses Referates nicht von Interesse
ist — ein hervorragendes Bindungsvermögen für basische
und saure Farbstoffe, Anionen und Fettsäuren, azetylierte
Aminosäuren, Vitamine, Antibiotika und andere mehr nachgewiesen werden[11]. Aber auch wichtige Ionen werden an
die Albuminfraktion gebunden. So konnten für Jod Bin-
dungsmaxima im Bereich der Albumin- und der α-Globulin-
fraktionen nachgewiesen werden, was für eine Transport-
bzw. mobile Speicherfunktion bestimmter Plasmaproteine
für dieses wichtige Ion spricht.
  Die für die Albuminfraktion beschriebenen Funktionen
im Zusammenhang mit der Stabilisierung der Flüssigkeitskompartments können — wenn auch in geringerem Umfang,
da die Molekulargewichte höher und die Oberflächeneigenschaften verschieden sind — auch für die Globulinfraktion
angenommen werden.
  Soferne Zusammenhänge mit dem Flüssigkeits- und
Mineralstoffwechsel in Frage stehen, sind einige Fraktionen
des α- und β-Globulinbereiches von besonderem Interesse,
da sie eine elektive Bindungsfähigkeit bestimmter Metallionen besitzen. Es konnte nachgewiesen werden, daß ein
α-Globulin mit dem Molekulargewicht 151.000 den überwiegenden Teil des Serumkupfers gebunden hält[12]. Dieses
kupferbindende blaugefärbte Globulin, das sogenannte
Caeruloplasmin, weist eine enzymartige Wirkung auf. Es
katalysiert die Oxydation von p-Phenylen-diamin und von
Ascorbinsäure, was mit dem Gehalt von wahrscheinlich
8 Kupferatomen pro Molekül Caeruloplasmin zuasmmen-
hängen dürfte[13]. Caeruloplasmin ist im Serum der
Schwangeren besonders vermehrt. Neben der Bindung
von Kupfer an ein Globulin des α-Mobilitätsbereiches

werden geringe Kupfermengen auch in der β-Globulinfraktion gefunden. Auch Zinkionen werden im Plasma an Globuline des α-β-Bereiches gebunden gefunden, die bei neutralem pH verhältnismäßig fest an den Globulinträger fixiert sind. Aus der Tatsache dieser festen Bindung, die sich deutlich von der viel lockeren Koppelung von Zinkionen an Protein in vitro unterscheidet[14], wird auf das Vorliegen eines spezifischen Zinkproteins im Plasma geschlossen, wobei genauere Vorstellungen über dessen Funktion fehlen. Ein Protein, das ziemlich überzeugend mit spezifischen Transportfähigkeiten in Zusammenhang gebracht wurde, ist das eisenbindende Globulin Transferrin. Dieser Eiweiß-körper ist elektrophoretisch ein β_1-Globulin und macht ein Drittel dieser Fraktion aus[15]. Die Wasserlöslichkeit wird entscheidend durch die Anwesenheit von Eisen im Molekül verbessert. Das Molekulargewicht beträgt 90.000. Die Bindungskapazität für Eisen in vivo ist meist nur zu einem Drittel ausgenützt.

Aufschlußreich für das Ineinandergreifen des Protein-haushaltes mit dem Säure-Basenhaushalt ist das Verhalten der Plasmaproteine gegenüber dem Kalziumion. Die Plasma-proteine besitzen als Anionen vorwiegend COO-Gruppen, die eine hervorragende Wirkung beim Entionisierungsprozeß des plasmatischen Kalziums spielen[16]. Kommt es z. B. — wie bei Hyperventilation — zur Alkalose, dann tritt eine Verminderung der H-Ionen mit gleichzeitiger Vermehrung der Na-Ionen ein. Es entstehen freie COO-Gruppen an den Plasmaproteinen, die ihrerseits Ca-Ionen binden können. Ohne daß eine Verminderung des Gesamtplasmakalziums nachweisbar wäre, kommt es zu einer Abnahme des ionisierten Kalziums und die eiweißgebundene Fraktion des Kalziums wird vermehrt. Als Folge einer solchen hypokapnischen Alkalose können die Symptome der Tetanie auftreten.

Bei dieser Gelegenheit ist es vielleicht auch angebracht, Ueberlegungen über die Rolle des Kalziumions in Beziehung zu Makromolekülen anzustellen. Es ist aus der technischen Chemie bekannt, daß Makromoleküle durch Vermittlung von Kalzium zu sogenannten „Uebermolekülen" verkettet werden[17]. Wenn man die Rolle des Kalziums im Mechanismus der Blutgerinnung betrachtet, dann ergibt sich die Möglichkeit neuer Aspekte der Aktivierung des Prothrombins. Es könnte sein, daß Kalziumionen durch Bildung von Brük-ken zwischen den freien COO-Gruppen des Thromboplastin und des Prothrombin ein „Uebermolekül" bilden und auf diese Weise erst die Abspaltung des aktiven Thrombins ermöglichen[18]. Die Vorstellung von der Bildung von „Uebermolekülen" kann aber auch von Nutzen sein, wenn man eine Brücke

8

zwischen dem Mineralhaushalt und dem Haushalt organischer makromolekularer Substanzen für den Bereich des Skelettsystems herstellen will. Die Knochen sind nicht nur ein Kalziumreservoir, sondern erfüllen vor allem auch strukturelle Funktionen. Wenn aber Strukturen im Bereich des Organischen vorliegen, handelt es sich zwangsläufig um die Beteiligung von Makromolekülen. Die schulmäßigen Vorstellungen vom Knochengerüst gehen an diesen Tatsachen vielfach noch vorbei[19]. So meinte man bis vor kurzem noch, Kalziumphosphat sei als anorganisches Salz im Knochen deponiert, obwohl die schlechte Gewebsverträglichkeit dieses Salzes bekannt ist. Es scheint aber so zu sein, daß z. B. das Trikalziumphosphat als Hauptbestandteil der anorganischen Knochensubstanz mit einem organischen Molekül verbunden ist und so den Charakter einer metallorganischen Verbindung aufweist[20]. Bei dem so gebildeten polymeren Makromolekül ist es verständlich, daß die Seitengruppen dem Molekül die spezifischen Eigenschaften verleihen, es also auf den ersten Blick als Kalziumphosphat erscheinen lassen.

Nach Erwähnung der Zusammenhänge zwischen dem Mineralhaushalt — das Kalziumion betreffend — und bestimmten Proteinen des Gerinnungssystems ist es angebracht, kurz auf die Fibrinogenfraktion der Plasmaproteine einzugehen. Insoferne das Fibrinogen die Grundlage des Selbstversiegelungssystems des Kreislaufes bildet, ist es — sozusagen prophylaktisch — ein Faktor im Rahmen des Flüssigkeitshaushaltes, da es den Organismus vor Flüssigkeitsverlust bei Verletzung des Gefäßsystems schützt. Der Fibrinogenpool umfaßt etwa 8 g und weist mit etwa 4 Tagen eine außerordentlich kurze Halbwertszeit auf. Man könnte sich vorstellen, daß die für den Abbau verantwortlichen Enzymsysteme so eingestellt sind, daß ein genügend rascher Abbau des Fibrinogens erfolgt, um die Zirkulation weniger lösungsstabilen Fibrinogens zu vermeiden. Es könnte aber auch so sein, daß ständig Spuren von Fibrinogen zu Fibrin umgewandelt werden, die ihrerseits von den Enzymen des fibrinolytischen Systems eliminiert werden. Jedenfalls ist die kurze Halbwertzeit im Zusammenhang mit der Notwendigkeit einer stets gesicherten hohen Reaktionsbereitschaft dieser Proteinfraktion bemerkenswert.

Wie schon eingangs dargelegt wurde, ist die Beziehung zwischen Eiweiß- und Wasser-Elektrolyt-Haushalt grundsätzlich durch die gemeinsamen Flüssigkeitsräume gegeben, in denen sich die verschiedenen dynamischen Gleichgewichte einstellen. Darüber hinaus ist insbesondere die wasserbindende Funktion bestimmter Plasmaeiweißkörper näher studiert worden und es bestehen einige Anhaltspunkte für

Wechselwirkungen zwischen Eiweißkörpern und Ionen. Die
weitere Entwicklung der Biochemie der Körpereiweiße, insbesondere Untersuchungen über die enzymatische Einstellung
der Poolgrößen der funktionell wichtigen Proteine lassen
eine Vertiefung der Einblicke in die Wechselbeziehungen
zwischen Eiweißstoffwechsel und Flüssigkeitshaushalt erwarten.

Literatur: [1] Schwab, M. und Kühns, K.: Die
Störungen des Wasser- und Elektrolytstoffwechsels, Springer-
Verlag 1959. — [2] Pappenheimer, J. R.: Physiol Rev., 33
(1953), S. 387; Amer. J. Physiol., 167 (1951), S. 13. — [3] Auerswald, W., Doleschel, W. und Reinhardt, F.: Klin.
Wschr., 36 (1958), S. 941; Doleschel, W., Reinhardt, F.
und Auerswald, W.: Wiener Zeitschrift für innere Medizin,
40 (1959), S. 130. — [4] Peters, T. und Anfinsen, C. B.:
J. biol. Chem., 186 (1950), S. 805. — [5] Haurowitz, F.
und Crampton, C. F.: J. Immunel, 68 (1951), S. 73. —
[6] Tarver, H.: Protein Turnover. The Proteins (1954), II. B
S. 1199. — [7] Hughes, W. L.: The Proteins of Blood Plasma.
The Proteins (1954), II. B S. 677. — [8] Peters, T.: J. biol.
Chem.. 200 (1953), S. 461. — [9] Edsall, J. T.: The Size,
Shape and Hydration of Protein Molecules. The Proteins, I B.
S. 549. — [10] Auerswald, W. und Doleschel, W.: Er-
gebnisse der Bluttransfusionsforschung IV. Bibliotheca Häma-
tologica, 9 (1959), S. 61. — [11] Bennhold, H. und Mitarbeiter:
Dtsch. med. Wschr. (1950), S. 11. — [12] Goldstein, A.: J.
Pharmacol., 95 (1949), S. 102; Holmberg, C. G. und Laurell,
C. B.: Acta Chem. scand., 1 (1947), S. 944. — [13] Holmberg,
C. G. und Laurell, C. B.: Acta Chem. scand., 5 (1951), S. 476,
921. — [14] Hughes, W. L.: Zit. nach The Proteins (1954), II B
(1954). — [15] Laurell, C. B. und Ingelman, B.: Acta Chem.
Chem. scand., 1 (1947), S. 770. — [16] Lenggenhager, K.:
Schw. Med. Wschr., 81 (1951), S. 548 und 568. — [17] Henglein,
F. A.: Die makromolekulore Chemie. Staudinger Festband, Basel:
Verlag Wepf & Co. 1951, Bd. VI. — [18] Brönnimann, R.:
Das Riedenmolekül. Bern und Stuttgart: Verlag Hans Huber.
1958. — [19] Policard, A. und Roche, J.: Ann. Physiol., 13
(1937), S. 645. — [20] Dallemagne, L.: Thése Agr. Enseign
Sup. (Liége) 1943.

Aus dem Pharmakologischen Institut
der Universität Wien

Pharmakologische Grundlagen
der Behandlung von Störungen des Wasser-
und Elektrolythaushaltes

Von F. Brücke

Bei sehr hoher Umgebungstemperatur bzw. bei starkem Schwitzen wird die Haut zum wichtigsten Organ der Regelung des Wasser- und Elektrolythaushaltes und ebenso spielt bei erheblichen Durchfällen bzw. bei starkem Erbrechen der Magen-Darmtrakt in dieser Beziehung die Hauptrolle. Aber normalerweise sind diese beiden Organsysteme nur Hilfseinrichtungen und die ganz überwiegende Bedeutung kommt der Funktion der Nieren zu: Jede Nierenstörung muß zu schweren Störungen des Wasser- und Elektrolythaushaltes führen. Es besteht jedoch ein Teufelskreis insofern, als auch stärkere Störungen der Konzentration von Natrium oder Kalium, welche bei primär gesunden Nieren eintreten, die Nierenfunktion höchst ungünstig beeinflussen. Primär wird in solchen Fällen wohl meist der Kreislauf durch Senkung des allgemeinen Blutdruckes, der zirkulierenden Blutmenge oder des Minutenvolumens so beeinflußt, daß eine stark verminderte Durchblutung der Glomerula und damit ein Absinken des Glomerulusfiltrates erfolgt. Eine derartige Verringerung der Filtratmenge wird natürlich auch dann eintreten, wenn durch irgend ein Exsudat in die Bowmansche Kapsel die Filterfläche verringert ist. Unter solchen Umständen kann dann noch der Austritt von Hämoglobin oder Myoglobin durch das Filter einen zusätzlichen Schaden bedeuten.

Das erste ist also in derartigen Fällen fast immer eine Hypoxie der Niere, welche ja auf Sauerstoffmangel besonders empfindlich reagiert. Die Folge davon ist eine

mehr oder weniger ausgeprägte Tubulusnekrose, besonders in
den distalen Abschnitten, denen vor allem die Aufgabe der
Konzentrierung des Harnes zukommt. Da man im Elektronen-
mikroskop dabei häufig ein Zerreißen der Basalmembran der
Epithelien beobachtet hat, wird auch von „Tubulorhexie"
gesprochen und die oft (aber keineswegs immer) beobachtete
Oligurie oder Anurie teilweise auf das Einströmen von
Tubulusharn ins Interstitium zurückgeführt. Jedenfalls ist der
Harn fast immer arm an Kochsalz, manchmal blutig gefärbt.
Es entwickelt sich dabei eine Urämie.

Nach dem Gesagten wird also für den Arzt die erste
und wichtigste Aufgabe darin bestehen, Störungen des Kreislaufes zu beseitigen: Insbesondere muß jede lang dauernde
erhebliche Blutdrucksenkung vermieden werden und dieser
Wert dauernd kontrolliert werden. Ist das Absinken wie bei
der Schlafmittelvergiftung zentral bedingt, dann werden
neben einer ausreichenden künstlichen Beatmung zentral
angreifende Pharmaka verwendet werden, bei reflektorischer
Senkung, wie z. B. bei einem Herzinfarkt, wird eventuell
Noradrenalin zu geben sein. Ist jedoch die Kreislaufstörung
auf Blutverlust zurückzuführen, dann tritt heute natürlich
die Buttransfusion zum Ersatz an erste Stelle. Hierüber
braucht nicht viel gesagt werden, eher muß man vor über-
flüssigen Transfusionen warnen, da in manchen Krankenhäusern kaum eine Blinddarm- oder Gallenoperation mehr
ohne laufende Bluttransfusion durchgeführt wird.

Weit wichtiger ist das richtige Verhalten beim Ersatz
von verlorengegangenem Wasser und von Elektrolyten. Besonders ein erheblicher Natriumverlust kann ja zu schwerem
Schock führen. Da derartige Verluste im Verlauf jedes
schweren Traumas oder jeder Operation eintreten können,
so muß auf den normalen Verlauf nach solchen Ereignissen
eingegangen werden. Unmittelbar nach einer Verletzung oder
Operation kommt es zu einer deutlichen Oligurie und zur
Retention von Natrium und Wasser, gelegentlich jedoch auch zu
Kaliumverlust, der erheblich sein kann, wenn größere Muskel-
partien gequetscht oder zerstört sind. Man glaubt, daß diese
anfängliche Natriumretention durch Ausschüttung von anti-
diuretischem Hormon bedingt ist, wie sie z. B. durch Schmerz-
reize verursacht werden kann. Auch eine vermehrte Ausschüttung von Nebennierenrindenhormonen kommt dabei in
Frage. Schon am zweiten oder dritten Tag nach der Operation
oder Verletzung tritt eine überschießende Wasser- und Koch-
salzausscheidung ein, die einige Tage anhalten kann. Bei
geringfügigen Traumen sind beide Phasen so schwach, daß
durch die normale Aufnahme von Wasser und Nahrung der
Verlust ausgeglichen werden kann. Dies ist aber nicht der
Fall, wenn der Kranke schon tagelang vor der Operation

wenig Nahrung aufgenommen hat und besonders dann, wenn
er vor und nach der Operation erbricht. Es ist eine ver-
breitete, aber irrige Meinung, daß nur Durchfälle, nicht aber
Erbrechen zu starkem Natriumverlust führen können: Zwar
enthält der reine Magensaft nicht sehr viel Natrium, wohl
aber der oft sehr reichlich abgesonderte Magenschleim. Andere
Möglichkeiten eines übermäßigen Verlustes an Natrium sind
Fieber, Schwitzen, mangelhafte Resorption vom Darm aus bei
Ileus, ferner aber einige Umstände, an welche zu wenig gedacht wird: So kann z. B. bei Verbrennungen oder bei Stran-
gulierungen bzw. Verschüttungen ein ausgedehntes lokales
Oedem auftreten. Dieses Oedem stellt einen Teil der extrazellulären Flüssigkeit dar, die aus dem allgemeinen Austausch
mit dem Plasma und der zellulären Flüssigkeit herausgenom-
men ist und daher ebenso zu werten ist, als sei Wasser und
Natrium nach außen verloren worden. Schließlich muß vor
allem auch bei jeder stärkeren Diurese, sei sie durch Medikamente oder aber im Anschluß an eine Nierenvergiftung oder
sonstige Schädigung eingetreten, der Salzverlust in Rechnung
gestellt werden. Das gleiche gilt für den Kochsalzverlust, der
bei chronischen Nephritiden schon dadurch bewirkt werden
kann, daß pro Nephron eine höhere Harnstoffmenge ausgeschieden wird und dadurch eine osmotische Diurese eintritt.
Objektiv läßt sich der Natriumverlust flammenphotometrisch
im Plasma heute leicht nachweisen: der Normalgehalt im
Plasma beträgt etwa 140 mval (oder Milliäquivalent) pro
Liter. Wenn also nach einem Beispiel in dem hervorragend
geschriebenen Kapitel „Stoffwechsel des Wassers und der
Elektrolyte" von H. C. Moll und G. W. Daugherty in
Thannhausers Lehrbuch des Stoffwechsels und der Stoffwechselkrankheiten bei einem 70 kg schweren Mann ein
Natriumplasmaspiegel von 125 mval/l gefunden wird, dann
sind im Plasma 15 mval/l verlorengegangen. Da diese Konzentration in osmotischem Gleichgewicht mit dem ganzen Körperwasser, also 42 Liter (60% des Körpergewichtes) steht, muß
das Natriumdefizit $15 \times 42 = 630$ mval/l betragen. Dazu
kommt jedoch noch jene Menge, die etwa der Patient akut
verloren hat und die sich in seinem Gewichtsverlust aus-
drückt: Bei 3 kg Verlust wären das also 3×140 mval/l $=$
$= 420$ mval, also insgesamt 1050 mval. Das entspricht ungefähr 61·5 g Kochsalz! Erfahrungsgemäß sind die so be-
rechneten Werte stets etwas zu hoch und keinesfalls dürfte
eine so große Menge Kochsalz in kurzer Zeit zugeführt
werden, sondern höchstens in mehreren Tagen. Das Beispiel
zeigt nur, daß mehr als die Hälfte dieser Kochsalzmenge über
den Verlust von Wasser hinaus verlorengegangen ist.
    Es führt aber gleichzeitig zur Erörterung eines der
schwersten und folgenreichsten Fehler, welcher therapeutisch,

besonders an kleineren Stationen, immer wieder gemacht wird: Es wird nämlich häufig versucht, diese großen Verluste an Natrium (und auch Kalium) und Wasser durch große Infusionen mit sogenannter „physiologischer" Kochsalzlösung oder mit Ringerlösung auszugleichen. Dies gelingt nur bei sehr geringen und isoosmotischen Wasser- und Salzverlusten. Die 0·9%oige Kochsalzlösung hat darüber hinaus folgende schwere Nachteile: 1. Sie führt nicht zu einer Diurese, weil die Osmorezeptoren des Hypothalamus durch die isotonische Lösung nicht erregt werden. 2. Sie bleibt nicht in der Blutbahn, weil ihr die Blutkolloide fehlen, deshalb kommt es auch nicht zu einer Auffüllung der Blutgefäße und zur Dehnung des linken Vorhofes, welche nach den Untersuchungen von G a u e r ebenfalls zu Diurese führt. 3. Kommt es zu einer gefährlichen Ausweitung des extrazellulären Flüssigkeitsraumes und dadurch zur Gefahr des Lungenödems. Gleichzeitig kann man auch z. B. bei Darmanastomosen enorme lokale Oedeme erzeugen, die zu einem Verschlußileus führen können. 4. Hat die physiologische Kochsalzlösung einen Ueberschuß von Cl-Ionen und führt dadurch zu einer Azidose, die sich nach Operationen an und für sich entwickeln kann.

Weit besser ist als Grundlösung die von M. S c h w a b und K. K ü h n s empfohlene sogenannte „Hartmannsche Lösung", welche bei einer Gesamtkonzentration von 278 mmol/l folgende mval-Konzentrationen der einzelnen Ionen hat: 129·8 mval Na, 5·4 mval K, 11·8 mval Cl und 27·2 mval Laktat. Da das letzte Anion im Stoffwechsel verbrannt wird, bleibt ein Ueberschuß an Alkali zurück, so daß derartige Lösungen zur Bekämpfung von Azidosen zweckmäßig sind. (Bei schwerem Erbrechen würde diese Komponente nicht günstig sein.) Solche Lösungen liegen z. B. im Sterofundin (B r a u n-M e l s u n g e n) und im Tutofusin (P f r i m m e r - E r l a n g e n) vor. Es ist sehr erfreulich, daß gegenwärtig auch bei uns die Firma Leopold in Graz ähnliche Lösungen herstellt und in den Handel bringt.

Liegt jedoch ein stärker Ueberschuß im Natriumverlust vor, dann genügen solche Lösungen nicht und es muß hypertonische Kochsalzlösung infundiert werden. Man verwendet hierzu eine stark hypertonische NaCl-Löung, z. B. 5·85%, welche in jedem ml 1 mval Na und 1 mval Cl enthält. Steht, wie das bei chronischem Verlust von Darmsekreten meist der Fall ist, der Wasser-(Volums-)mangel im Hintergrund, dann infundiert man langsam diese Lösung selbt in Mengen von 150 bis 300 ml, oder man setzt der· oben erwähnten Grundlösung 25—50—75 ml pro Liter zu. Man merkt bei Patienten, die bei Bewußtsein sind, eine Ueberdosierung solcher Lösungen gut daran, daß sie Durst bekommen, der bei reinem

Natriummangel fehlt. Niemals sollte man die ganze nach dem oben angegebenen Verfahren berechnete Salzmenge in kurzer Zeit infundieren, sondern höchstens die Hälfte bis zwei Drittel und auch dies außer in ganz dringenden Fällen über 2 bis 3 Tage ausdehnen. Dies schon deshalb, weil unter pathologischen Umständen (besonders bei gleichzeitigem Kaliummangel) ein Teil des Natriums nicht nach außen verlorengegangen ist, sondern sich dadurch dem Nachweis entzieht, daß es in die Zellen selbst eindringt. Es sei nicht vergessen zu erwähnen, daß eine „Wasservergiftung" auch bei großen medikamentösen Infusionen (z. B. PAS) eintreten kann.

Das Wichtigste zur genauen Einregelung des Bedarfes an Wasser und Salzen ist, wie so oft in der praktischen Medizin nicht ein einmal gemessener Laboratoriumswert, sondern eine genaue Anamnese und eine gute Pflege. Wo es angeht, sollte möglichst genau die Menge an ausgeführtem Wasser und Salz durch Messen des Erbrochenen, des Stuhles (bei Durchfällen) und des Blutes bei Blutungen erfaßt werden, ebenso die Urinmenge, und wo es geht, das Körpergewicht. Bei inneren Krankheiten, die mit Fieber und Benommenheit einhergehen, besonders bei alten Leuten, sollte auch die durch Trinken eingenommene Wassermenge sorgfältig bestimmt werden. Durch Verbrennung von Körpersubstanz im Hunger produziert der Körper jeden Tag etwa 0'5 l Wasser, er braucht aber schon normalerweise täglich 1500 und im Fieber bis zu 2500 ccm. Man muß also 1 bis 2 l als Trinkflüssigkeit und mit der festen Nahrung zuführen und natürlich mehr, wenn mehr Wasser verlorengegangen ist. Reiner Wasserverlust oder ein Ueberwiegen des Wasserverlustes gegenüber dem Salzverlust macht sich durch Durst bemerkbar, und zwar deshalb, weil den Zellen Wasser entzogen wird. Schon eine Dehydrierung von etwa 2% macht Durst. Man braucht dann nur soviel Wasser trinken zu lassen, bis der Durst verschwindet. Freilich kann man in Fällen, wo nicht getrunken werden kann, nicht einfach Wasser infundieren. Man gibt daher in solchen Fällen eine 5- bis 10%ige Lävuloselösung, die auch den Vorteil hat, einige Kalorien zuzuführen. Lävulose scheint dabei sogar leichter verwertet zu werden als Glukose. Aber natürlich muß man auch hier mit Maß infundieren, um nicht eine Wasservergiftung zu bekommen, die besonders bei Neigung zu epileptischen Anfällen sehr zu fürchten ist.

Es ist also leicht, verlorengegangenes oder im Stoffwechsel benötigtes Wasser per os oder durch Infusion genau zu ersetzen, wenn der Patient bei Bewußtsein ist und über seinen Zustand Auskunft geben kann. Dagegen kann Natrium und Chlorid nicht im Ueberschuß oral gegeben werden, weil eine Kochsalzlösung, die über 0'45% enthält, die Magenwand

reizt und zu Erbrechen führen würde. Leider sind auch die
Symptome des Natriumverlustes (Mattigkeit, Brechreiz,
Muskelschwäche, niedriger Blutdruck, völlige Appetitlosig-
keit usw.) nicht leicht zu deuten.

Ein weiterer wichtiger Punkt bei der Einregulierung des
Elektrolythaushaltes ist der Ausgleich von Kaliumverlusten.
Hierauf muß etwas näher eingegangen werden, weil in den
letzten Jahren diesbezüglich viele Erfahrungen gesammelt
wurden und Fehler vermeidbar geworden sind. Kalium ist im
wesentlichen das in den Zellen enthaltene Kation, doch ist auch
seine Konzentration in der Extrazellulärflüssigkeit von entscheidender Bedeutung. Die Normalkonzentration im Plasma
beträgt 5·5 mval und schon bei einem Absinken unter 3·5 mval
können schwere pathologische Erscheinungen auftreten. Auch
hier ist die einmalige Bestimmung im Plasma, ohne entsprechende Anamnese ziemlich wertlos, weil beim Austritt
von Kalium aus den Zellen trotz eines erheblichen Gesamtver-
lustes normale oder erhöhte Werte gefunden werden können.
Es gibt auch Fälle, wo umgekehrt unter Muskellähmungs-
erscheinungen das extrazelluläre Kalium plötzlich in die
Muskelzellen eintritt. Besonders reich an Kalium ist neben
der Herz- und Skeletmuskulatur die Leber. Hier hängt die
Festhaltung des Kaliums in der Zelle wesentlich mit der
Glukoseassimilation zusammen, so daß bei Entleerung der
Glykogendepots und Assimilationsstörungen in Koma diabeticum die Leber viel Kalium verliert. Da gleichzeitig durch das
Vorhandensein der Ketonkörper und der Glukose der Zustand
einer osmotischen Diurese besteht, verliert der Kranke sehr
viel Kalium. Aehnliches kann bei schweren Leberzellschädi-
gungen eintreten. Die Niere kann Kalium lange nicht im
gleichen Maße wie Natrium durch Rückresorption einsparen,
besonders da Kalium auch aktiv tubulär sezerniert wird. Im
Gegenteil, wenn z. B. bei dem geringen Glomerulusfiltrat, wie
es bei Herzinsuffizienz gefunden wird, eine erhöhte Retention
von Natrium stattfindet, dann wird um so mehr Kalium im
Harn verloren, weil die Natriumrückresorption teilweise mit
einem Austausch gegen Kaliumionen einhergeht. Eine weitere
Gelegenheit für Kaliumverluste ist bekanntlich der Verlust
von Sekreten des Magen-Darmkanals, sei es durch Absaugen,
sei es durch Diarrhoen. Je weicher der Stuhl wird, desto
kaliumreicher ist er.

Da es ausgesprochen gefährlich ist, größere Mengen von
Kaliumionen parenteral zu verabreichen, dagegen Kaliumsalze vom Magen aus viel besser vertragen werden als
Natirumsalze, so empfiehlt es sich, wo immer möglich, dem
Kaliumverlust durch diätetische Maßnahmen vorzubeugen
oder Kaliumsalze therapeutisch per os zu geben, wobei praktisch eine Vergiftung kaum möglich ist. Dies empfiehlt sich

z. B. bei jeder länger dauernden Therapie mit Cortison oder
ähnlichen Hormonen, da alle derartigen Stoffe zu erhöhter
Kaliumausscheidung führen. Ebenso soll man bei Behandlung
mit starken Diureticis an den unvermeidlichen Kaliumverlust
denken. So hat man gesehen, daß trotz täglicher Zufuhr von
2 g Kaliumsulfat unter einer Dauerbehandlung mit Hydrochlotride (50 bis 100 mg pro Tag) ein Absinken des Plasma-
kaliumwertes auf 3·5 mval eintrat.
Es ist interessant festzustellen, daß ohne jede Kenntnis
dieser Dinge Schwerarbeiter oder Skifahrer, die durch
Schwitzen viel Wasser, Natrium und auch Kalium verlieren,
instinktiv Nahrungsmittel wählen, welche den Verlust ausgleichen. Dies geschieht bei Natrium mit gesalzener Suppe
(Knödelsuppe), bei Kalium mit getrockneten Aprikosen
(1700 mg K/100 g), Datteln, Rosinen, Erdnüssen (740 mg K pro
100 g) — kurz, mit dem üblichen „Studentenfutter". Auch
Schokolade ist sehr reich an Kalium, da 100 g Kakaopulver
davon 900 mg enthalten. Ebenso ist Tomatenketchup eine gute
Kaliumquelle (800 g/100 g, es enthält allerdings auch reichlich
Natrium!). Daneben stehen reine Kaliumsalze zur Verfügung,
die leider recht schlecht schmecken, aber in Fruchtsäften doch
zugeführt werden können. Man muß sich nur daran erinnern,
daß Kaliumchlorid wegen des längeren Verweilens der Chlorionen im Körper eine Azidose hervorruft. Meist schadet das
nicht, weil Kaliumverlust eine „hypokalämische Alkalose"
bewirkt, es wird nämlich im Primärharn nicht nur gegen
resorbierte Na-Ionen, sondern auch gegen H-Ionen ausgetauscht, so daß, wenn es fehlt, eben eine Alkalose entsteht.
Auch bei Verwendung von Quecksilberdiuretika ist KCl
zweckmäßig, da diese ebenfalls eine Alkalose bewirken. Will
man dagegen bei einer ausgesprochenen Azidose KCl vermeiden, dann kann man ohneweiters Kaliumlaktat statt
dessen geben. Man soll auch nicht vergessen, daß bei Bewußtlosen eventuell Kaliumsalze durch eine Magensonde verabreicht werden können.

Dies käme wohl auch beim Koma diabeticum in Frage,
aber ist im allgemeinen hier nicht nötig, weil unter Insulin
sofort wieder Kalium in der Leber und in den Muskeln zurückgehalten wird, sofern es nicht durch zu lange Dauer des
Komas nach außen verlorengegangen ist. Ich gehe auf
die bekannten elektrokardiographischen Veränderungen bei
Kaliummangel nicht ein und möchte nur betonen, daß, wenn
in schweren Fällen eine intravenöse Zufuhr von Kaliumsalzen
doch nötig wird, man sehr vorsichtig eine höchstens 0·5⁰/oige
Lösung infundieren soll, wobei nicht mehr als etwa 4 ccm
pro Min. verabreicht werden dürfen. Sowie Zeichen von
Kaliumvergiftung im Ekg sichtbar werden, gibt man statt
der kaliumreichen Lösung 5⁰/oige Glukose, welche bewirkt,

8

daß der Plasmaspiegel rasch sinkt. Solche ernste Fälle von
Hypokaliämie beobachtet man vor allem im Kindesalter oder
auch bei terminalen Fällen von Urämie. Gerade hier wird
wieder der anfangs erwähnte Circulus vitiosus deutlich, denn
man hat umgekehrt im Tierversuch bei Kaliummangel
schwere morphologische Veränderungen an den Nieren festgestellt. Wenden wir uns nun den chronischen Störungen des
Wasser- und Elektrolythaushaltes zu, so steht auch hier, was
die Niere anbelangt, eine Verminderung des Glomerus-
filtrates an erster Stelle. Besonders bei der häufigsten Ursache
solcher Störungen, der chronischen Herzmuskelinsuffizienz,
besteht wohl auch immer einer Hypoxie der Niere, doch ist
diese wohl nicht so schwer wie im Schock. Auch hier besteht
eine „Gleichgewichtsstörung" zwischen glomerulärer Filtration und Rückresorption von Wasser bzw. von Natrium.
Daran sind offenbar gestörte hormonale Regulationen beteiligt, insbesondere eine Mehrsekretion von Aldosteron, doch
sind die genauen Vorgänge noch recht unbekannt. Sicher ist
es, daß bei Herzinsuffizienz ein vermindertes Minuten-
volumen und daher eine geringere Glomerulusdurchblutung
meist besteht. Dazu kommt noch eine oft sehr beträchtliche
Vergrößerung der zirkulierenden Blutmenge. Durch diese
beiden Umstände kommt es bekanntlich meist zu einer
Venendrucksteigerung, welche rein mechanisch an der
Oedembildung durch Rückstauung ins Gewebe beteiligt ist.
Unter physiologischen Bedingungen würde jedoch diese Ausweitung im venösen Teil des Kreislaufes durch die Tätigkeit
sogenannter Volumsrezeptoren zu einer Gegenregulation
führen:

1. Hat G a u e r mit seinen Mitarbeitern darauf hingewiesen, daß durch Dehnung des linken Vorhofes eine
Diurese durch Hemmung der Produktion von Adiuretin statt-
finden kann, und

2. würde die Produktion von Aldosteron eingeschränkt.
Beides scheint bei Herzinsuffizienz nicht zu erfolgen. Möglicherweise wird auch in der gestauten Leber das Aldosteron
schlechter abgebaut, wie man das von der Leberzirrhose her
weiß.

Aber nicht nur Hormone scheinen an der erhöhten
Rückreserption von Wasser und Natrium beteiligt zu sein, die
schließlich zum Oedem führt, sondern möglicherweise physi-
kalisch-chemische Vorgänge im Sinne einer „Gegenstrom-
verteilung" in den Nierenpapillen. Um dies zu erläutern, muß
auf die normalen Rückresorptionsbedingungen eingegangen
werden: Während im Tubulus contortus erster Ordnung nur
eine blutisotonische Lösung resorbiert wird, erfolgt im
distalen Tubulusabschnitt die Rückresorption von Natrium

gegen einen Konzentrationsgradienten. An den gleichen Orten finden auch die Regulation des Harn-p_H und die Ionenaustauschvorgänge statt, die mit der Ausscheidung von Kalium verbunden sind. Dies weiß man vor allem durch Tierversuche mit der sogenannten „stop-flow"-Methode. Klemmt man nämlich während einer Diurese für einige Minuten den Ureter ab, dann stagniert die Primärharnsäule im Tubulussystem und bleibt daher mit den Epithelien der betreffenden Abschnitte länger in Kontakt, so daß alle chemischen Vorgänge längere Zeit ablaufen und dadurch deutlicher werden. Nun wird der Harnfluß wieder freigegeben und in Fraktionen zu 0˙5 ccm aufgefangen: Die ersten Portionen stammen offenbar aus den untersten Abschnitten der Tubuli und sie zeigen die höchste Harnkonzentration. Hier muß demnach das Wasser rückresobiert worden sein, die späteren Portionen sind mehr blutisotonisch. Der Ort der höchsten Salzresorption oder besser Natriumresorption scheint an der Grenze zwischen innerem und äußerem Mark in den dicken Teilen der aufsteigenden Henleschen Schleifen zu liegen. Dadurch gelangt eine hypertonische Lösung in das Interstitium, wird mit arteriellen Kapillaren gegen die Papillenspitze transportiert und diesen wieder liegen die Sammelröhrchen eng an, so daß aus diesen durch osmotische Wirkung Wasser in großem Maße rückresorbiert und mit dem venösen Schenkel der Kapillare abtransportiert wird. Fließt nun ein geringes Volumen an Glomerulumfiltrat langsam in den dicken Teilen der Henleschen Schleife vorbei, wie dies bei Herzinsuffizienz anzunehmen ist, dann wird dort Natrium besonders ausgiebig rückresorbiert. Außerdem ist hier auch der Angriffspunkt des Aldosterons.

Man kann bekanntlich diesen pathologischen Verhältnissen dadurch entgegenwirken, daß man eine möglichst natriumarme Diät verabreicht, die jedoch für sich allein meist nicht genügen wird, um die Oedembildung zu verhindern. Fast niemals tritt hierbei der früher beschriebene Zustand der Hyponatriämie ein, selbst dann nicht, wenn durch längere Zeit Diuretika verabreicht werden. Allerdings hat man in solchen Fällen im Plasma manchmal zu niedrige Werte für Natrium gefunden, doch hängt dies meist damit zusammen, daß überschießend Wasser zurückgehalten wird: Die Gesamtbestände des extrazellulären Raumes an Natrium werden in solchen Fällen gelegentlich dadurch verringert, daß in die durch Hypoxie geschädigten Zellen Natrium eintritt bzw. nicht vollständig wieder herausgepumpt wird. Der Gesamtgehalt des Organismus an Natrium ist dagegen meist nicht verringert.

Dagegen ist gelegentlich Kaliumverlust zu fürchten. Insbesondere der geschädigte Herzmuskel verliert Kalium und es scheint eine der Hauptwirkungen von Digitalisglykosiden zu sein, diesen Kaliumverlust zu verhindern. Bei Kaliummangel wird das Herz gegen Digitalis überempfindlich (offenbar deshalb, weil das Verhältnis der Kaliumionen zu den Kalziumionen gestört ist). Man findet daher auf der Höhe einer medikamentösen Diurese recht häufig eine Digitalisvergiftung. Man hat dieses Phänomen als Redigitalisierung bezeichnet und meinte, daß während der Diurese extrakardial gebundenes Glykosid in das Herz eingeschwemmt werde. Wahrscheinlich handelt es sich jedoch, wie gesagt, um eine Hypokaliämie. Daher sollte der Kaliumverlust bei jeder lang dauernden und intensiven Diurese diätetisch ersetzt werden, dagegen ist Natriumzufuhr beim Insuffizienten fast immer schädlich. Wichtig ist jedoch, daß eine Flüssigkeitseinschränkung nicht nötig ist: Auch beim Oedemkranken besteht ein Gleichgewichtszustand und ein Ueberschuß an Wasser wird ausgeschieden.

Die wichtigsten Therapeutika derartiger Störungen sind jedoch neben Digitalisglykosiden die Diuretika, welche alle in irgend einer Weise die Rückresorption von Kationen und damit auch von Wasser beeinflussen. Gerade auf dem Gebiet der Entwicklung solcher Medikamente sind in letzter Zeit große Fortschritte erzielt worden, insbesondere durch die Einführung quecksilberfreier Verbindung von großer oraler Wirksamkeit, wie besonders „Chlothride" (Diuril) und „Hydrochlothride" (Rontyl, Esidrex). Der Fortschritt besteht jedoch keineswegs darin, daß diese neuen Therapeutika prinzipiell die alten verdrängen sollten, sondern darin, daß eine größere Auswahl für verschiedenartige Indikationen vorliegt.

Die Quecksilberdiuretika, die seinerzeit in Wien entdeckt wurden, sind auch heute noch eindeutig die wirksamsten und es gibt eine immer größer werdende Zahl, die auch per os gut wirksam und verträglich sind. Leider sind bei uns nur sehr wenige registriert und im Gebrauch. Der Vorteil dieser Heilmittel besteht in ihrer starken „saluretischen" Wirkung: Es wird die Rückresorption von Chloriden sogar noch stärker gehemmt als die des Natriums. Aus diesem Grunde machen Quecksilberdiuretika eine leichte Alkalose und können daher auch bei azidotischer Stoffwechsellage gegeben werden. Ist der Körper an Chloriden verarmt, dann bereitet man die Diurese mit Ammoniumchlorid vor und erzielt dabei bekanntlich manchmal enorme Wasserausscheidungen. Ein weiterer Vorteil besteht in der sehr geringen Ausscheidung von Kalium, außer wenn exzessiv hohe Dosen durch lange Zeit gegeben werden. Nachteile sind die Schmerzhaftigkeit der Injektionen und die toxische Herzwirkung, die zu Extrasystolen führen kann und daher bei Myokardschädigungen mit Neigung zu Tachyextrasystolie gefährlich ist. Man kann

allerdings, wenn eine Herzmuskelschädigung eintritt, diese
durch BAL-Injektion wieder ausgleichen. Da Quecksilberdiuretika im Tubulusepithel (besonders in den distalen Teilen
des Tubulus contortus erster Ordnung) gespeichert werden
und Quecksilberionen bekanntlich schwere Nierengifte sind,
fürchtet man auch die Nierenvergiftung. Allerdings ist außer
bei akuten oder akut rezidivierenden Nephritiden die Gefahr
bei richtiger Dosierung und intermittierender Behandlung
äußerst gering.

Es ist aber ein großer Vorteil, daß man im Chlothride
und im Hydrochlothride oral glänzend wirksame Stoffe besitzt, die gut mit kleineren Dosen von Quecksilberdiureticis
kombiniert oder abwechselnd mit ihnen gegeben werden
können. Da diese Stoffe eine Hemmwirkung auf die Carboanhydrase der Niere haben, hemmen sie etwas die Rückresorption des Bikarbonates und führen daher zur Ausscheidung eines alkalischen Harnes, während eine zelluläre
Azidose entsteht. Schon aus diesem Grunde kann man
sie mit oralen Quecksilberpräparaten gut kombinieren.
Chlotride und Hydrochlotride machen eine nicht un-
beträchtliche Kaliumausscheidung, die trotz täglicher oraler
Zufuhr von etwa 2·0 g Kaliumchlorid zu Plasmawerten um
3 mval/l führen kann. Manche Autoren halten sie daher bei
schwerer Leberzirrhose für kontraindiziert. Ein Unterschied
zwischen den beiden Präparaten in dieser Hinsicht scheint
kaum zu bestehen. Merkwürdigerweise findet man im Tierversuch kurz nach der Verabreichung von Chlothride eine
Herabsetzung der Filtrationsrate, obwohl akut der Blutdruck
wohl kaum gesenkt wird. Ein möglichst hohes Glomerusfiltrat ist jedoch für eine ausgiebige Diurese unerläßlich und
wird bei den Quecksilberpräparaten durch Kombination mit
Theophyllin erreicht: Es wäre möglich, daß sich eine derartige Kombination auch bei Chlotride günstig auswirken
würde. Die beiden Typen von Diureticis haben offenbar einen
verschiedenen Angriffsmechanismus: Chlothride macht vor
allem eine enorme Natriumausschüttung, wobei das Wasser
stets passiv mitgenommen wird. Einen aktiven Mechanismus
für Wasserresorption kennt man nicht. Pitts fand im Tierversuch, daß bei maximaler Quecksilberdiurese Chlothride
noch zusätzlich Natrium und Wasser zur Ausscheidung
bringt. Die Angriffspunkte liegen wohl an Fermentsystemen,
die mit dem aktiven Ionentransport im Tubulus zu tun haben.
Bei Hypertonikern senkt Chlothride den Blutdruck ganz beträchtlich und dies ist besonders dann der Fall, wenn gleichzeitig Ganglienblocker verabreicht werden. Auch bei sym-
pathektomierten Kranken muß man sehr vorsichtig dosieren.
Dagegen haben diese Präparate offenbar eine sehr geringe
chronische Toxizität. Ihr größter Vorteil besteht jedoch in

ihrer außerordentlich langen Wirkungsdauer, die sich nicht
wie bei Azetazolamid (Diamox) nach wenigen Tagen erschöpft. Als Anfangsdosierung schlägt Moyer 1'0 bis 2'0 pro
Tag in verteilten Dosen vor, was 100 bis 200 mg Esidrex entsprechen würde. Als Erhaltungsdosen gelten 250 mg bis 1'0 g
bzw. 25 bis 100 mg Esidrex. Häufig wird eine intermittierende
Behandlung empfohlen. Chlorothiazide dringt nicht in das
ZNS ein und hat nicht wie Diamox eine antikonvulsive
Wirkung.

Von den anderen Gruppen nicht quecksilberhaltiger
Diuretika behauptet das Theophyllin als einziges nicht
synthetisches wirksames Präparat durchaus seinen Platz in
der Therapie. Gerade die Vielseitigkeit dieses Stoffes, seine
Herzmuskelwirkung, seine steigernde Wirkung auf die
Nierendurchblutung, machen es bei beginnender kardialer
Dekompensation und als Zusatz zu quecksilberhaltigen
Diuretika noch immer unentbehrlich. Begrenzt wird seine
Nützlichkeit allerdings durch die zentrale Wirkung mit
Gefahr von epileptischen Anfällen. Theophyllin hemmt die
Rückresorption von Natrium und Chloriden und steigert vor
allem das Glomerusfiltrat stark. Auf die übrigens auch bei
den übrigen Diuretika sehr interessanten Fragen der extra-
renalen Wirkungen, die allzu oft vergessen werden, kann ich
hier nicht eingehen. Aminourazilderivate (wie Mictine und
Rolicton), die in Amerika entwickelt wurden, scheinen von
geringer Bedeutung zu sein und werden bei uns kaum angewendet. Dagegen sind ursprünglich in Ungarn syntheti-
sierte Diamino-Triazine (wie z. B. Orpidan) in Deutschland
untersucht worden und scheinen eine recht befriedigende
Wirkung zu zeigen, obwohl sie durch die hochwirksamen
Stoffe vom Typ des Hydrochlothrides (Esidrex, Rontyl) zu-
rückgedrängt worden sind.

Eine wenigstens in theoretischer Hinsicht sehr interessante Substanz, deren Wert jedoch als Diuretikum nur auf
Spezialfälle eingeschränkt ist, ist das Azetazolamide (Diamox),
welches die Reaktion $CO_2 + H_2O = H_2CO_3$ katalysiert. Die
Kohlensäure dissoziiert sofort in $H^{\cdot}$ und $HCO_3{'}$-Ionen. Dadurch sind stets genügend $H^{\cdot}$-Ionen vorhanden, die gegen das
Natrium des Primärharnes ausgetauscht werden können und
dann zusammen mit den $HCO_3{'}$-Ionen als Bikarbonat ins Blut
rückresorbiert werden. Ist das Ferment durch Diamox ver-
giftet, dann wird in dem stark alkalischen Harn viel Bikarbonat und verhältnismäßig weniger Chlorid ausgeschieden.
Hierdurch entsteht eine zelluläre Azidose. Da nun häufig bei
Störungen des Elektrolythaushaltes sowieso eine Azidose entsteht, ist dies nicht sehr zweckmäßig, außer in gewissen
Fällen, wo die Azidose epileptischen Anfällen entgegenwirkt.
Auch erschöpft sich mit der vollständigen Blockierung des

Fermentes die diuretische Wirkung des Azetolamides, so daß
es nur in kurzen intermittierenden Stößen gegeben werden
kann. Eine interessante Nebenwirkung ist die Senkung des
intraokulären Druckes durch das Mittel.

Was nun andere allgemeine Störungen des Wasser- und
Elektrolythaushaltes mit Oedembildung anbelangt, so können
die stark wirksamen Diuretika auch bei Leberzirrhose wert-
voll sein, obwohl hier offenbar der Anteil der mechanischen
Rückstauung im Portalkreislauf für den Ascites von größter
Bedeutung ist und gelegentlich operativ behoben werden
kann. Auch Theophyllin-Aethylendiamin ist wegen des ver-
ringerten Glomerulusfiltrates hier angezeigt. Im allgemeinen
sind jedoch die Diuretika bei Leberzirrhose lange nicht so
wirksam wie bei kardialer Dekompensation, ja man kann
unter Umständen eine Hyponatriämie der übrigen extrazellulären Flüssigkeit erzielen, ohne den Ascites zu verringern. Auch
das Auftreten einer Hypokaliämie ist, wie oben ausgeführt
wurde, zu fürchten. Sicher wird das Oedem und der Ascites
durch die zu geringe Bildung von Serumalbumin gefördert
und die beste Therapie des starken Durstes (der die Hyponatriämie noch fördert) ist die Infusion von natriumfreiem
Humanalbumin. Auch der Hyperaldosteronismus, auf den oben
eingegangen wurde, ist an der Retention von Natrium beteiligt. Natriumarme Diät ist aus diesen Gründen angezeigt.
Leider hat die Synthese von Aldosteronantagonisten bisher
noch keinen entscheidenden Fortschritt gemacht.

Auf die vielen in der Pädiatrie auftretenden pathologischen Veränderungen des Wasser- und Elektrolythaushaltes,
insbesondere auch auf die Nephrose, will ich hier nicht eingehen. Die Klinik aller derartigen Zustände ist wiederholt behandelt worden und gerade die große Zahl von zum Teil ausgezeichneten Lehrbüchern, die in der neuesten Zeit über das
hier referierte Gebiet erschienen sind, zeigen, wie sehr auch
bei uns das Interesse für dieses Gebiet der Pathologie ansteigt.

Literatur: Bartels, C. C., Evans, J. A. und
Townley, R. G.: J. amer. med. Assoc., 8. August (1959),
S. 1796. — Bland, J. H.: Störungen des Wasser- und Elektro-
lythaushaltes. Stuttgart: G. Thieme Verlag. 1959. — Brücke, F.:
Subsidia Medica (1959), S. 3. — Cort, J. H. und Fencl, V.:
Physiologie der Körperflüssigkeiten. Jena: G. Fischer Verlag.
1958. — Gauer, O. H. und Henry, J. P.: Klin. Wschr. (1956),
S. 356. — Malvin, R. L., Sullivan, L. P. und Wilde,
W. S.: The Physiologist, 1 (1957), S. 58. — Mickerson, J. N.
und Swale, J.: Brit. med. J. (1959), S. 876. — Moyer, J. H.,
Ford, R. V. und Spurr, C. L.: Proc. Soc. exper. Biol. a. Med.
N. Y., 95 (1958), S. 529. — Oliver, J., MacDowell, M.

und T r a c y, A.: J. clin. Invest., 30 (1951), S. 1305. — P i t t s, R. F.: Amer. J. Med., 24 (1958), S. 745. — P i t t s, R. F., K r ü c k, F., L o z a n o, R., T a y l o r, P. W., H e i d e n r e i c h, O. P. A. und K e s s l e r, R. H.: J. Pharmacol., 123 (1958), S. 89. — S c h w a b, M. und K ü h n s, K.: Die Störungen des Wasser- und Elektrolytstoffwechsels. Berlin-Göttingen-Heidelberg: Springer-Verlag. 1959. — D i e s e l b e n: Tannhausers Lehrbuch des Stoffwechsels und der Stoffwechselkrankheiten (zweite Aufl.). Stuttgart: Thieme. 1957. — U l l r i c h, K. J.: Dtsch. med. Wschr., 84 (1959), S. 1197. — Zit. nach M. Schwab und K. Kühns l. c.

Aus der Chirurgischen Universitätsklinik Innsbruck
(Vorstand: Prof. Dr. Paul Huber)

Was bedeutet die Ueberprüfung und Lenkung des Elektrolythaushaltes für eine große chirurgische Station?

Von Paul Huber

Wenn man die Flut der Veröffentlichungen zum Thema „Wasser- und Elektrolythaushalt" überblickt und sich vor Augen hält, auf wie vielen Kongressen das Problem von allen Seiten beleuchtet wird, dann wird sicher so mancher mißtrauisch und ist geneigt, das Ganze für eine Modeströmung zu halten, die es in der Medizin natürlich genau so gibt wie auf allen anderen Gebieten des Lebens. Wenn aber die Aelteren von uns sich im Geiste um 20—25 Jahre zurückversetzen, dann wird die schmerzliche Erinnerung an so manchen Patienten wach, dem es nach einer Operation „schlecht ging" und der gar nicht so selten aus diesem schlechten Zustand nicht mehr herausfand, wobei wir das entmutigende Gefühl hatten: wir wissen eigentlich nicht, worauf dieser unaufhaltsame Kräfteverfall zurückzuführen ist. Selbst die Obduktion konnte oftmals die eigentliche Todesursache nicht klären; denn wir alle waren uns klar darüber, daß die konfluierende Lobulärpneumonie oder die Dilatation des Herzens nur der Ausdruck und nicht die Ursache des entfliehenden Lebens war. Heute können wir solche Zustandsbilder deuten und wenn jetzt hohes Alter auch für große Operationen keine Gegenindikation mehr darstellt, so hat das zwar nicht ausschließlich, aber doch zu einem großen Teil seinen Grund darin, daß wir Wasser- und Elektrolythaushalt

besser analysieren und damit auch besser unter unsere
Kontrolle bringen können. Die große Zahl von Publika-
tionen und Diskussionen ist also nicht eine Modesache,
sondern einfach der elementare Ausdruck dafür, daß wir
die Wichtigkeit des Problems erkannt haben und daher
bestrebt sind, uns in diese den meisten fremde Materie
immer mehr und immer tiefer einzuleben.

Damit berühre ich aber einen heiklen, um nicht zu
sagen wunden Punkt: Wir wollen, ja wir müssen uns in
ein Gebiet einarbeiten, das den meisten von uns fremd ist
oder zumindest ferner liegt. Die Biochemie ist eine junge
Wissenschaft; die Vorbildung auf diesem Sektor unseres
Wissens daher bei all denen, die sie noch vor dem Kriegs-
ende absolviert haben, gering. Weil nun zwischen der Erkenntnis von der Wichtigkeit des Problems und der praktischen Durchführung all dessen, was zu seiner Lösung
notwendig ist, ein langer und beschwerlicher Weg liegt, ist
die Gefahr besonders groß, daß ein an sich viel beschäf-
tigter Chirurg aus Furcht vor den vielen Hindernissen
diesen Weg entweder gar nicht erst beschreitet oder daß
er irgendwo auf der Strecke nach einer Rast sich nicht
mehr entschließt, den Weg zu Ende zu gehen. Nun müssen
wir natürlich, wenn wir in unserem chirurgischen Betrieb
etwas Neues aufbauen, Rasten einschalten; mit anderen
Worten, etappenweise vorgehen. Zur Frage, wie man dies
auf eine möglichst einfache und praktisch durchführbare
Weise bewerkstelligen kann, möchte ich einige Gedanken
entwickeln.

Die erste Voraussetzung für das Gelingen ist, daß
man selbst von der Wichtigkeit dessen, was man vorhat,
überzeugt ist und daß man sich zutraut, sich in die Materie auch soweit einzuleben, als dies ein Chirurg tun muß.
Das letztere ist gar nicht so schwer, wie es auf den ersten
Blick aussieht. Viele glauben nämlich, eine unerläßliche
Vorbedingung sei ein vollkommen eingerichtetes Laboratorium mit einem entsprechend geschulten Laboranten.
Das ist ein Irrtum. Ich unterschätze gewiß nicht die große
Bedeutung eines gut funktionierenden Laboratoriums und
es gibt sicher Fälle, deren Behandlung nicht zu verantworten
ist, wenn ein solches fehlt. Aber bei der überwiegenden
Zahl der Patienten können wir bestimmte Veränderungen
im inneren Milieu entweder als sicher vorhanden voraus-
setzen oder aus der Anamnese und mittels einfacher Untersuchungsmethoden erschließen. Das Laboratorium muß
also durchaus nicht am Anfang stehen.

Die zweite notwendige Voraussetzung ist die, daß man
imstande ist, die eigene innere Ueberzeugung von der
Wichtigkeit des Problems auch auf das Personal zu über-

tragen. Bekanntlich muß die Kontrolle des Wasser- und Elektrolythaushaltes immer mit dem möglichst genauen Messen und Registrieren von Ein- und Ausfuhr beginnen. Jeder Chirurg weiß, wieviel Geduld es erfordert, Stationsschwestern dazu zu bringen. Man wird aber nie sein Ziel erreichen, solange Stationsärzte und Schwestern nicht vor Augen geführt bekommen, daß es dem Chefarzt wirklich ernst ist. Um nur ein alltägliches Beispiel anzuführen: Wenn eine Schwester bei der Visite meldet, sie könne die Harnmenge nicht messen, weil der somnolente Patient unter sich lasse und der Chirurg nimmt dies achselzuckend zur Kenntnis, dann wird die Schwester nie die Ueberzeugung gewinnen, daß ihm an der Messung der Ein- und Ausfuhr wirklich gelegen ist. Wenn er sich aber auf diese Meldung hin als Sofortreaktion einen Ballonkatheter geben läßt, diesen einführt und dezidiert erklärt: So, von jetzt an wird aber gemessen!, dann wird die Schwester eher glauben, daß die Anordnung ernst gemeint ist. Und wenn Aerzte und Schwestern sehen, daß der Chefarzt immer bestrebt ist, bei Fisteln aller Art die Drainage nach Möglichkeit so anzulegen, daß Galle, Harn, Darminhalt, Eiter oder Blut nicht unkontrolliert in den Verband laufen, sondern aufgefangen werden können und wenn sie auf diese Weise anschaulich ad oculus demonstriert bekommen, wie sich solche Verluste summieren, dann werden sie schon nach kurzer Zeit selbst die innere Ueberzeugung gewinnen, die zum klaglosen Funktionieren unerläßlich ist.

Als drittes Erfordernis möchte ich den bekannten Leitsatz in Erinnerung bringen: Nicht wahllos infundieren, sondern gezielt die Verluste ersetzen! Man muß auf diese Binsenwahrheit immer wieder erneut hinweisen, weil die Versuchung naheliegt, daß man der Werbung geschäftstüchtiger Firmen erliegt, die Infusionslösungen anpreisen, in denen alles enthalten ist und aus denen sich der Organismus das herausnehmen soll, was er benötigt. Das gefährliche an dieser Formulierung ist, daß sie, oberflächlich betrachtet, richtig ist: Der Körper nimmt sich tatsächlich aus einer Standardlösung das heraus, was er braucht. Man darf aber nicht vergessen, daß es bei Störungen des inneren Milieus nicht nur ein zu wenig gibt, das ergänzt werden muß, sondern auch ein zu viel. Die Gefahr der Infusionslösungen, die alles enthalten, liegt also darin, daß sie dem Körper neben den Stoffen, die ihm mangeln und die er sich mit Recht und zu seinem Nutzen herausnimmt, auch solche zuführt, die er bereits im Uebermaß retiniert, deren weitere Zufuhr daher schädlich, ja lebensgefährlich sein kann. Nun müssen wir aber zugeben, daß gerade die Forderung nach einer streng gezielten In-

fusionstherapie, also nach einem gerade ausreichenden Ersatz der Verluste ohne Belastung mit Stoffen, die ungenügend ausgeschieden werden, besonders schwer und ver-
antwortungsvoll ist. Weil man außerdem häufig nicht Zeit
hat, das Ergebnis exakter Laboratoriumsuntersuchungen ab-
zuwarten, wird der Wunsch nach einer begrenzten Zahl
von Standardlösungen, die keinen Schaden stiften, nie ganz
verstummen. Das Bestreben mehrerer Firmen, solche herzustellen, ist auf dem Prinzip aufgebaut, jene Stoffe, deren
Retention besonders gefährlich ist, zu eliminieren. Herr
R e i s s i g l wird morgen über diese Möglichkeiten ausführ-
licher berichten.

Die gezielte Therapie wird uns aber dadurch erleichtert, daß es ein paar Grundregeln über die Stoffwechsel-
veränderungen gibt, die in bestimmten Situationen regelmäßig und zwangsläufig auftreten; Grundregeln, die man
sich leicht einprägen kann und daher auch merken soll.
Das möchte ich als die vierte Vorraussetzung für eine
rationelle Therapie bezeichnen. Wir brauchen nicht erst
durch Laboratoriumsteste in jedem Einzelfall erhärten, daß
nach dém Stress der Operation durch etwa 2 Tage eine Neigung zur Wasser- und Natriumretention, sowie zu vermehrter Kaliumausscheidung besteht; daß Erbrechen erhöhte Chlorverluste, Durchfälle beträchtliche Kalium- und
Natriumverluste zur Folge haben. Wir können das vielmehr als gesicherte Tatsachen von vorneherein in unseren
Therapieplan einbauen. Ebenso wissen wir, daß der Abbau
von körpereigenem Eiweiß und damit ein Ansteigen stick-
stoffhältiger Abbauprodukte durch die Zufuhr von 100 g
Glukose oder Lävulose im Tag auf einen Bruchteil vermindert werden kann. Erinnern wir uns schließlich daran,
daß dort, wo die Zufuhr größerer Wassermengen kontraindiziert ist und wir daher nicht genügend Wasser als
Lösungsmittel verwenden dürfen, um dem Körper das, was
er benötigt, in Form isotonischer Lösungen zuzuführen, wir
auch ohne weiteres hypertonische Lösungen verwenden
können. Man muß dazu nur einen dünnen Venenkatheter
weit genug von der Ellenbeuge bis in die Subclavia oder
von der Leistenbeuge in die Cava inferior vorschieben, damit die langsam eintropfende Lösung sich mit einer genügend großen Blutmenge mischt.

Wir sehen also: Meist ist es nicht allzu schwer, zu
erkennen, welche Wasser-, Elektrolyt-, Eiweiß- oder Ener-
gieverluste ersetzt werden müssen und bei einiger Uebung
fällt es auch nicht sehr schwer, das Ausmaß dieser Verluste
zu errechnen oder zu schätzen. Auch darüber werden Sie
aus den Ausführungen M a r b e r g e r s und R e i s s i g l s
noch einige Einzelheiten erfahren. Man weiß oder kennt auch

in der Regel, was man nicht zuführen darf, weil die Gefahr ungenügender Ausscheidung droht. Vor allem, aber gewiß nicht ausschließlich, handelt es sich dabei bekanntlich um Kalium, Natrium, Wasser oder stickstoffhaltige Substanzen. Sehr schwierig zu beherrschen sind aber jene Zustände, bei denen solche Stoffe im Blut in bedrohlicher Weise ansteigen, obwohl sie von außen nicht mehr zugeführt werden. Wenn ein Patient eine hochgradige Oligurie bei niedrigem spezifischem Gewicht oder gar eine Anurie hat, dann ist diese Gefahr nicht schwer zu erkennen. Bei anscheinend ausreichenden Harnmengen aber drängt sich diese Erkenntnis nicht schon von selbst auf, man muß vielmehr besonders danach fahnden. Bei diesen Patienten ist die tägliche Kontrolle durch ein entsprechend leistungsfähiges Laboratorium unerläßlich. Denn unsere Möglichkeiten, bei zunehmender Retention harnpflichtiger Stoffe auf andere Weise als durch extrarenale Entschlackungsmethoden wirksam helfen zu können, sind sehr begrenzt. Daher möchte ich als fünften wichtigen Leitsatz die Forderung aufstellen: Bei bedrohlicher Anreicherung harnpflichtiger Substanzen sollen wir nicht viel Zeit mit unsicheren Maßnahmen verlieren, sondern sollen den Patienten, so lange es ihm noch klinisch gut geht und so lange er noch ohne Gefahr einige Stunden weit transportiert werden kann, dorthin bringen, wo auch eine gut funktionierende künstliche Niere vorhanden ist. Die Verkehrsmöglichkeiten sind in Mitteleuropa heute doch so ausgebaut, daß man wohl nur in Ausnahmefällen berechtigt ist, zu anderen Maßnahmen, wie der Peritonealdialyse oder der noch fragwürdigeren Dekapsulation seine Zuflucht zu nehmen, nur deshalb, weil keine künstliche Niere vorhanden ist.

Wir wissen, das ernste Störungen des inneren Milieus nach jeder Operation auftreten können. Wir wissen aber auch, daß diese Gefahr in erster Linie solche Patienten bedroht, die in einer ungünstigen Ausgangslage operiert werden müssen oder infolge mangelhafter Voruntersuchung operiert werden. Daher soll meine sechste und letzte Mahnung lauten: Wenn ein Eingriff nicht unmittelbar dringlich ist, dann niemals „von der Straße herein" operieren, sondern die Ausgangslage durch Beobachtung genau prüfen, alles unterlassen, was sie verschlechtert und alle Maßnahmen ergreifen, die sie verbessern können!

Aus der I. Chirurgischen Universitätsklinik in Wien
(Vorstand: Prof. Dr. L. Schönbauer)

Die klinische Bedeutung des Elektrolythaushaltes bei chirurgischen Erkrankungen des Zentralnervensystems

Von R. Kucher

Angesichts der Fülle bedeutsamer theoretischer und praktischer Erkenntnisse, die Ihnen heute bereits von maßgeblicher Seite vermittelt wurden, kann meine Aufgabe nur darin bestehen, Ihnen die Verwertung dieser Erkenntnisse in der Klinik kurz zu umreißen.

Um Wiederholungen bzw. eine Ueberschneidung mit dem folgenden Referat zu vermeiden, sei es mir gestattet — auch im Hinblick auf die Kürze der Zeit —, mich auf ein spezielles Arbeitsgebiet der I. Chirurgischen Universitätsklinik zu beschränken. Lassen Sie mich Ihnen also referieren über: Die klinische Bedeutung des Elektrolythaushaltes bei chirurgischen Erkrankungen des ZNS.

Die besondere Problematik dieser Fälle liegt darin begründet, daß sich die Folgen der anatomischen, operativ oder traumatisch gesetzten Läsion mit dem spezifischen funktionellen Verhalten eines geschädigten Gehirns in komplizierter Weise verknüpfen.

Dieses postoperative bzw. posttraumatische Syndrom mit seinen im Vordergrund stehenden Symptomen, wie Fieber, Atemstörungen, Veränderung der Bewußtseinslage usw., war in seinen Ursachen bis vor nicht allzu langer Zeit völlig ungeklärt. Man mußte sich darauf beschränken, symptomatische Therapie zu betreiben.

In diesem Sinne müssen wir heute auch jene Maßnahmen beurteilen, die ausschließlich auf eine massive Ent-

w ä s s e r u n g zur Verhütung bzw. Behandlung von Hirnschwellung und Hirnödem abzielten.

Therapeutisch-kausale Fortschritte konnten in den
letzten Jahren nach zwei Richtungen hin erzielt werden:

1. durch Abfangen der akuten, lebensbedrohenden
neurovegetativen Symptome mit Hilfe von vegetativer
Blockade und Unterkühlung, also Hibernationsbehandlung in
allen ihren Abstufungen, und

2. durch die Erkenntnis, daß die z e n t r a l e N o x e
schwerste metabolische Entgleisungen verursacht, welche in
ihren Auswirkungen wiederum das zentrale Geschehen ungünstig beeinflussen. Damit erhalten diese Stoffwechselstörungen für das endgültige Schicksal des Patienten entscheidende
Bedeutung.

Es geht hier weniger um die bekannten Störungen des
Protein- und Kohlehydratstoffwechsels, als vielmehr um Veränderungen im S ä u r e - B a s e n - G l e i c h g e w i c h t sowie im
M i n e r a l - u n d W a s s e r h a u s h a l t. Diese letzteren sollen
uns nun kurz beschäftigen.

Bereits die A u s g a n g s l a g e vieler solcher Patienten entspricht nicht der Norm, ein Umstand, der früher viel zu
wenig Beachtung fand. Hier sind zu nennen:

1. mangelhafte oder fehlende Flüssigkeitszufuhr infolge
Schluckstörungen bzw. fehlendem Durstgefühl bei stuporös-
komatösen Patienten;

2. Wasserverlust durch Fieber und Hyperventilation;

3. erhöhte Flüssigkeits- und Elektrolytausscheidung
durch forcierte Entwässerungsmaßnahmen bzw. Salzver-
armung bei protrahierter kochsalzfreier Diät;

4. Elektrolytdefizit infolge Erbrechens und schließlich

5. atmungsbedingte Veränderungen.

Hier kommt einmal r e s p i r a t o r i s c h e A z i d o s e infolge Atmungsdepression bzw. mechanisch schlechter Be-
lüftung in Frage, eine Veränderung, die relativ lange gut
kompensiert werden kann, wie es u. a. auch S c h o s t o c k
zeigen konnte.

Bedeutsamer erscheint eine A l k a l o s e infolge Er-
zeugung eines CO_2-Defizites durch H y p e r v e n t i l a t i o n.
(Leider resultiert eine solche Hyperventilation häufig aus der
„therapeutischen" Anwendung von Atemanaleptika.) Der
alkalotische Elektrolytverlust im Harn kann unter Umständen
bedrohliche Ausmaße erreichen.

Im weiteren Verlaufe der Behandlung, sei sie nun kon-
servativ oder chirurgisch, können sich die genannten Erscheinungen bei mangelnder Beachtung weiter verstärken.

Daneben bedingt die zentrale Läsion Veränderungen im
Elektrolyt-Wasserhaushalt, die zur Abweichung des osmotischen Plasmadruckes führen, was von verschiedenen Autoren

als diagnostisches Kriterium verwertet wird. So sprechen Woringer und Mitarbeiter von Hyper- und Hypotonie des Plasmas. Wir selbst möchten mit Bland hyperosmolare und hypoosmolare Syndrome unterscheiden. In unserem Krankengut überwiegt naturgemäß Hyperosmolarität mit erhöhten Natrium- und Chlorwerten im Serum und Hypokaliämie als Ausdruck erhöhter Kaliumverluste.

Die Ursachen liegen

1. in einer zentralgesteuerten abnormen Salzrückresorption in der Niere (klinische Symptome sind Polyurie, niedriges spezifisches Gewicht des Harnes und Elektrolytveränderungen, siehe oben);

2. kann es zur Salzretention bei überreichem Angebot von harnpflichtigen Eiweißabbauprodukten an die Niere als Folge einer negativen Stickstoffbilanz kommen (Klinik: zunehmende Azotämie, normales Harnvolumen, hohes spezifisches Gewicht).

Dieses Syndrom erfährt eventuell eine bedrohliche Steigerung, falls bei langer Bewußtlosigkeit eiweißreiche Sondennahrung verabreicht wird (perorale Hyperosmolarität).

3. Sehr häufig ist ferner ungenügende Wasseraufnahme wegen der Erhöhung der extrarenalen Verluste beim komatösen Patienten, wobei die Scheu des Therapeuten vor einer Hirnschwellung erschwerend in Rechnung zu stellen ist.

Das hypoosmolare Syndrom mit vermehrter Ionenausscheidung im Harn und entsprechend erniedrigten Serumkonzentrationen kommt seltener zur Beobachtung. Zwei Hauptformen sind zu unterscheiden·

1. eine Nebennierenrindeninsuffizienz auf Basis diencephal-hypophysärer Störungen (wie bei Hypophysentumoren und Hirnstammtraumen);

2. das „zerebrale Salzverlust-Syndrom" mit Hemmung der Rückresorption in der Niere.

Dieses Bild der hypotonen Dehydrierung mit Einengung des Plasmavolumens und Blutdruckabfall kann man, wie bereits erwähnt, auch bei respiratorischer Alkalose beobachten.

Schließlich sei daran erinnert, daß, wie bei jedem chirurgischen Eingriff, ein erhöhter Kaliumverlust als „Stress"-Reaktion auch bei Hirntraumen in Rechnung zu stellen ist.

Wie die Untersuchungen von Woringer und Mitarbeiter zeigen, kann sich Hypokaliämie als völlig isoliertes Symptom entwickeln (ohne Veränderung des osmotischen Plasmadruckes).

Wie gestaltet sich nun die therapeutische Verwertung dieser Erkenntnisse?

4

Gerade beim „akuten Schädel", wenn dieser Ausdruck
gestattet ist, wechselt die klinische Symptomatik häufig so
rasch, daß eine laboratoriumsmäßige Erfassung entweder zu
spät kommt, oder daß ihre Ergebnisse zum Zeitpunkte des
Einlangens nicht mehr verwertbar sind. Daneben ist es auch
unter optimalen Laboratoriumsbedingungen personell und
technisch unmöglich, laufend Ionogramme von Serum und
Harn zu erstellen. Anderseits erfordert aber gerade das akute
Syndrom schlagartiges therapeutisches Handeln.

Daher vermag oft nur sorgfältige klinische Beobachtung,
unterstützt durch einfachere Untersuchungen, wie: Messung
der Harnmenge, Bestimmung des spezifischen Gewichtes,
Reststickstoff- und Hämatokritkontrolle, Hinweise auf die
Art der vorliegenden Störung zu vermitteln (hierin befinden
wir uns in Uebereinstimmung mit zahlreichen anderen
Autoren, wie Maurer und Hofmeister, Dohrmann,
Woringer und Mitarbeiter u. a.).

Besonders gilt dies für die hyperosmolare Dehydratation, die, wie Schwab und Kühns mit Recht
betonen, meist erst in einem sehr gefährlichen Stadium erkannt wird, zumal sogar das Leitsymptom Oligurie sich bei
Bewußtlosen und Gelähmten der Erkennung entziehen kann.

Eine gezielte Therapie muß zweierlei Ziele verfolgen:

1. Ersatz der physiologischen Flüssigkeits- und
Elektrolytverluste. Hier vermag eine „vereinfachte Bilanzie-
rung" (Dohrmann) mit Hilfe von Tabellen recht gute,
chemischen Kontrollen fast gleichwertige Ergebnisse zu erzielen (z. B.: die Multiplikation mit den Faktoren 80, 65
bzw. 40 ergibt den Chlor-, Natrium- bzw. Kaliumverlust in
mAequ/l).

2. Für die pathologischen Defizite muß in der
Mehrzahl der Fälle die klinische Beobachtung wegweisend
bleiben. Unter Verwendung der heute gebrauchsfertig zur
Verfügung stehenden Elektrolytgemische (wie z. B. Elomel
I—V mit den entsprechenden Zusatzlösungen) lassen sich
mit etwas Fingerspitzengefühl schädliche Ueberkorrekturen
meist vermeiden. Damit soll aber nicht gesagt sein, daß man
sich nicht aller zur Verfügung stehender Laboratoriums-
behelfe soweit als möglich bedienen soll.

Der Erfolg einer solchen Therapie tritt häufig schlagartig in Erscheinung. Vor allem die Aufhellung der Bewußtseinslage bei oft deletär komatös erscheinenden
Fällen ist seit Anwendung der dargelegten Richtlinien ins
Auge springend.

Gleiches gilt für den postoperativen Verlauf auch nach
Eingriffen in erfahrungsgemäß kritische Hirnregionen,
wie Hypophyse und Hirnstamm, wobei hinsichtlich Hypo-

physenoperationen auf die Wichtigkeit endokriner Substitutionstherapie nur am Rande hingewiesen sei.

Eine ebenso bedeutsame Beobachtung sei noch kurz erwähnt:

Die Zahl b r o n c h o p n e u m o n i s c h e r K o m p l i k a -
t i o n e n konnte unter systematischer Elektrolyttherapie (vor
allem ausreichende Kaliumzufuhr) entschieden gesenkt werden. Eine Deutung dieser Beobachtung ist uns derzeit noch
nicht möglich, doch steht sie in Einklang mit den Mitteilungen
von W o r i n g e r und Mitarbeiter.

Die Erkenntnis der überragenden Bedeutung des Wasser-
Elektrolythaushaltes am Krankenbett ist verhältnismäßig
jungen Datums.

Die Erfolge der Bemühung, alle Mittel auszuschöpfen,
die geeignet sind, dem Organismus das Ueberstehen auch
schwerster Schäden (wie sie solche Erkrankungen des Z N S
bzw. traumatische Hirnschädigungen ja darstellen) zu ermöglichen, lassen sich jedoch allmählich nicht mehr übersehen. Mit zunehmender Entwicklung gewinnt die Beachtung
und therapeutische Verwertung der Richtlinien aus dem Gebiete des Wasser- und Elektrolythaushaltes immer mehr an Bedeutung, ähnlich dem Fortschritt, der durch Anwendung der
Elektrolyttherapie bei toxischen Erkrankungen anderer
Organe (z. B. Peritonitis, Ileus) erzielt werden konnte.

Die Darstellung mußte notgedrungen etwas kurz und
konzentriert abgefaßt werden, und es war nur möglich, Ihnen
ein Streiflicht aus einem etwas spezielleren Arbeitsgebiet zu
vermitteln.

Es sollte zeigen, daß es heute mit Hilfe der dargestellten
Maßnahmen aus dem Bereiche des Wasser- und Elektrolythaushaltes möglich geworden ist, selbst deletär aussehende, oft
komatöse bis zur Anwendung dieses Therapieverfahrens als
hoffnungslos infaust angesehene Fälle, gelegentlich doch mit
Erfolg zu behandeln.

L i t e r a t u r : B l a n d, J. H.: Störungen des Wasser- und
Elektrolythaushaltes, deutsch von H. B. Nevinny-Stickel. Stuttgart: G. Thieme. 1959, S. 577—606. — D o h r m a n n, R.: Einführung in die präoperative Wasser- und Elektrolyttherapie.
Berlin-Göttingen-Heidelberg: Springer-Verlag. 1959. — M a u -
r e r, G. und H o f m e i s t e r, L.: Vorträge aus der praktischen
Chirurgie. 53. Heft. Stuttgart: F. Enke. 1958. — S c h w a b, M.
und K ü h n s, K.: Die Störungen des Wasser- und Elektrolytstoffwechsels. Berlin-Göttingen-Heidelberg: Springer-Verlag. 1959. —
S c h o s t o c k, M.: Anaesthesist, 6 (1957), S. 270. — W o r i n -
g e r, E., B a u m g a r t n e r, J. und T h o m a l s k e, G.: Anaesthesist, 6 (1957), S. 278.

Aus der II. Chirurgischen Universitätsklinik Wien
(Vorstand: Professor Dr. H. Kunz)

Die Störungen der Elektrolytstruktur bei Ileus und Peritonitis

Von R. Kühlmayer

Mit 3 Abbildungen

Ileus und Peritonitis gehen im allgemeinen mit ausgeprägten Störungen der Elektrolytstruktur von Extra- und Intrazellularflüssigkeit einher. Die Kenntnis dieser Störungen sowie die daraus abzuleitenden Korrekturmaßnahmen haben nicht nur theoretisches Interesse. Die praktische Bedeutung liegt darin, daß die Veränderungen von Elektrolyt- und damit auch Säure-Basen-Haushalt zu einem guten Teil für die Allgemeinerscheinungen bei Ileus und Peritonitis verantwortlich sind.

Beiden Erkrankungen gemeinsam ist ein Verlust von Wasser und Elektrolyten, der beim Ileus im wesentlichen zwei Quellen hat: die gestörte bzw. die fehlende Resorption im Bereiche des geschädigten Darmes und das stenotisch oder reflektorisch bedingte Erbrechen.

Die Resorptionsstörung des Ileusdarmes führt neben der Vermehrung der Darmgase zu einer Ansammlung und Stauung von flüssigem Darminhalt, der sich — abgesehen von den organischen Bestandteilen — aus den elektrolythältigen Sekreten der Verdauungsdrüsen, wie Galle, Pankreassaft und Dünndarmsaft, zusammensetzt. Während diese Elektrolyte unter normalen Umständen in den tieferen Darmabschnitten resorbiert werden, gehen sie beim Ileus infolge der Resorptionsstörung dem Organismus verloren.

2

Unsere Untersuchungen haben gezeigt, daß im Ileus-
Darmsaft die Elektrolytrelationen annähernd dem extrazellulären Milieu entsprechen bzw. daß das p_H sich im
physiologischen Bereich bewegt. Die Gesamtelektrolytkonzentration findet man vorwiegend hyperton, was möglicherweise
mit einer dissoziierten Störung von Wasser- und Elektrolyt-
resorption erklärt werden kann. Es besteht also ein, den
Wasserverlust überwiegender Elektrolytverlust (Abb. 1).

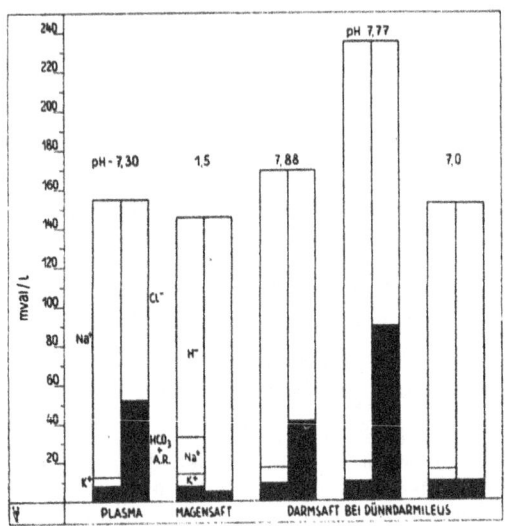

Abb. 1. Elektrolytstruktur der Gastrointestinalflüssigkeit

Die Elektrolytstruktur des Magensaftes ist hinlänglich
bekannt. Es steht im Magensaft einem relativ niedrigen
Natriumgehalt ein Chloridüberschuß gegenüber, der durch
eine entsprechende Wasserstoff-Ionen-Konzentration kompensiert wird. Dementsprechend ist das p_H niedrig. Die Gesamtelektrolytkonzentration entspricht weitgehend der des extrazellulären Milieus.

Es ist nun naheliegend, daß der Verlust von mehreren
Litern Darmsaftes plasmaähnlicher Elektrolytstruktur zu einer
Verminderung des extrazellulären Elektrolytgehaltes führt,
wobei auf Grund der annähernd physiologischen Elektrolytrelationen und des entsprechenden p_H eine besondere Störung
des Säure-Basen-Gleichgewichtes nicht zu erwarten ist. Inwieweit die Verminderung des extrazellulären Elektrolytgehaltes sich als Herabsetzung der Elektrolytkonzentration manifestiert, hängt im wesentlichen vom gleichzeitigen

Wasserverlust ab. Beim überwiegenden Elektrolytverlust muß eine Herabsetzung der Gesamtelektrolytkonzentration erwartet werden.

Der Chlorid- bzw. der Wasserstoff-Ionen-Verlust auf Grund des Erbrechens verursacht eine Hypochlorämie mit Erhöhung der Bikarbonatkonzentration, eine zunächst kompensierte und im weiteren Verlauf manifeste metabolische Alkalose. Der Natriumverlust, als dessen Quellen Magensaft und Magenschleim fungieren, trägt zur Herabsetzung des

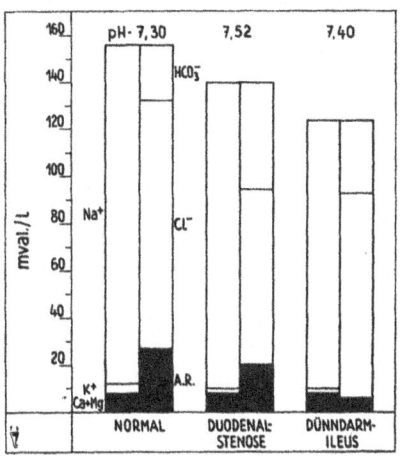

Abb. 2. Ionogramme beim Ileus

Natriumgehaltes bzw. der Natriumkonzentration und damit zur Herabsetzung der Gesamtelektrolytkonzentration bei.

Die Kombination der Folgen von Resorptionsstörung des Ileumdarmes und des Magensaftverlustes ergibt folgende Veränderungen der Struktur der Extrazellularflüssigkeit: Eine Herabsetzung der gesamten Elektrolytkonzentration mit Hyponatriämie, eventuell Hypokaliämie, weiters eine Hypochlorämie mit Erhöhung der Bikarbonatkonzentration und eine Verschiebung des p_H gegen die alkalische Seite. Das Ausmaß der Erhöhung der Bikarbonatkonzentration bzw. der Hypochlorämie hängt von der Häufigkeit des Erbrechens, also von der Höhe der Darmstenose, das Ausmaß der Herabsetzung der Gesamtelektrolytkonzentration von der Ausdehnung der am Ileus beteiligten Darmschlingen und der Dauer der Erkrankung ab (Abb. 2).

Die Verkleinerung des Plasmavolumens bzw. des Extrazellularvolumens, die auf den Flüssigkeitsverlust in den Darm und nach außen bzw. auf Flüssigkeitsverschiebungen

4

zwischen den Kompartments zurückzuführen ist, manifestiert sich — mindestens vorübergehend — in einer Erhöhung des Hämatokrites und der Plasma-Eiweiß-Konzentration. Die Erhöhung des Reststickstoffes ist im wesentlichen als Folge der Verkleinerung des Plasmavolumens und damit der Reduktion des Flüssigkeitsangebotes an die Nieren und des Absinkens des arteriellen Druckes aufzufassen.

Die Elektrolytverluste aus dem Extrazellularkompartment haben selbstverständlich auch eine Auswirkung auf das Intrazellularkompartment, die hier nur angedeutet werden kann. Im Rahmen der osmotischen Ausgleichstendenz zwischen den Kompartments kommt es zur Erniedrigung der intrazellulären Elektrolytkonzentration und zu einer Verschiebung der Natrium-Kalium-Relation zugunsten von Natrium. Diese Vorgänge führen zu einer Ausschwemmung von Kalium aus der Zellflüssigkeit, das via Extrazellularflüssigkeit und Nieren ausgeschieden wird.

Die Peritonitis verursacht wenige Stunden nach der Entstehung eine metabolische Azidose, die zunächst ohne weitere Störungen der Elektrolytstruktur einhergeht. Erst 24 bis 48 Stunden nach dem Einsetzen der Infektion kommt es zusätzlich zu Veränderungen der Elektrolytstruktur.

Das Ausmaß der Azidose hängt von der Dauer, der Ausdehnung und der Schwere der Peritonitis ab. Mehrere Fälle von freier Magen- bzw. Dünndarmperforation, bei denen zwischen Perforation und Stoffwechselanalyse verschieden lange Intervalle bestanden hatten, haben gezeigt, daß die azidotischen Veränderungen 7 bis 12 Stunden nach der massiven Infektion des Peritoneums auftreten.

Die Art der Genese der Peritonitis hat auf das Stoffwechselgeschehen keinerlei Einfluß. So konnten wir die Entwicklung von Azidosen auch in Fällen von postoperativer und Durchwanderungsperitonitis bei Ileus beobachten. Die niedrigsten Bikarbonatwerte, die wir im Rahmen einer Peritonitis registrierten — es handelte sich um eine 48 Stunden alte, unbehandelte diffuse Perforationsperitonitis — lag bei 12 mval. Bei der lokalisierten Peritonitis kommen höhere, gelegentlich auch normale Bikarbonat- und p_H-Werte zur Beobachtung.

Nach chirurgischer Versorgung der Infektionsquelle bilden sich die azidotischen Störungen in dem Maße zurück, wie der Organismus mit der Peritonitis fertig wird. So kehren in Fällen von chirurgisch sanierter Peritonitis Bikarbonat und p_H in 3 bis 5 Tagen zur Norm zurück. Wenn eine chirurgische Versorgung nicht erfolgt oder wenn der Organismus mit der Peritonitis nicht fertig wird, sinken Bikarbonat und p_H weiter ab.

Wir haben den Eindruck gewonnen, daß aus dem Verhalten des Säure-Basen-Haushaltes prognostische Schlüsse gezogen werden können. Das Absinken des Bikarbonatgehaltes und des p_H sprechen für eine Progredienz des entzündlichen Prozesses, das Ansteigen dieser Werte für eine Beherrschung des Infektes. Die Störungen der übrigen Elektrolytstruktur, die, wie schon erwähnt, 24 bis 48 Stunden nach dem Einsetzen der Infektion auftreten, stehen im wesentlichen im Zusammen-

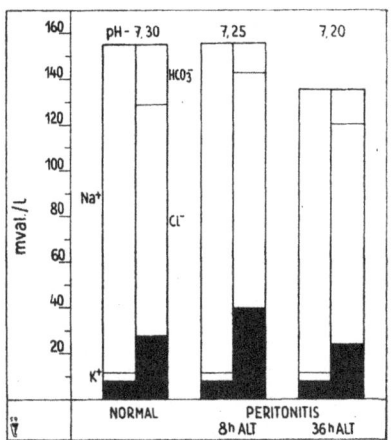

Abb. 3. Ionogramm bei der Peritonitis

hang mit dem begleitenden paralytischen Ileus. Der Darmsaft bei der Peritonitis weist übrigens auch eine, dem extrazellulären Milieu ähnliche Elektrolytstruktur auf. Die von Fall zu Fall verschieden ausgeprägte Exsudatbildung führt auf Grund der der Extrazellularflüssigkeit ähnlichen Elektrolytstruktur lediglich zu einer zusätzlichen Reduktion des Elektrolytgehaltes des Extrazellularkompartments, ohne das Säure-Basen-Gleichgewicht sonderlich zu beeinflussen. Die typischen Veränderungen des Wasser- und Elektrolyt-Haushaltes bei der längerdauernden Peritonitis bestehen — wie beim Ileus — in einer hypotonen Dehydration, also Herabsetzung der Gesamtelektrolytkonzentration mit Hyponatriämie, eventuell Hypokaliämie und Hypochlorämie sowie Verkleinerung von Extrazellular- bzw. Plasmavolumen. Die Bikarbonatkonzentration wird einerseits vom Verhalten des entzündlichen Prozesses, anderseits vom Chlorid- und Wasserstoffverlust durch das Erbrechen beeinflußt (Abb. 3). Mit dieser Darstellung ist das komplexe Stoffwechselgeschehen bei Ileus und Peritonitis schlagwortartig erläutert.

6

Es soll abschließend noch darauf hingewiesen werden,
daß es durch zielstrebige, vor allem den Gegebenheiten
des gestörten Säure-Basen-Haushaltes Rechnung tragende
Korrekturmaßnahmen gelingt, die Stoffwechsellage der
Patienten zu normalisieren. Wir haben dabei die Beobachtung
gemacht, daß durch Beseitigung der beschriebenen Störungen
ein beträchtlicher Teil der Allgemeinerscheinungen in kurzer
Zeit behoben und die Prognose von Ileus und chirurgisch
sanierter Peritonitis verbessert werden kann.

Aus der Chirurgischen Universitätsklinik in Innsbruck
(Vorstand: Prof. Dr. Paul Huber)

Elektrolyt- und Wasserhaushaltsprobleme in der täglichen Praxis

Von H. Marberger und H. Reissigl

Bereits seit etlichen Jahren ist Elektrolyt- und Wasserhaushalt ein häufiges Thema auf wissenschaftlichen Kongressen, und man mißt ihm allgemein Bedeutung bei der Erzielung guter Heilergebnisse zu. In weiten Kreisen praktischer Aerzte trifft man jedoch die Meinung, daß Bemühungen um die Konstanterhaltung des inneren Milieus, also des Wasser- und Elektrolythaushaltes und Säure-Basen-Gleichgewichtes wohl im Krankenhaus ihren Platz haben, in der täglichen Praxis jedoch zu kompliziert und unnotwendig seien. Pathophysiologie und Physiologie gelten in gleicher Weise für den Kranken im Krankenhaus und dem Patienten in der Sprechstunde des praktischen Arztes. Es besteht kein Grund, unsere neuen Erkenntnisse hinsichtlich des Wasser- und Elektrolythaushaltes nicht auch in der täglichen Praxis auszunützen.

Wir möchten hier nur auf einige besondere Probleme hinweisen, denen sich der praktische Arzt täglich gegenübersieht und bei denen er durch ganz einfache Maßnahmen einen entscheidenden Heilerfolg erziehlen kann.

Wasser- und Salzverlust durch Schweiß und unsichtbare Ausscheidung

In den Bergen Tirols verlacht der zünftige Bergsteiger den müden Touristen, der bei jedem Wasserlauf seinen Durst zu stillen versucht. Er weiß, daß Wassertrinken

die Müdigkeit und die Schwäche nicht behebt. Er kennt allerdings nicht die physiologischen Zusammenhänge. Der Bergsteiger verliert im Hochgebirge nicht nur viel Wasser durch
Atmung und Schweiß, sondern auch Salz. Ersetzt er das Wasser, entsprechend seinem übermäßigen Durst, ohne Salzzufuhr,
so verringert er die Salzkonzentration und die Osmolarität seines Blutes, kurz er erzeugt eine Hypochloṛämie. Je
nach dem Grad der Verschiebung treten klinische Zeichen
auf, Abgeschlagenheit, Erregung, Erbrechen und Angst,
Symptome, die jeder Hüttenbesucher an manchen Mitbe-
wohnern beobachten kann. Der Erfahrene deckt neben dem
Wasserbedarf auch den Salzverlust ab, indem er gesalzenen
Speck, getrocknetes Obst oder einen Löffel Salz zu sich
nimmt. Die Anwendung in der Praxis ergibt sich aus dem
Beispiel. Anamnese und klinischer Befund sind die Richtlinien für die notwendige Salzzufuhr. Bei einem kräftigen
Schweißausbruch, z. B. im Dampfbad oder bei einer Berg-
tour, verliert man 1 bis 2 l Schweiß. Dieser Schweiß enthält etwa 3 bis 5 g Salz, welches zusätzlich zum täglichen
Bedarf (8 bis 12 g pro Tag) zuzuführen ist.

Wasser- und Salzverlust durch Nieren-schädigung

Ein sehr einfaches Beispiel eines abnormen Salz- und
Wasserverlustes stellt die Tubulusschädigung durch Harn-
abflußbehinderung dar. In jedem Alter und bei beiden
Geschlechtern führt die Harnstauung aus verschiedenen
Ursachen zum Druckanstieg in den oberen Harnwegen, zur
direkten Schädigung des Tubulusepithels und zur Drosselung der Blutzufuhr im Tubulusbereich. Diese wiederum
bedingt eine Funktionsstörung, die sich vorwiegend in einer
Konzentrationsschwäche, Polyurie bei niederem spezifischem Gewicht und mangelnder Rückresorption lebens-
wichtiger Elektrolyte, in erster Linie Natrium und Kalium
äußert. Der Prostatiker verliert im Retentionsstadium nicht
nur Wasser, sondern auch Salz und fördert die Entwicklung von Dehydratation, Hypochlorämie und Azidose, indem
er, um seine Miktionsbeschwerden zu erleichtern, wenig
trinkt und über Vorschrift des Arztes als Blasenkranker
kein Salz zuführt. Er schlittert unvermeidlich in ein
schweres Krankheitsbild mit Inappetenz und Kräfteverfall, wobei die Allgemeinerkrankung die Selbstregelung
durch normale Nahrungs- und Flüssigkeitsaufnahme verhindert. Aber auch bevor dieses Stadium erreicht wird,
kann durch das Eingreifen des Arztes die gerade noch
mögliche Selbstregelung verhindert und eine schwere Elek-
trolytschädigung hervorgerufen werden. Wenn bei einem Prostatiker z. B. wegen vollkommener Harnverhaltung ein

Katheter angelegt wird, verliert der Kranke mit der Harn-
flut an Stelle von vielleicht 2 l 4 l Wasser und eine entsprechende Menge Kochsalz. Dieser Verlust genügt, den
gerade noch kompensierten Niereninsuffizienten in das de-
kompensierte Stadium hineinzustoßen und über Nacht
schwerste Exsikkose, Delirium, Erbrechen und Koma auszulösen. Wir geben dem Patienten mit akuter Harnverhaltung deshalb auch Wasser und Salz auf oralem oder
parenteralem Wege. Die zu verabreichende Menge richtet
sich nach dem bestehenden Defizit, erkennbar an den
Zeichen des Wasser- und Salzmangels und nach dem laufenden Verlust. In der Praxis erweist sich als guter Wasser-
und Salzersatz die beliebte gesalzene Fleischsuppe. Bei
einem Patienten in kardialer Dekompensation und Lungenödem (ausgeprägten Ana-sarca) werden wir mit einer Salz-
verabreichung vorsichtiger sein. Bei allen Oedemen werden
wir versuchen, die Natur dieser Störung zu ergründen, was
im allgemeinen mit einfachen Mitteln möglich ist und dann
erst unsere therapeutischen Entscheidungen treffen.

Wasser- und Salzverlust durch Erbrechen und Durchfall

Der Magensaft enthält je nach dem Sekretionszustand
der Magendrüse ein Drittel oder mehr Salz als eine isotonische Kochsalzlösung.

Erbrechen kann durch direkten Verlust und durch die
Verhinderung von Nahrungs- und Flüssigkeitsaufnahme in
relativ kurzer Zeit zu Störungen im Elektrolyt- und
Wasserhaushalt führen und schwerste Krankheitserscheinungen auslösen. Die Störung ist dann gefährlich, wenn
sich aus verschiedenen Ursachen Verschiebungen summieren,
wenn z. B. sich zum Erbrechen der Durchfall gesellt, wenn
bereits ein Defizit besteht oder wenn die Regulationsorgane
Niere und Lunge in ihrer Leistungsfähigkeit beeinträchtigt
sind. Die Aufgabe des Praktikers umfaßt einige dringliche
Maßnahmen und als Wichtigstes die Erhebung aller Daten,
die auf Ursache und Ausmaß der Störung schließen lassen.
Wird der Arzt zu einem Patienten gerufen, der alles erbricht, schwach und durstig ist, so wird er vor allem den
Patienten vom Trinken abhalten, weil er durch die Zufuhr
von Wasser und anderen nicht salzhaltigen Getränken dem
Magen auf osmotischem Wege das Salz entzieht und den
Magen regelrecht auswäscht. Bestehen bereits deutliche
Zeichen von Wasser- und Salzverlust oder Alkalose, dann
soll der Verlust so rasch wie möglich ausgeglichen,
und neuer Verlust verhindert oder unter Kontrolle ge-
halten werden. Wir pflegen sobald wie möglich eine dünne
Magensonde zu legen, um den Magensaft abzusaugen und

4

messen zu können. Der abgesaugte Mageninhalt wird in gleicher Menge durch spezielle Ersatzlösungen kompensiert, oder wie früher zur Hälfte als physiologische Kochsalzlösung, zur anderen Hälfte als isotonische Traubenzuckerlösung intravenös infundiert. Das bestehende Defizit kann nach den üblichen Kriterien gestillt und ebenfalls abgedeckt werden. Dem praktischen Arzt stehen in Anamnese, klinischem Befund, Ein- und Ausfuhr, Blutdruck, Blutbild, Chloridbestimmung im Harn durch den einfachen Fantustest, Harnanalyse und spezifisches Gewicht ausreichende diagnostische Mittel zur Verfügung. Ist der praktische Arzt nicht in der Lage, diese Behandlung durchzuführen, dann soll er den Kranken an ein Krankenhaus einweisen. Die sofortige Einweisung eines Patienten mit den Zeichen der Elektrolytstörung durch Erbrechen ist dann angezeigt, wenn sichere Zeichen auf eine Störung des Regulationsapparates hinweisen. Zu noch größeren Verlusten von Wasser und Elektrolyten können profuse D u r c h f ä l l e führen. Normalerweise werden in 24 Stunden 4 bis 12 l Darmsaft in das Darmlumen ausgeschieden und wieder rückresorbiert. Bei Störungen der Rückresorption, wie sie bei den Erkrankungen des Intestinaltraktes zustande kommen, wird dieser Darmsaft als flüssiger Stuhl durch die Peristaltik ausgeschieden. Bei heftigen Durchfällen mit Reizung der Darmwand wird die Flüssigkeit mit Elektrolyten, in erster Linie K und Na angereichert und ist im Gegensatz zum Magensaft iso- oder hyperton. Profuse Durchfälle führen in kurzer Zeit zu enormen Na- und K-Verlusten mit Blutdruckabfall und Schock, Herz- und Kreislaufstörung und Beeinträchtigung des Zentralnervensystems. Fast immer sind die Folgen heftiger Durchfälle durch relativ lange Zeit bemerkbar, wenn nicht der Verlust und die daraus resultierende Verschiebung im inneren Milieu ausgeglichen wird. Opium und Tierkohle sind ungeeignete, Flüssigkeits-, Nahrungskarrenz und Teepause nicht immer ausreichende Behandlungsarten des Durchfalles. Wenn auch gesteigerte Flüssigkeitszufuhr zur vermehrten Darmsekretion Anlaß gibt und zeitweise zu vermehrten Durchfällen führt, so ist der Ersatz des laufenden Verlustes doch die einzige physiologische und zweckmäßige Behandlung. Wir ersetzen Durchfälle mengenmäßig auf parenteralem oder oralem Wege durch Na- und K-Elektrolytlösungen, wobei wir einen Verlust von etwa 300 mval Na und 20 mval K pro 1 l Stuhl annehmen. Das Natrium wird in Form von Na-bicarbonat, Na-gluconat oder Na-lactat. Kalium in Form von K-chlorid, Fruchtsäften oder Kompotten ersetzt. Der Natriumverlust in einem Liter Stuhl. etwa 5 g, ist mit 3mal 1 Löffel Na-bicarbonat oder 3 Ampullen Gluconat, der Kaliumverlust,

etwa 1 bis 2 g, mit 2 Gläsern Orangensaft gedeckt. Chronische Alkaliverluste bei Sprue, Amöbenruhr und Kolitis
machen weniger dramatische Erscheinungen, beeinträchtigen
jedoch den Allgemeinzustand und bedingen ein Krankheits-
gefühl mit Schwäche und Appetitlosigkeit. Besonders leicht
treten solche Verschiebungen auf, wenn die Selbstregulation
durch eine sinnwidrige Diät oder durch eine Erkrankung der
Kontrollorgane unmöglich ist.

Jede schwerere Erkrankung führt zu einer Störung
unseres Stoffwechsels und dies ist oft die Ursache, daß
man nach der eigentlichen Krankheit noch lange nicht
gesund wird. Hypokaliämie, Hypoproteinämie und Anämie
sind Mangelzustände, die man sehr häufig antrifft und die
besonders in der Rekonvaleszenz nach der Behebung des
meist vergesellschafteten Wassermangels manifest werden.
Gute Mischkost, Korrektur der gröbsten Verschiebung durch
Blut, K- oder Eiweißgaben und in erster Linie das Heraus-
rütteln des Patienten aus seiner stoffwechselbedingten
Lethargie können die Rekonvaleszenz erstaunlich abkürzen.

Wenn auch der Chirurg bei seiner unphysiologischen
Tätigkeit täglich Elektrolyt- und Wasserhaushaltsprobleme
provoziert und der Internist durch Entwässerung und Diät
das innere Milieu schwerstens gefährden muß, so sieht der
praktische Arzt doch weit am meisten die täglich sich er-
eignenden Störungen im inneren Milieu. Er sieht, wie sich
die Störung entwickelt und er erhält sie zur Weiterbehand-
lung, wenn sie nicht mehr lebensgefährlich ist. Diese Tatsache scheint Grund genug, das Interesse der praktischen
Aerzte auf dieses Problem zu lenken.

Aus der Chirurgischen Universitätsklinik Innsbruck
(Vorstand: Prof. Dr. Paul Huber)

Standardisierung der Infusionstherapie?

Von H. Reissigl

Mit 1 Abbildung

Eigentlich müßte die aus tiefster Seele eines Arztes kommende Antwort n e i n lauten, wenn nicht verschiedene, schwerwiegende Gesichtspunkte eine Vereinheitlichung im Sinne einer Regelung, Vereinfachung und besseren Uebersicht verlangen würden.

Viele schrecken vor der Vielzahl der zur Verfügung stehenden Lösungen und der damit verbundenen Möglichkeiten zurück und lassen die Infusionstherapie weiterhin außer acht, um so mehr, als sie auch glauben, die Kenntnisse des Wasserhaushaltes und der Stoffwechselstörungen nicht zu besitzen. Andere dagegen meinen, die Infusionstherapie immer und überall heutzutage anwenden zu müssen und geben dabei zu viele, unnütze oder gar falsche Infusionen. Immer geschieht das zum Schaden des Patienten, mit letzterem wahrscheinlich sogar noch mehr.

Wir müssen also eine Koordination unserer Maßnahmen ereichen, „Wem — was — wie" gegeben werden muß.

Wegen der Kürze der Zeit können wir heute themagemäß nur das „was", also die Art der Lösung zur Sprache bringen.

Es gibt im wesentlichen 4 Gruppen von Lösungen, die nach ihrem Verwendungszweck grundsätzlich unterschieden werden müssen:

I. Blutersatzmittel, einschließlich aller Stoffe, die einen längerdauernden kreislaufauffüllenden Effekt besitzen,
II. Nährlösungen,
III. Elektrolytlösungen und
IV. Verschiedene Lösungen als Lösungsmittel für Medikamente (die nur im Dauertropf gegeben werden können), einschließlich Vitamine.

Diese Lösungen werden also gegeben einerseits, um Verluste auszugleichen, also Ersatzlösungen, und anderseits, um das Gleichgewicht aufrechtzuerhalten, wenn die Zufuhr gestört ist, wie dies bei der parenteralen Ernährung (p. E.) zutrifft.

Da die Typen der verschiedenen Störungen meist nicht rein vorkommen, sondern durch das enge Zusammenspiel zwischen den Körperflüssigkeiten, den Mineralstoffen und der Flüssigkeit in Wundflächen, -höhlen (nach Operationen und Verletzungen), als „third space" bezeichnet, ineinander übergehen, gibt es auch mehr kombinierte, zusammengesetzte Lösungen als reine Einzellösungen (Abb. 1 und Tab. 1).

Störungen des Elektrolyt- und Wasserhaushalts

Mangel, Überschuß } an Körperflüssigkeit — Exsiccose — Wasserintoxikation

Verschiebungen innerhalb der Flüssigkeitsräume;
Mangel an Gesamtelektrolyten, eventuell Überschuß;
Mangel oder Überschuß einzelner Ionen.

Der Ersatz von Verlusten richtet sich nach der Höhe, nach der Art und nach der Zeit, innerhalb welcher sie aufgetreten sind. Wir unterscheiden:

1. Akute Verluste:

An Blut und Gewebsflüssigkeiten

2. Chronische Verluste:

An Blut und Gewebsflüssigkeiten und deren Mangelzustände verschiedener Art

a) Anämien und Eiweißmangelzustände
b) Eisen- und Kupfermangel
c) Störungen des Wasser- und Elektrolythaushalts
d) Vitaminmangel und Mangel anderer Substanzen.

Es soll nach Möglichkeit das ersetzt werden, was verloren wurde, z. B. Blut durch Vollblut oder Plasma bzw. Ersatzstoffe, Verdauungssäfte durch die entsprechenden Elektrolytlösungen usw. Da häufig kombinierte Verluste vorliegen, ist es notwendig, mehrere oder zusammengesetzte Lösungen zu verabreichen. Es ist nicht sinnvoll, z. B. bei Elektrolytverlusten Traubenzucker oder Plasmaersatzstoffe zu geben. Ebenso darf nicht zur Schockbekämpfung eine NaCl- oder Elektrolytlösung, ebensowenig Dextrose gegeben werden. Es gibt heute nur e i n e Möglichkeit, in gewissen Grenzen alles ersetzen zu können, nämlich durch Vollblut. Ein an sich gesunder

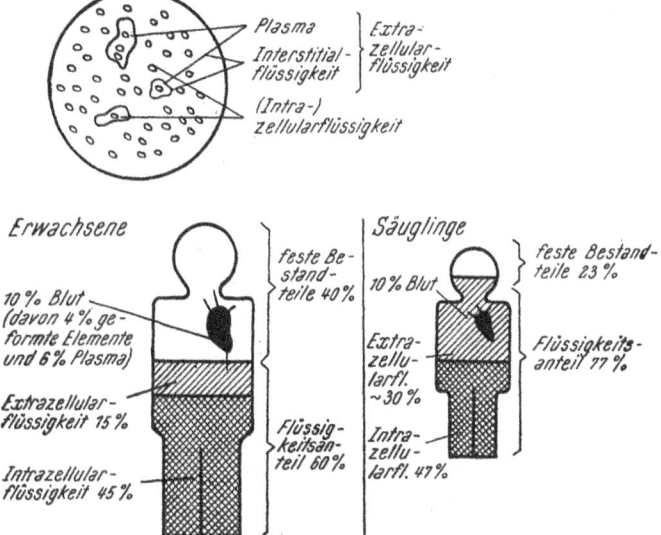

Abb. 1. Die Körperflüssigkeiten beim Erwachsenen und beim Säugling

Organismus ist weiser als der klügste Arzt. Er entnimmt sich aus dem zugeführten Blut was er braucht, entweder direkt oder auf dem Wege des Umbaues. Blut ist derzeit nicht nur der einzige 100%ige Ersatz für Verluste, sondern auch die einzige wirklich 100%ige parenterale Ernährung. Eine parenterale Ernährung, die die mangelnde normale Zufuhr zu ersetzen hat, muß bestimmten Grundforderungen im Hinblick auf Flüssigkeit, Energiespendern für den Betriebsstoffwechsel und Grundsubstanzen für den Baustoffwechsel sowie Vitaminen Rechnung tragen. Dabei sind der Allgemeinzustand des Patienten vor der Operation, bereits bestehende Stoffwechselstörungen, dann Art und Dauer der Operation sowie der Narkose mitzuberücksichtigen.

Die Energien werden durch 5'25%ige Zuckerlösungen gedeckt (Dextrose, Lävulose, Sorbit). Die erreichbare Grenze

Tab. 1. Erhältliche Blutersatzs'toffe und Infusionslösungen

I. Blutersatz

1. Vollblut

Frischblut mit gerinnungshem-
mendem Zusatz
ohne Zusätze
Konserve mit ACD-Stabilisator
Heparin, Komplexon
oder Ionenaustauschern
Silikonisierte oder
Plastikflaschen

Nur die Stoffe der
Gruppe I haben eine kol-
loidosmotische Aktivität!

Indikation: Blutverluste,
Schockbekämpfung, Eiweiß-
mangelzustände (nur 1 und 2)
Vollwertigste parenterale Ernährung (nur 1 und 2)

2. Körpereigene Ersatzstoffe
(Fraktionen)
Plasma (Mischplasma)*
Serumkonserve (PPF, 15)*
Albumin 5% und 20%*
Erythrozytenkonzentrat
Antihämophiles Plasma
γ-Globulin
Fibrinogen, Thrombo-Leuko-
zytenkonzentrat

3. Körperfremde
Ersatzstoffe*

Periston (7)
Periston N   } Polyvinyl-
Compensan (8)   } pyrrolidon
Neo-Compensan

Macrodex 6% (9)
Sanguidex 6% (10)
Onkovertin (3% Dex-   } Dextran
tran, 2·5% Lävulose,
2·5% Glukose,
Polyglucin
Gelatin (3) (12)
Oxypolygelatine (13)
Subsidal 15 (5)

II. Nährlösungen
(teilweise Mischlösungen)
→ 1. und 2. kombiniert ←

1. Kohlehydrate

Dextrose 5%, 10% u. a. (5, 8. ..)
Lävulose 5%, 10% (5, 11, 3, 4)
Invertzucker 5%, 10% u. a. (2)
Sorbit 5%, 10% (5)
Omnifundol (13)
Sterofundin (3) G (modif. Thyr-
odelsg. + 5% Glukose), I (mo-
dif. Thyrodelsg. + 10% In-
vertz.), VB (modif. Thyrodelsg.
+ Vit. B.-Kompl.)

Indikation: Energiespender,
Bau und Betriebsstoffwechsel.
Parenterale Ernährung, Lösungs-
mittel für Medikamente

2. Eiweiß

Aminomel (2)
Aminomel cum A
Aminosol (6)
Aminosol-Glukose
Aminosol-Glukose cum Aethanol
Aminovit
Aminofusin (5)
Aminofusin A (5% Alkohol)
Bioprotin (14)
Amigen-5%-Dextrose (3)
Amigen 3·3%-Dextrose 3¹/₂% in
Lactat-Ringerlösung
Amigen 5% (3) Dextrose 5%, Al-
kohol 5%
Zusätzlich sind den Aminosäuren
Vitamine zugesetzt (B₁, ₆, ₁₂,
C, Rutin u. a.), dem Aminofusin
außerdem Elektrolyte

3. Fett
Fettlösungen
Wird durch andere Stoffe ersetzt (eventuell fettreiches
Plasma)

* Keine Blutgruppenbestimmung notwendig!

III. Elektrolytlösungen

1. Kombinierte oder Mehrzwecklösungen

Die kombinierten Lösungen (zur Erhaltung des Gleichgewichtes) enthalten im allgemeinen die Hälfte der Elektrolytkonzentration der extrazellulären Flüssigkeit und damit auch zur Hälfte freies Wasser. Sie entsprechen dem Durchschnittsbedarf an Elektrolyten (50—70 mval.).

a) Basislösungen

Infusal (Domanig-Barrenscheen)
Elo-Mel 1
Hartmannsche Lösung (modif. Ringerlösung)
Modifizierte Thyrodelösung
Aequilibrierte Lösung nach Butler u. Talbot (3, 4)
Aequilibrierte Lösung nach Lowe (3, 4)
Tutofusin B (5)
Sterofundin B (3), G, J, VB
Polysal (Cutter)
Elektrolyte Nr. 2 (Baxter)
Omnifundol (13)

b) Starterlösungen

Die Starterlösungen enthalten kein Kalium und relativ niedrige, andere Elektrolytmengen. Sie enthalten daher viel freies Wasser.

Tutofusin Ns (5)
Sterofundin A (3)
Indikation: Besonders Erhaltung des Gleichgewichts, parenterale Ernährung. (a) und b), Routine-Therapie (Basislösung!). (1). Bei mangelnder oder unbekannter Nierenausscheidung zuerst b)

2. Ersatzlösungen:

Die Ersatzlösungen zur Behebung des Verlustes an verschiedenen Körpersäften, sind weitgehend isotonisch, d. h. sie enthalten ungefähr die gleiche Anzahl von Kationen und Anionen pro Liter wie die Extrazellularflüssigkeit. Sie liefern allerdings kein freies Wasser, welches zusätzlich zugeführt werden muß.

a) Mangel an Gesamtelektrolyten verschiedener Art:

Elo-Mel 2 (2)	Lösung ⎫	Ersatz von alkalischen Darm-	
Tutofusin K 10 (5)	nach ⎬	säften (Galle, Pankreas, Dünn-	
Tutofusin JK 5	Cook (3) ⎭	darm)	

Elo-Mel 5 (2)		Elo-Mel 4 u. 5	⎫
Tutofusin (5)	Ersatz von	Tutofusin E	Speziell zum
Tutofusin E (5)	sauren	Tutofusin JK 5	Ersatz großer
E-Lösung nach	Sekreten	E-Lösung nach	Schweiß-
Cook (3, 4)	(Magensaft)	Cook	mengen
NaCl-Lösung (3, 4, 8...)		NaCl-Lösung	⎭

Elo-Mel 3, eventuell 2 (2)	⎫
Na-Lactatlösung n/6 mol, (8, 1, 3)	
Na-Lactatlösung isot. (1·75%)	Acidosebehandlung
Tutofusin K 10 (5)	
Tutofusin LPK 15 (5)	
Tutofusin IK 5 (5)	⎭

Elo-Mel 5 (2)	⎫
Tutofusin E (5)	
Lösung nach Darrow (3, 4)	Alkalosebehandlung
Ammoniumchloridlösung isot.	
(0·83%) (3, 4, 8, 5)	⎭

Elo-Mel 4 (2)
Tutofusin LPK 15 (5)
Tutofusin E oder JK 5
Lösung nach Darrow (3,4)
Lösung nach Marks (3)
E.-Lösung nach Lowe (3, 4)
Kalium-Lösung (siehe nebenan)

(Fortsetzung der Tab. 1)

Kalium-Mangelzustände
(Diarrhoe, Erbrechen, Pylorusstenose, Ileus, postoperativ)

b) Mangel einzelner Ionen

Kaliumchlorid (1, 3, 4, 5, 8)
Kalium-primär-sekundär Phos-
  phat
Kaliumbikarbonat
Kaliumlactat
Mono-Kaliumglutaminat
n/6 mol. Natriumlactat
Isot. Na-Lactatlösung 3·75%
Isot. NaCl-Lösung 0·89%
Hypert. NaCl-Lösung (3% u. a.)

Indikation für 2 b):
Zusatztherapie oder speziell er-
  rechnete Therapie auf Grund
  einer Elektrolyt-Bilanz!

Hersteller:
(1) Gerätezentrale des ÖRK;
(2) Leopold & Co, Graz;
(3) Braun, Melsungen;
(4) Fresenius, Hamburg;
(5) Pfrimmer, Erlangen;
(6) Vitrum, Stockholm;
(7) Bayer, Leverkusen;

(8) Heilmittelwerke, Wien;
(9) Knoll, Ludwigshafen;
(10) Sanabo, Wien;
(11) Lävosan Ges., Linz;
(12) Schweiz. R. K., Bern;
(13) Biotest, Frankfurt/Main;
(14) Holzinger, Wien;
(15) Haemoderivate, Wien.

liegt dabei bei 1500 Kal/Tag. Die an sich günstigen Alkohol-
zusätze werden aber öfters nicht gut vertragen.

Die Aminosäurengemische enthalten wohl die notwendigen exogenen (essentiellen) Aminosäuren (8), aber zirka
30% der zugeführten Aminosäuren werden durch die Nieren
ausgeschieden. Von den übrigen 70% wird ein Teil sofort im
Organismus verbrannt, für den Einbau der restlichen Aminosäuren bzw. deren Synthese zum Albumin benötigt der
Körper wieder Energien. Um einen dadurch bedingten Eiweiß-
verlust zu verhindern, werden diesen Präparaten zusätzlich
Kohlehydrate, eventuell Alkohol beigefügt. Die Maillard-
sche Reaktion, die bei einer Kombination von Aminosäuren mit Glukose oder Lävulose zu einer Wertverminde-
rung der Lösung führt, tritt bei Verwendung von Sorbit als
Zucker nicht auf. Sorbit wird als Zwischenprodukt der
Vitamin C-Synthese durch Reduktion von Glukose gewonnen.
Es zeigt eine bessere Nierenverträglichkeit und Leber-
glykogenbildung als die Glukose und erzeugt bei normaler
Dosierung keine Hyperglykämie und keine Glykosurie. Die
starke antiketogene Wirkung und die insulinunabhängige Ver-

wertung sind bei Diabetikern vorteilhaft. Diese Vorteile gelten meist auch für die Lävulose (insulinunabhängige Verwertung, bessere Assimilierfähigkeit, stärkerer eiweißsparender Effekt, Begünstigung des Eintrittes von extrazellulärem Kalium in die Zelle bei Kaliummangel).

Fettinfusionen werden noch nicht reaktionslos vertragen und werden daher meist noch nicht benützt. Fettreiches Plasma (von Spendern nach fettreicher Mahlzeit) hilft hier am besten weiter.

Vollblut und Plasma haben hier ohne jeden Zweifel den größten Wert, wenn auch ein Großteil des Eiweiß (aus den Erythrozyten) erst auf längere Sicht verwertet werden kann.

Bei der parenteralen Ernährung muß also besonders berücksichtigt werden, daß in der begrenzten Flüssigkeitsmenge alle notwendigen Stoffe untergebracht werden. (Der Kaloriengehalt von 500 ml Dextrose oder Lävulose beträgt zirka 200 Kal., der von 500 ml Aminosäuren zirka 300 Kal.)

Diese Tatsache erfordert einen exakten Plan, die Kenntnis des kalorischen Wertes der entsprechenden Lösung und deren Zusammensetzung. Dazu ist ein Schema über die erhältlichen Lösungen der verschiedenen Gruppen (Tab. 1), die Indikation derselben sowie die Kontraindikation (z. B. bei Eiweißlösungen, bei kolloidalen Ersatzstoffen usw.) und die Normalwerte (Tab. 2) nötig. Schließlich sind noch Menge und Dosierung, Verträglichkeit mit anderen Medikamenten und Umrechnungstabellen bzw. Nomogramme zur Erstellung einer Gesamtbilanz wichtig. Praktisch ist noch zu erwähnen, daß in den ersten Tagen wegen der Na-Retention und der NNR-bedingten Ausscheidungsstörungen sowie der Zunahme des extrazellulären Flüssigkeitsvolumen (3 bis 9% je nach Operation) nur begrenzte Mengen (bis 1500 ml/Tag) gegeben werden sollen. Sobald als möglich ist wieder auf die normale Ernährung überzugehen, die den erfolgten Kaliumverlust rasch wieder normalisiert (Gemüse, Fisch, Fleisch, Fruchtsäfte, eventuell K peroral). Der postoperative Eiweißabbau kann auch durch parenterale Eiweißgaben in den ersten Tagen nicht beeinflußt werden. Wenn mehr zugeführt wird, wird eben mehr ausgeschieden.

Bei sogenanntem postoperativen „Kreislaufversagen" ist zu fahnden, ob es sich nicht um eine nichterkannte und nichtbehandelte Stoffwechselstörung handelt.

Die operierten Patienten, die den Chirurgen besonders interessieren, kann man im Hinblick auf die Notwendigkeit einer parenteralen Ernährung in 3 Gruppen einteilen:

1. Patienten, die sich vor der Operation in einem normalen Ernährungszustand befanden und nach kurzer Zeit wieder normale Ernährungsweise aufnehmen können: Leichte Operationsgruppe, Beispiele: Unkomplizierte Appendektomie,

Tab. 2. Serumspiegel der wichtigsten Elektrolyte

	Normalwerte		Mittelwerte	
	Gew.-%	mval/l	Gew.-%	mval/l
Natrium............	314—326 mg%	136·6—141·8	320 mg%	139
Kalium............	16—22 mg%	4·1—5·6	20 mg%	5
Chlorid............	345—380 mg%	97·3—107·2	365 mg%	103
Calcium...........	9·5—10·5 mg%	4·7—5·2	10 mg%	5
Basenbikarbonat...	53—77 Vol% CO_2	23·8—34·7 HCO_3	60 Vol% CO_2	27 HCO_3
Magnesium........	1·8—3·8 mg%	1·5—3·0	3 mg%	2

Herniotomie, Strumektomie usw. Außer bei Komplikationen ist hier keine parenterale Therapie notwendig.

2. Patienten, die sich vor der Operation durch ein akutes Krankheitsbild in einem veränderten Stoffwechselgleichgewicht befanden, welches durch die Operation wieder korrigiert wird oder bei denen sich durch einen größeren Eingriff (Stress, Narkose usw.) und eine mehrtägige Karenz eine vorübergehende Aenderung einstellt. Auch hier regelt der an sich gesunde Organismus die Verschiebung und Mängel rasch wieder selbst und es braucht nur vor bzw. während der Operation der Säfteverlust oder bestehende Schock einmalig korrigiert zu werden. Wichtig ist hier aber die präoperative Beseitigung der bereits vor der Operation bestandenen Verschiebungen und Verluste. Postoperativ werden diese Patienten meist nur 5%igen Zucker als Energiespender und gegen den Durst benötigen, solange die Nahrungsaufnahme unterbrochen ist. Mittlere, nichtkomplizierte Operationsgruppe:· z. B. Magenresektion, Cholecystektomie, perf. Appendicitis, Schenkelhalsnagelung usw.

3. Patienten, die sich bereits vor der Operation in einem herabgesetzten Allgemeinzustand befanden, bei denen der Eingriff an sich eine weitere Belastung bedeutet und bei denen die normale Ernährung per os für kürzere oder längere Zeit nicht wieder aufgenommen werden kann. Komplizierte Operationsgruppe: Hierher gehören u. a. die sogenannten erweiterten Eingriffe (Oesophagusresektionen, totale Gastrektomien, Pankreatektomie — Whipple —, beiderseitige Nebennierenexstirpation, ausgedehnte Dünn- und Dickdarmresektionen, Coffey usw.), Operationen bei anderen schweren Grundleiden (Diabetes, Leberzirrhose, Nierenleiden usw.) und die sogenannten Risiko-Operationen, ein Begriff, der nicht nur die intraoperativen, sondern auch die postoperativen Gefahren einschließen muß. Größere Herz- und Lungenoperationen unterliegen im Hinblick auf den Blut- und Flüssigkeitsersatz besonderen Bedingungen.

Kinder sind gegen Flüssigkeitsverluste besonders empfindlich, ebenso Leute im hohen Alter.

Diese — und nur diese — Gruppe braucht das gesamte Rüstzeug der Infusionstherapie. Hier muß jede Möglichkeit ausgeschöpft werden und jede der zahlreichen Lösungen wird im einzelnen Fall gebraucht werden. Zweckmäßig wird man dabei von einem Grundschema ausgehen, das man nach Bedarf erweitert und ergänzt (Tab. 3). Die zur Diagnostik der Elektrolytstörungen nützlichen und notwendigen Grundlagen sind der Vollständigkeit halber in Tab. 4 angeführt.

Unserem Erachten nach wird sich eine gewisse Standardisierung der Infusionstherapie in keinem Krankenhaus mit

Tab. 3. Grundschema

Zeitpunkt	Gruppe I (leicht)	Gruppe II (mittel)	Gruppe III (schwer)
Präoperativ	I—III Möglichst Beseitigung aller bestehenden Störungen (Verluste und Überschuß)		
Intraoperativ	I—III Einleitung mit indifferenter Infusion, Fortführung je nach Länge und Verlauf (Blutverlust, Schock) mit Vollblut oder Plasma-Expandern bis zur Erreichung der normalen Druckwerte (80 bis 90% der Verlustwerte)		
Postoperativ: 1. Tag 2. Tag	beginnende orale Zufuhr	5% Dextrose u. a.	Menge: 1500 ml bis 2000 ml, 1000 ml Dextrose, Lävulose 5% 500 ml Blut oder Starterlösung, Vitamine
3. Tag		perorale Zufuhr, eventuell Rest Dextrose	Menge: Jeweils 2500 bis 3000 ml/Tag: 500 ml Blut, Serum, Albumin oder Aminosäuren Je 1000 bis 1500 ml Dextrose und Elektrolytlösungen (Basis oder Ersatzlösung, sowie Vitamine
4. Tag und so fort	0	0 (weiterer peroraler Ersatz nur bei Komplikationen, dann aber Gruppe III)	Menge: Je nach Ausscheidung und sonstigen Verlusten Ersatz: Zucker Eiweiß Elektrolyte Vitamine je nach klinischem Bild und Laborbefunden (Serum und Harn)

modernem Operationsbetrieb vermeiden lassen. Wir haben hier versucht, die wichtigsten Lösungen der verschiedenen Gruppen zusammenzufassen, um einen Ueberblick zu ermöglichen. Von allen diesen Lösungen muß man sich in einem kleinen Betrieb je eine typische Lösung jeder Gruppe vorrätig halten. Je größer ein Krankenhaus ist, desto mehr Arten von Lösungen müssen vorrätig sein.

Tab. 4. Diagnostik der Elektrolytstörungen

Die klinische Beurteilung ist am wichtigsten, die anderen Befunde unterstützen diese.

Die einseitige Verwertung der Serumelektrolytwerte (Ionogramm) verleitet hie und da zu verhängnisvollen Irrtümern. Nur die Verwertung des klinischen Befundes gemeinsam mit den Serum- und Harn-Elektrolytwerten ergibt verläßliche Anhaltspunkte.

I. Necesse für jedes Krankenhaus!	Die unbedingt notwendige (minimale) Kontrolle der Infusionstherapie, die heutzutage in jedem operativen Betrieb durchgeführt werden muß, umfaßt: 1. Anlegen einer Tabelle über die Ein- und Ausfuhrkontrolle (schriftlich!) 2. Den genauen Befund (klinisch): Flüssigkeitsverluste (besonders pathologische Verluste); Haut und Schleimhautfeuchtigkeit; Gewebsödeme, Uebelkeit, Schwindel usw.; Berücksichtigung des „Third space"; Blutdruckkontrolle, Ekg 3. Blutbild (Hb, Ery). Es dient, um im Vergleich zu den Verlusten grobe Verschiebungen im Sinne der Eindickung zu erkennen. 4. Harnuntersuchung: Menge (mindestens 1000 m je Tag); spezifisches Gewicht (zwischen 1005 und 1025. Verdünnung und Konzentration)
II.	Eine wertvolle zusätzliche (optimale) Kontrolle ergeben folgende Laboratoriumsuntersuchungen: Na Rest-N K im Serum und Harn Harnstoff Ca Alkalireserve Cl eventuell p_H des Blutes Plasmavolumen

Da wir aber unser Wissen um den Flüssigkeits- und Elektrolythaushalt erst schrittweise in den klinischen Routinebetrieb einbauen müssen, ist eine Uebersicht und Planung innerhalb der Vielzahl der Lösungen notwendig. Erst wenn es für jeden Arzt möglich ist, jederzeit die richtige Lösung zur Hand zu haben, wird sich der Fortschritt, den uns diese Therapie gebracht hat, wirklich erfolgreich auswirken. Die genaue Kenntnis der Stoffwechselstörungen und des Flüssigkeitshaushaltes muß sich allerdings dazugesellen.

Literatur: Abderhalden, E. F., Frank und Schittenhelm, A.: Z. physiol. Chem., 63 (1910), S. 215. — Bansi, H. W.: Wschr., 1/2 (1949), S. 261. — Barany, F.: Sv. Läkartidn., 44 (1947), S. 1353 (Schwdl.). — Bennhold, H.: Dtsch. med. Wschr., 73 (1948), S. 401. — Boebel, R. A.: Med. Wegwarte, 2 und 3 (1958), S. 1. — Bohmanssen, G.: Nord. Med., 21 (1944), S. 127. — Brosdetzko, I.: 14 (1958), S. 477. — Brunschwig, A., Clark, D. E. und Corbin:

12

Ann. Surg., 115 (1942), S. 1091. — C a r s t e n s e n, E.: Münch. med. Mitt., 87 (1957), S. 1519. — C o l e: J. amer. med. Assoc., 147 (1951), S. 1563. — C u t h b e r t s o n: Brit. med. J., 4581 (1948), S. 731; ref. Schweiz. med. Wschr., 79 (1949), S. 681. — D a r r o w, D. C.: J. amer. med. Assoc., 143 (1950), S. 364 und S. 1432. — E d l u n d, Y.: Nordisk Medicin, 32 (1946), S. 2849 (Schwd.). — F e k l, W.: Neue Wege zur Regulation des Mineral- und Wasserhaushalts. Pfrimmer & Co., Erlangen (Wissenschaftliche Schriften Nr. 1). — F e n d t, K. H.: Münch. med. Mitt., 87 (1957), S. 1430. — F o x, C. L.: Pediatrics, 7 (1952), S. 186—192. — D e r s e l b e: J. amer. med. Assoc., 148 (1952), S. 827—833. — G a t e s und C r a i g: Proc. Staff Meet. Mayo Clin., 23 (1948), S. 81. — G a u e r, O. H.: Münch. med. Mitt., 87 (1957), S. 1416. — G o l d b e r g, L. und W r e t l i n d, K. A. J.: Acta physiol. Scand., 14 (1947), S. 19. — H a r t z e l l, J. B., V i e n f i e l d, J. M. und I r v i n, I. L.: J. amer. med. Assoc., 116 (1941), S. 669. — H e d e n s t r ö m, G.: Acta Paediatr., 38 (1949), S. 271. — H e l l e r: 109. Tagung der Mittelrheinischen Gesellschaft für Geburtshilfe und Gynäkologie, Frankfurt 1950. — H e l l n e r - N i s s e n - V o s s c h u l t e: Stuttgart: G. Thieme-Verlag. 1957, XII (Grundmann, G.). — J a n s s o n, J.: Ref. K. A. J. Wrettlind: Nord. Med., 27 (1945), S. 1727 (Schwd.). — J o n e s, C. M. und J o n e s, F. B.: Eaton Arch. Surg., 27 (1933), S. 159. — K r i s h a n, K. V. E. und S a k a r a n, K. G.: Narayanan und Indian. Med. Gaz., 79 (1944), S. 160. — K r e p l e r: Wien. klin. Wschr., 67 (1955), S. 288. — K u n z, H. und T r a u s c h k e: Wien. klin. Wschr., 67 (1955), S. 330. — L i d s t r ö m, F. und W r e t l i n d, K. A. J.: Nord. Med., 47 (1952), S. 749 (Schwd.). — L i d s t r ö m, F.: Scand. J. Clin. Lab. Invest., 4 (1942), S. 167. — L i n d e n s c h m i d t, T. C.: Verh. dtsch. Ges. inn. Med. (1949), S. 231. — L i n d e n s c h m i d und H e r r e n r i n g: Therapiew., 1 (1950/51), S. 541. 57. Tagung der Deutschen Gesellschaft für innere Medizin. Wiesbaden 1951. — L i n d e n s c h m i d, O.: Lang. Arch. Kongr. Bes. Dtsch. Ges. Chir. (1959) Bibl. haemat. (im Druck). — L e u b n e r und R e i s s i g l, H.: (im Druck). — L e u b n e r, H.: (im Druck). — M a g n u s s o n, J. H.: Acta Paediatr. Bibl. haemat. (im Druck). — M a c h, R.: J. Geneve, Kongreß (1945), 32599. — M a u r e r, G. und H o f m e i s t e r, L.: Stuttgart: Ferd. Enke-Verlag. 1958. — M o l l i n, P.: Münch. med. Mitt., 87 (1957), S. 1527. — R a u s c h, F.: Aerztl. Forsch., 2 (1948), S. 123. — R e i s s i g l, H.: Med. Klin. 1959 (im Druck), dort weitere Literatur. — D e r s e l b e: Med. Klin. (1958). — R h o a d s, J. E. und K a n s i n k a s, W.: Surgery, 11 (1924), S. 38. — R o s e, W. C.: J. biol. Cem., 94 (1931), S. 155. — D e r s e l b e: Science, 86 (1937), S. 298. — D e r s e l b e: J. biol. chem., 127 (1939), S. 677. — D e r s e l b e: J. biol. Chem., 166 (1946), S. 103. — D e r s e l b e: Feder. proceedings, 8 (1949), S. 546. — S c h u b e r t, C. E., T h u r e b o r n und W r e t l i n d, K. A. J.: Nord. Med. (1952) (Schwd.). — S n i v e l y, W. D. und S w e e n e y, W. D.: „Fluid Balance, Handbook for Pracitioners". — S n i v e l y und S w e e n e y: J. biol. Chem., 187 (1950), S. 697. — S p e i e r, F.: Münch. med. Mitt., 8 (1957), S. 1418. — S t a r l i n g, E. H.: J. Physiol., 19 (1895), S. 312. — S w e e n e r y, M. J.: Oxford:

Blackwell Scient. Publ. 1956. — T a l b o t, N. B.: New. Engld. J. Med., 248 (1953), S. 1100. — T h o m p s e n, W. D., R a v d i n, I. S. und F r a n k, I. L.: Arch. Surg., 36 (1938), S. 500. — V, a r c o, R. L.: Surgery (1946), S. 19303. — W r e t l i n d, K. A. J.: Nord. Med., 23 (1944), S. 1762 (Schwd.). — D e r - s e l b e: Acta physiol. scand., 11 (1946), S. 279. — D e r s e l b e: Acta physiol. scand., 27 (1952), S. 189. — D e r s e l b e: Acta physiol. scand. (1949), 17. Suppl. 59 Revista de Medicina e Cirurgia de S. Paulo., 9 (1949), S. 47. — D e r s e l b e: Nord. Veterinärmedicin, 4 (1952), S. 29 (Schwd.).

Aus der Universitäts-Kinderklinik in Wien
(Vorstand: Prof. Dr. K. Kundratitz)

Anwendung und Wirkungsweise
diuretischer Substanzen im Kindesalter

Von A. Rosenkranz

Noch immer steht der Kliniker bei ödematösen Zuständen oder Krankheitsbildern vor der Notwendigkeit harntreibende Mittel anzuwenden und aus der schon recht angewachsenen Zahl von Diuretika jene Substanzen auszuwählen, die auch unter erschwerten klinischen (Parenchymschaden) oder metabolischen Bedingungen (renale Azidose) einen möglichst intensiven Effekt bei Fehlen von Nebenwirkungen entfalten. Da aber gerade die biochemischen Untersuchungsergebnisse, wie sie bei der Anwendung diuretisch wirksamer Pharmaka gewonnen werden können, Einblicke in das zum Großteil noch unklare Gebiet der renalen Elektrolyttransportmechanismen gewähren können, kommt diesem Thema auch von Seiten der Grundlagenforschung erhöhte Aufmerksamkeit zu. Es werden die Carboanhydrasehemmkörper, die Saluretika und die ebenfalls diuretisch wirksamen Nebennierenrindensteroide hinsichtlich ihres klinischen und biochemischen Verhaltens bei nierengesunden und nierenkranken Kindern herausgegriffen.

Die Zufuhr eines Carboanhydrasehemmkörpers (CAH), und zwar des Sulfonamidderivats Acetazolamid (2-Acetyl-amino-1,3,4,-thiadiazol-5-sulfonamid) führt zu einer wesentlichen Beeinflussung der Baseneinsparungsmechanismen und damit zu einer Aenderung der renalen Elektrolyt- und Wasserausscheidung. So tritt bei nieren- und stoffwechselgesunden Kindern nach Acetazolamidzufuhr eine sehr starke

Zunahme der Natrium- und Bikarbonat-, sowie auch der Kaliumausscheidung im alkalischen Harn ein, während die verminderte H-Ionenexkretion in einem Rückgang der Ausscheidung von Ammonium und titrierbaren Säuren zum Ausdruck kommt. Mit der durch diese Störung der Baseneinsparungsmechanismen bedingten Zunahme der Natriumbikarbonatausscheidung ist eine Steigerung der Wasserausscheidung verbunden. Während diese Veränderungen unter Acetazolamid bei Normalfällen regelmäßig erzielbar sind, ist dies beim Nephrosesyndrom keineswegs immer der Fall. In einer früheren Untersuchungsserie konnten wir zeigen, daß bei Fällen von Nephrosesyndrom sowohl unter Glukocorticoidbehandlung als auch ohne eine solche Therapie unter Acetazolamidverabreichung die typischen Wirkungen hinsichtlich Diurese und renaler Elektrolytausscheidung nachweisbar waren. Zweifellos kommen aber auch bei Nephropathien nach CAH-Zufuhr Versager hinsichtlich der geschilderten Kriterien vor und auch in den Literaturberichten finden sich diesbezüglich unterschiedliche Ergebnisse. Ursächlich können beim Ausbleiben des Acetazolamideffektes bei Nierenkrankheiten mehrere Faktoren mit im Spiel sein. Voraussetzung für den normalen Ablauf der Regulationsmechanismen der renalen Elektrolytausscheidung ist nämlich abgesehen von anderen Faktoren ein funktionell intakter Tubulusapparat, so daß das Ergebnis der Untersuchungen der Harnelektrolyte im Harnionogramm unter Acetazolamidzufuhr sogar zur funktionellen Prüfung einiger tubulärer Nierenfunktionen herangezogen werden kann. Bei ausgeprägten funktionellen oder anatomischen Schädigungen der Nierentubuli oder bei komplexer allgemeiner tubuloglomerulärer Niereninsuffizienz besteht nach CAH-Zufuhr, ebenso wie bei Säure- und Alkalibelastungsproben eine ausgesprochene Elektrolytstarre — eine „Isoelektrolyturie" —, wie dies durch die stets gleiche Zusammensetzung der Harnionogramme zum Ausdruck kommt. Eine weitere Ursache für das Fehlen des typischen Carboanhydrasehemmkörpereffektes kann in der Verminderung der Serumalkalireserve gelegen sein, wobei der Grenzwert für die Wirksamkeit zwischen 16—19 mval/l angenommen wird. Das Ausbleiben des CAH-Effektes bei einer Azidose hat überdies insofern praktische Bedeutung, da die durch Basen- und Bikarbonatverlust durch diese Substanz bedingte Azidose eine Selbsthemmung bewirkt. Anderseits wird der acidotische Effekt von Acetazolamid eine Kontraindikation für die Anwendung bei mit Azidosen einhergehenden Nephropathien darstellen.

Hydrochlorothiazid (6-chlor-7-sulfamyl-3,4-dihydro-1,2,4-benzothiazin-1,1-dioxyd) zeichnet sich im Tierversuch

gegenüber Chlorothiazid durch eine 4—16mal stärkere diuretische und natriuretische Wirksamkeit aus. Aus eigenen
Untersuchungen geht hervor, daß Dosen von 1 mg pro kg
Körpergewicht und Tag bei 1mal täglich peroraler Verabreichung sehr gut wirksam sind und sogar noch unter-
schritten werden können. Der wesentlichste biochemische
Unterschied der Wirkungsweise von Hydrochlorothiazid
gegenüber Chlorothiazid besteht darin, daß die erstgenannte
Substanz eine geringere Zunahme der renalen Kaliumausscheidung aufweist und praktisch keine Hemmung auf die
Carboanhydrase entfaltet. Unsere Untersuchungen unter
Hydrochlorothiazid bei Normalfällen und bei verschiedenen
ödematösen Zuständen ergaben nämlich eine beträchtliche
Zunahme der renalen Natrium-, Chlorid-, Wasser- und in
geringerem Ausmaß auch der Kaliumausscheidung, jedoch
keine oder keine nennenswerten Veränderungen des Harn-
pH, der Bikarbonat-, Ammonium- und titrierbaren Säure-
exkretion. Da diese Wirkungen durch eine vom Carbo-
anhydrasemechanismus unabhängige Hemmung der tubulären
Rückresorption besonders von Kochsalz und damit von
Wasser erklärt werden müssen, kann Hydrochlorothiazid
auch bei ödematösen Nierenkrankheiten mit Azidose zur
Entwässerung verwendet werden, da weder eine Selbsthemmung eintritt noch eine Steigerung der Azidose be-
fürchtet werden braucht. Die Bestimmung der GFR sowohl bei
Chlorothiazid als auch unter Hydrochlorothiazid erbrachte
keinen Hinweis für eine glomeruläre Beteiligung hinsichtlich des Wirkungsmechanismus. Wenngleich auch unter
Hydrochlorothiazid meist die Zunahme der renalen Natriumausscheidung die von Kalium prozentual deutlich übertrifft
und unter der Medikation der Natrium-Kalium-Quotient
signifikant ansteigt, kann mitunter bei mehrtägiger, kon-
tinuierlicher Verabreichung der renale Kaliumverlust zu
einer Hypokaliämie und der Chloridverlust zu einer Hypochlorämie führen.
  Die Steroidhormone der Nebennierenrinde sind wohl
im üblichen Sinne keine Diuretika, jedoch sind sie zweifellos beim Nephrosesyndrom und manchmal auch bei anderen
ödematösen Zustandsbildern diuretisch wirksam, so daß ihre
Besprechung in diesem Zusammenhang gerechtfertigt erscheint. In der Tat sind bei einem mit Steroidhormon wirksam behandelten Nephrosesyndrom die usuellen Diuretika
in der Regel entbehrlich. In der ersten Behandlungsphase
besteht eine wesentlich geringere Retention von Kochsalz
und Wasser als bei ACTH-Behandlung und gewöhnlich ab
dem 5. Behandlungstag (meist zwischen dem 8. und 10. Tag)
läßt sich eine mitunter schlagartig einsetzende Diurese mit
Rückgang der Oedeme und Hohlraumergüsse sowie Ge-

4

wichtssturz erzielen. Die Untersuchungen der renalen Elektrolytausscheidung zeigen in solchen Fällen von ödematösen Nephrosen bei Therapiebeginn und in der ersten Behandlungsphase nur eine minimale Natrium- und Chloridausscheidung, dagegen eine deutliche oder erhöhte Kaliumexkretion. Dieses Verhalten kann durch den infolge Volu-
menverminderung bedingten sekundären Hyperaldosteronismus erklärt werden, da auch die Untersuchungen des Harnes
von ödematösen Nephrosen und anderen Oedemsituationen
eine erhöhte Aldosteronausscheidung nachweisen ließen. Dagegen findet man im Harnionogramm bei der Ausschwemmung der Oedeme eine beträchtliche Zunahme der Natrium-
und Chloridausscheidung, während die Kaliumexkretion
meist zurückgeht.

Ob der diuretische und natriuretische Effekt von Cor-
ticoidhormonen auf einer Normalisierung des komplexen
und bei einer Oedemsituation gestörten Wechselspiels zwischen natriumretinierendem und natriumdiuretischem Hormon beruht, kann nur zur Diskussion gestellt werden. Allerdings müssen gegen die Theorie der Regulierung von,
natriumretinierendem und natriumdiuretischem Hormon
besonders 2 Einwände geltend gemacht werden. Einerseits
treten die diuretischen Vorgänge unter Steroidhormon beim
Nephrosesyndrom bereits zu einem Zeitpunkt ein, wo die
Hypoproteinämie noch keineswegs verändert ist, so daß
die Besserung der hypoproteinämischen Volumenverminde-
rung und des dadurch bedingten sekundären Hyperaldosteronismus nicht stichhältig erscheint und anderseits
haben die Behandlungsversuche mit natriumdiuretischem
Hormon nicht die erwarteten Wirkungen ergeben.

Diese komplexen biochemischen Mechanismen lassen es
verständlich erscheinen, daß dieses oder jenes Diuretikum
nur unter bestimmten Voraussetzungen wirksam sein wird,
dagegen unter anderen Umständen bei der gleichen Grundkrankheit versagen kann. Die biologischen, tiefgreifenden
Veränderungen durch die geschilderten Substanzen verlangen
für ihre gezielte Anwendung eine genaue Kenntnis der
Materie und lassen eine wahllose Anwendung unberechtigt
und manchmal sogar gefährlich erscheinen. Wenngleich auch
derzeit die Gruppe der Saluretika (Hydrochlorothiazid)
therapeutisch am besten vertretbar erscheint, wird prinzipiell das „wirksamste" Diuretikum jenes darstellen, das
gerade im speziellen Fall klinisch und biochemisch am
besten fundiert erscheint.

Säure-Basenhaushalt bei Atemfunktionsstörungen

Von **F. Muhar**, Wien

Die Endprodukte des Stoffwechsels haben überwiegend
sauren Charakter. Durch das Blut werden sie vom Ort ihrer
Entstehung in den Geweben zum Ort ihrer Ausscheidung, in
die Lungen und in die Nieren, befördert.
Obwohl der Anfall dieser Stoffwechselprodukte während des Tagesablaufes beträchtliche Intensitätsunterschiede
aufweist, ändert sich die aktuelle Reaktion des Blutes, der
p_H-Wert, nur unwesentlich. Diese stabilen Verhältnisse
werden im Blut durch eine Reihe von Puffersystemen aufrechterhalten.

Das biologisch wichtigste Pufferpaar sind Kohlensäure
und Bikarbonate und die aktuelle Reaktion des Blutes hängt
von dem Verhältnis freier Kohlensäure zu Bikarbonat ab.
Dieses Verhältnis beträgt normalerweise 1 : 20 und der dazu-
gehörige p_H-Wert beträgt 7·40. Die Bikarbonatfraktion
können wir in Volumsprozent oder Milhval ausdrücken, die
freie Kohlensäure wird für atemphysiologische Belange am
günstigsten im mm Hg $=$ arterieller Kohlensäuredruck ausgedrückt. Der Normalwert beträgt 40 mm Hg.
Ist die Lunge nicht imstande, die anfallende Kohlensäure abzuatmen, dann kommt es in den Alveolen zu einem
Anstieg des Kohlensäuredruckes, dieser setzt sich in die
Lungenkapillaren fort und wir finden dann die arterielle
Kohlensäurespannung höher als 40 mm Hg, die freie Kohlensäure hat das Uebergewicht über die Bikarbonate, p_H wird
niedriger als 7·40, es resultiert die respiratorische Azidose.
Obligat verbunden ist mit dieser Form der Hyperkapnie
eine Hypoxie, da durch die schlechte Ventilation kein genügend hoher alveolarer, bzw. arterieller Sauerstoffdruck
erreicht werden kann.

Zur Wiederherstellung normaler Verhältnisse sind theoretisch zwei Möglichkeiten gegeben. Erstens der Ideal-weg: die Besserung der Ventilation, damit die gestaute Kohlensäure abrauchen kann. Zweitens können intakte Nieren das gesamte Bikarbonat zurückhalten, der Bikarbonatgehalt des Blutes wird größer, bei gleichbleibender Kationenkon-zentration wird das Anion Chlor vom Bikarbonat verdrängt und im Harn ausgeschieden. Der Urin ist sauer. Therapeutisch können wir diesen Kompensationsvorgang durch Verabreichung von Lactat unterstützen, das in der Leber in Bikarbonat umgewandelt wird, oder wir infundie-ren Bikarbonatlösungen.

Im allgemeinen ist die intrazelluläre Flüssigkeit bei der respiratorischen Azidose wesentlich geringer struktu-rell verändert als bei den verschiedenen Formen der meta-bolischen Azidose.

Die freie Kohlensäure stellt den Hauptreiz für die Regulation der Atmung dar. Liegen die alveolare und somit auch die arterielle CO_2-Spannung höher als 40 mm Hg, dann bewirkt dieser Anstieg eine Hyperventilation, vorausgesetzt, daß das Atemzentrum normal empfindlich ist. Depres-sionen des Atemzentrums sind bei der bulbären Polio-myelitis vorhanden, bei Hirnverletzten, bei Encephalitis, weshalb bei solchen Patienten immer mit der Möglichkeit einer oft akut einsetzenden respiratorischen Azidose ge-rechnet werden muß.

Ebenfalls eine deutliche Depression des Atemzentrums mit konsekutiver p_H-Verschiebung zur sauren Seite be-wirken Barbiturate und besonders Morphium. Dieser Zu-stand wird bei guten Ausgangswerten vom Organismus einigermaßen kompensiert, bestand aber bereits vor der Medikation eine respiratorische Azidose, dann kann ein weiteres Absinken des p_H-Wertes zu kardialen Komplika-tionen, Infektbereitschaft und einer Reihe anderer Störungen führen, die sich gelegentlich letal auswirken.

Bei einer Reihe von Operationskontrollen haben wir gesehen, daß der erfahrene Anästhesist sowohl manuell wie mit Hilfe eines Respirators ideale Gasspannungen und p_H-Werte über Stunden aufrechterhalten kann. Eine alveo-lare Hypoventilation mit mäßiggradiger Azidose fanden wir regelmäßig, durch die Prämedikation bedingt, vor dem Ein-griff und knapp nach der Operation, wenn die Spontan-atmung zwar visuell genügend erscheint, aber in Wirklich-keit doch noch ungenügend ist. Die dadurch oft längere Zeit bestehende respiratorische Azidose erfährt, meines Er-achtens, im hastigen Routinebetrieb nicht überall die ihr zustehende Würdigung. Sie ist aber sicherlich zu einem Teil daran schuld, daß sich eine Reihe von Patienten nach dem Eingriff so schwer erholen.

Die übliche postoperative Sauerstoffzufuhr beseitigt zwar die Hypoxie, der Säuregrad des Blutes bleibt unverändert oder wird sogar noch etwas erhöht.

Bei Lungenkomplikationen nach allen Operationen, aber besonders in der Lungenchirurgie, kann eine Obstruktion der Luftwege durch Bronchitis, Asthma bronchialis, obstruktives Emphysem, zu einer Verschlechterung der Respiration und ebenfalls zur respiratorischen Azidose, oft recht akut, führen. Die günstige Beeinflussung dieser akuten Fälle ist nur durch ein Freimachen der Luftwege zu erreichen. Am Anfang der Therapie stehen: Bronchitisbehandlung mit Breitbandantibiotica, Verabreichung von Theophyllinderivaten, in weiterer Folge Prednisolonderivate zur Lösung der Bronchialobstruktionen und schließlich die frühzeitig ausgeführte Tracheotomie. Durch sie wird der Totraum so beträchtlich vermindert, daß die Abatmung der Kohlensäure leicht vonstatten geht.

Mit dem Engströmrespirator sind wir jetzt in der Lage, wenn notwendig über Tage, Patienten künstlich zu beatmen, bis sie ihre Krise überwunden haben.

Bei der Behandlung von metabolischen Azidosen haben sich die Infusion von lactat- oder bikarbonathältigen Elektrolytlösungen, wie Elomel, bewährt. Von mancher Seite werden auch Diuretica und Chlotride empfohlen. Bei der Behandlung der akuten respiratorischen Azidose haben wir bei der Verabreichung der Diuretica in therapeutischen Dosen keine Beeinflussung, bei Infusion von Bikarbonatlösungen nur ganz kurz dauernde Aenderungen der arteriellen Kohlensäurespannung gesehen.

Unserer Erfahrung nach sind diese Maßnahmen einfach quantitativ nicht in der Lage mit den stetig anfallenden großen Mengen freier Kohlensäure im Blute fertig zu werden.

Auch auf andere regulatorische Hilfsmechanismen von Seiten der Niere und der Intrazellularflüssigkeit können wir bei der akuten respiratorischen Insuffizienz nicht rechnen. Ihre Entwicklung dauert zu lange. Gelingt es uns nicht, die alveolare Hypoventilation zu bessern, dann sinkt nach anfänglich trügerischem Anstieg der periphere Blutdruck ab, der Pulmonalisdruck steigt, belastet das rechte Herz, Wasserstoffionen treten in die Zellen ein, Kaliumionen aus. Im Herzzmuskel bewirkt dies zuerst unregelmäßige Herztätigkeit, schließlich Kammerflimmern und Herzstillstand.

Betreffen die akuten Formen überwiegend klinische Patienten, so kommen zum Arzt in der Praxis täglich Patienten mit mehr oder weniger ausgeprägter chronischer respiratorischer Azidose. Etwa chronische Asthmatiker, chronische Bronchitiker mit und ohne spastische Erscheinungen, vergesellschaftet mit einem Emphysem, mit Silikose oder chronischer Tuberkulose.

Immer wieder sind es die Obstruktionen in den Bronchien, die in erster Linie den schlechten Gasaustausch, die alveolare Hypoventilation verursachen. Der Entstehungsmechanismus ist der gleiche, nur erfolgt die Entwicklung meist langsam im Laufe von vielen Monaten oder Jahren. Der p_H-Wert liegt nur etwas im sauren Bereich, die Hilfsregulationen sind voll ausgebildet.

Die chronische respiratorische Azidose führt regelmäßig zur pulmonalen Hypertension, zum Cor pulmonale. Wieder ist der Hauptpunkt der Therapie die Beseitigung der Bronchialobstruktionen, die therapeutische Beeinflussung der chronischen Bronchitis.

Sicherlich können die schon zitierten Diuretica, obgleich mit verschiedenem Wirkungsmechanismus, für die Dauer der Medikamenteneinnahme eine Aenderung der arteriellen Kohlensäurespannung bewirken, die Besserung ist aber durch die erstgenannten Maßnahmen ungleich eindrucksvoller.

Sehr vorteilhaft sind Theophyllinpräparate, vor allem vom Typus des Euphyllin, da sie neben dem bronchodilatatorischen Effekt auch die kardiale und zerebrale Durchblutung vorteilhaft beeinflussen, wodurch die häufigen Kopfschmerzen bei Patienten mit chronischem Cor pulmonale gebessert werden können.

Noch ein Wort zu der Diagnose „Emphysem".

Den charakteristischen Befund eines Emphysems haben wir nach Pneumonektomie. Hier sehen wir, daß sich die Restlunge beträchtlich „bläht". Funktionell und praktischklinisch gesehen hat ein solches Emphysem, wie auch das Altersemphysem, für seinen Träger keine krankhafte Bedeutung. Die Leistungsfähigkeit des Emphysematikers wird erst beeinträchtigt, wenn die schon häufig zitierten Bronchialobstruktionen, vor allem in Form chronischer Infekte der Luftwege, hinzukommen. Dann haben wir, im Gegensatz zu dem vorhin erwähnten, bedeutungslosen nicht obstruktiven Emphysem, ein obstruktives Emphysem, eine nicht zu unterschätzende Krankheit.

In der Praxis sollen wir von Emphysem nur dann sprechen, wenn es sich bei unseren Patienten um ein solches obstruktives Emphysem handelt.

Meine Damen und Herren!

In diesem Kurzreferat war nur eine skizzenhafte Betrachtung der Krankheitsbilder möglich, denen Sie fast täglich unter verschiedenen Namen gegenüberstehen, die aber pathophysiologisch eine Einheit bilden und zur respiratorischen Azidose führen.

Die moderne pathophysiologische Betrachtungsweise verdient eine möglichst große Verbreitung, da sie zu einem besseren Verständnis der Genese der Ventilationsstörungen führt und uns die besten therapeutischen Wege weist.

Die zerebralen Durchblutungsstörungen

(Pathologisch-anatomisches Referat)

Von Franz Seitelberger

Mit 2 Abbildungen

Die zerebralen Durchblutungsstörungen haben seit jeher in der medizinischen Forschung einen bedeutenden Platz beansprucht. Wenn sich in den letzten Jahren die Bemühungen auf diesem Gebiet vervielfacht haben, so sind dafür mehrere Gründe maßgebend:

1. Die zerebralen Durchblutungsstörungen haben als Todesursache eine hohe Bedeutung. Sie machen fast drei Viertel aller Todesfälle infolge Krankheiten des ZNS. aus. Von den Gesamttodesfällen kommen über 8% auf die Kreislaufstörungen des Gehirns. Diese Verhältniszahlen sind aber im Steigen begriffen, da durch die zunehmende Ueberalterung der Bevölkerung die zerebralen Durchblutungsstörungen immer mehr hervortreten. Hier liegt also ein ernstes sozialmedizinisches Problem vor.

2. Die Fortschritte der Medizin auf dem Gebiet der neurologischen Diagnostik (z. B. die Angiographie der Hirngefäße) und die erweiterten therapeutischen Möglichkeiten in medikamentöser und neuro-chirurgischer Hinsicht fordern von sich aus eine verbesserte Einsicht in die Ursachen, die Entstehungsbedingungen und die Verlaufsarten der zerebralen Durchblutungsstörungen. Nur auf dieser Grundlage kann die Behandlung und Vorbeugung zielgerecht und wirkungsvoll gestaltet werden.

3. Ein weiterer Umstand für das erhöhte Interesse liegt darin, daß heute das Gehirnkreislaufsystem des Gesunden nicht nur durch die veränderte Lebensweise in unserer Zivilisation immer höheren Anforderungen ausgesetzt ist,

sondern daß es auch vor bisher nicht dagewesene Arten
von Belastungen gestellt wird oder gestellt werden soll, von
denen wir zum Teil noch nicht wissen, ob und wieweit ihre
Bewältigung im Bereich der physiologischen Toleranz des
Organismus liegt: ich denke dabei auch an die Luftfahrt
von Heute und die Raumfahrt von Morgen.
Diese aktuellen Momente sowie die Tatsache, die S p a t z
in dem Satz niederlegte: „Es gibt wohl kein krankhaftes
Geschehen im Gehirn, an welchem der Kreislauf nicht beteiligt wäre", haben eine intensive und vielfältige Arbeit an
den Problemen des Hirnkreislaufes und seiner Störungen auf
den Plan gerufen. Dabei haben sich die Aspekte der einzelnen beteiligten Disziplinen entsprechend der geänderten
Gesamtsituation der Medizin gewandelt. Was allein den Anteil der pathologischen Anatomie betrifft, so möchte ich nur
daran erinnern, daß in den großen Wiener Medizinischen
Schulen von R o k i t a n s k y und später von Meynert
Grundlegendes beigetragen wurde. In klassischer Form
haben dann S p i e l m e y e r in München und seine Schüler die
zerebralen Durchblutungsstörungen behandelt und die für
die neurologische Klinik grundlegende Einteilung geschaffen.
Auf diesen Voraussetzungen ist es heute möglich, die pathogenetischen Analysen in Angriff zu nehmen, d. h. die
morphologischen Veränderungen, die der Neuropathologe als
Zustandsbilder in den Gehirnen antrifft, zu einem morphologischen Verlaufsbild zu ordnen sowie dieses hinsichtlich
seiner pathophysiologischen Bedingungen und Auswirkungen
zu interpretieren und den zugrunde liegenden pathologischen
Vorgang zu rekonstruieren. Für wissenschaftlich beweis-
kräftige Ergebnisse bei einem solchen Vorhaben muß daher
eine ungeheure Fülle von Einzelbeobachtungen, Experi-
menten und Vergleichungen gesammelt und integriert
werden. Es sind Aufgaben, die noch lange nicht erfüllt
sind. Die unveränderliche Grundlage, das Baumaterial aller
dieser in Fluß begriffenen Erkenntnisse und Hypothesen
bilden aber die zutreffenden Beschreibungen und Charakteri-
sierungen der im Gehirn angetroffenen Veränderungen, d. h.
die anatomischen Befunde. Diesen möchte ich mich nunmehr
zuwenden.
    Das Gebiet der zerebralen Durchblutungsstörungen ist
ein überaus großes. In diesem Rahmen ist daher nur eine
knappe und vereinfachende Darstellung möglich und die
Beschränkung auf einige wenige Teilgebiete des Themas geboten. Der Hauptgegenstand meiner speziellen Ausführungen
sind die pathologisch-anatomischen Veränderungen bei den
zerebralen Durchblutungsstörungen auf organischer Grundlage. Die funktionellen Durchblutungsstörungen und solche, die bei außerhalb des Gehirns liegen-

den Ursachen erfolgen, werden in gedrängter Form berücksichtigt. Wenige kurze Vorbemerkungen zur A n a t o m i e u n d P h y s i o l o g i e der Hirngefäße sind hier notwendig. Die großen zuführenden Arterien, die Karotis und die Vertebralis bilden an der Hirnbasis extrazerebral ein kommunizierndes System, den Circulus arteriosus Willisii, nachdem sie jeweils eine eigenartige Schlinge formiert haben: den Karotissyphon und die Vertebralisschleife. Die Bedeutung dieser Anlage sieht man heute vor allem in der Bremsung der Pulsstöße und weniger in der Gewährleistung einer gleichmäßigen Blutverteilung, für die im Gehirn selbst geeignete Sicherungen bestehen. Nach kürzerem oder längerem extrazerebralen Verlauf durch das Maschenwerk der Arachnoidea treten die Gefäße in das Gehirn ein. Hier bleiben in allen Verlaufsstrecken zwischen der mesenchymalen Gefäßwand und dem neuroektodermalen Parenchym abgrenzende anatomische Strukturen und physiologische Barrieren vorhanden, die wir als Blut-Hirn-Schranke bezeichnen. Die intrazerebrale Strombahn hat einen ausgesprochenen Netzcharakter, der auch im Arteriolen- und Präkapillarenabschnitt durch reichliche Anastomosenbildung hergestellt wird. Die anatomisch günstigen Nebenstrombahnverhältnisse sowie die physiologischen Tatsachen, daß die kapillare Strombahn im Gehirn allzeit geöffnet und der Gefäßtonus auffallend konstant ist, sind für die Hirndurchblutung wesentlich. Das Gehirn ist infolge seiner Stoffwechseleigenheiten und seiner Vulnerabilität gegen Sauerstoffmangel auf eine gleichmäßige und kontinuierliche Zufuhr von arteriellem Blut angewiesen. In der Regulation der Hirndurchblutung sind unter physiologischen Bedingungen maßgebend: der arterielle CO_2-Partialdruck, das arterio-venöse Blutdruckgefälle und der venöse O_2-Partialdruck, der bei 19 mm Hg seinen kritischen Wert hat. Unter den Regulationmechanismen hat die Vasomotorik der intrazerebralen Gefäße, wie insbesondere S c h n e i d e r betont hat, nur eine untergeordnete Bedeutung.

Auf einen Punkt möchte ich noch hinweisen, der für das Verständnis der vaskulären Störungsformen belangvoll ist. Die Hirngefäße entwickeln sich nicht primär im Organ, sondern sie treten erst im Verlauf der Embryogenese, etwa in der sechsten Woche, in das Organ ein. In der Verteilung und Astbildung der extrazerebralen Gefäße besteht eine ungemeine Variabilität und die Rate der Fehlbildungen ist relativ hoch, was auch in der klinischen Häufigkeit von Subarachnoidalblutungen aus kongenitalen Aneurysmen zum Ausdruck kommt. Hingegen weisen die einzelnen örtlichen vaskulären Strukturen im Gehirn eine hohe Konstanz auf, die zu dem Begriff der z e r e b r a l e n A n g i o a r c h i t e k t o n i k

4

geführt hat. Es handelt sich dabei darum, daß sich nicht nur
weiße und graue Substanz schlechthin, sondern daß auch
zahlreiche graue Hirngebiete durch bestimmte morphologische Eigenheiten ihrer Vaskularisierung zu unterscheiden
sind. Meistens, aber nicht immer, fallen die angioarchitek-
tonischen Grenzen von Regionen mit den zytoarchitektoni-
schen Grenzen zusammen. Die Vaskularisierungsart stellt
also einen integrierenden Faktor im morphologischen Merk-
malskomplex der einzelnen Hirnregionen, insbesondere der
Grisea, dar. Dieser differenten formalen Struktur der Hirn-
teile sind im Physiologischen einerseits distinkte nervöse
Funktionsweisen und anderseits Eigentümlichkeiten des biochemischen Verhaltens, z. B. im Glukosebedarf, in der Sauerstoffaufnahme, in der Aktivität bestimmter Fermente u. dgl.
zugeordnet. Daher kommt es, daß sich bei Schädlichkeiten,
die das Gehirn als Ganzes betreffen, wie z. B. Oligämie,
kreislauf- oder blutbedingte Hypoxämie, verschiedene Hirn-
teile verschieden verhalten und verschiedene Grade von
Schädigungsfolgen zeigen können.
    Die organisch bedingten zerebralen Durch-
blutungsstörungen sind solche, bei denen an der Hirnstrombahn anatomische Veränderungen festzustellen sind.
Diese Veränderungen liegen zumeist in den Gefäßen selbst,
sind also durch Gefäßkrankheiten im engeren Sinn bedingt.
Die wichtigste aller dieser Krankheiten ist die Atherosklerose
mit der Komplikation der Thrombose. Ihr folgt die Hochdruckkrankheit der Hirngefäße, die Hyalinose, auf deren
Basis die Massenblutungen erfolgen. Unter den entzündlichen
Gefäßkrankheiten kommt den spezifischen heute nur eine
untergeordnete Bedeutung zu. Dagegen spricht viel dafür,
daß unspezifische Entzündungen, wie die Thrombangiitis
obliterans und insbesondere die Panarteriitis nodosa mit
ständig zunehmender Häufigkeit auftreten. Die senile Angio-
pathie (auch drusige Entartung genannt), die mit der Atherosklerose nichts gemein hat, und die Pseudoverkalkung haben
eine geringere allgemein medizinische Bedeutung. In seltenen
Fällen handelt es sich um andersartige Ursachen wie Kompression, Trauma u. a. m. Wir beschäftigen uns damit nicht
näher.
    Die Pathologie der Folgen von Durch-
blutungsstörungen endlich ist unser engeres Thema. Wir
haben zu unterscheiden: 1. Erweichungen, 2. Blutungen.
3. das Hirnödem.
    Ad 1. Die typischen großen und mittelgroßen zere-
bralen Erweichungen entstehen durch den mechanischen
Verschluß einer Hirnarterie oder eines extrazerebralen Arte-
rienastes. Dieser Verschluß kann ein Embolus sein oder ein
ortsständiger Thrombus, wie er sich bei den schweren

Graden von Atherosklerose der basalen Arterien häufig bildet. Ein solcher Erweichungsherd ist mit dem Versorgungsgebiet der betroffenen Arterie kongruent. Dieser Umstand müßte angesichts der erwähnten Kollateralkreislaufmöglichkeiten zunächst überraschen. Nun haben wir es aber bei thrombotischen Erweichungen am häufigsten mit der Artherosklerose älterer Individuen zu tun. Im Alter erleiden aber der Netzcharakter der Hirngefäße und damit die Ausgleichsmöglichkeiten deutliche Einbußen und es treten mehr minder umschriebene Versorgungsgebiete der Hauptäste hervor. Außerdem kommt es im akuten Stadium eines solchen Verschlusses in der abhängigen Strombahn zu aktiven vasalen Vorgängen in Form der prästatischen Hyperämie und der Stase im Sinne Rickers, wodurch in der kritischen Zeitspanne das rettende Einspringen der kollateralen Blutversorgung verhindert wird. Das betroffene Hirngewebe erleidet eine Ischämie als die schwerste Form der hypoxischen Hypoxydose, bei der außer der Unterbrechung der Sauerstoff- und Nährstoffzufuhr eine Störung der Spülfunktion des Blutes besteht. Die Folge einer totalen Ischämie von nur wenigen Minuten Dauer ist die Erweichung, d. h. eine Nekrose, bei der das funktionstragende nervöse Parenchym, die Ganglienzellen mit ihren Fortsätzen, sowie die Glia zugrunde gehen, während das Gefäßbindegewebe erhalten bleibt.

Nach Spatz sind drei Stadien der Erweichung zu unterscheiden. Das erste ist das Stadium der Nekrose. Die Nerven- und Gliazellen sterben ab und verlieren dabei ihre histologische Färbbarkeit: das Herdgebiet erscheint daher blaß. Durch Quellung erscheint sein Volumen vergrößert und es fühlt sich weich an. Nach einigen Tagen erst kommt es zur scharfen Demarkation gegen die gesunde Umgebung.

In einem Teil der Fälle kann sich das geschilderte Bild der anämischen Erweichung durch das Hinzutreten von Diapedeseblutungen in das der blutigen Erweichung verändern. Die Diapedeseblutungen erfolgen aus einer intakten Gefäßwand auf Grund einer lokalen Funktionsstörung und sind — wohlgemerkt — streng von den Massenblutungen zu unterscheiden. Sie liegen in diesen Fällen nur innerhalb der Erweichung und nur in deren grauen Formationen, also z. B. in der Rinde oder in Stammganglienanteilen.

Das zweite Stadium erstreckt sich über Monate und ist das der Resorption. Es ist dadurch gekennzeichnet, daß im Herdgebiet eine lebhafte Zellaktivität und Zellvermehrung auftritt, die dem Abbau und der Abräumung der nekrotischen Gewebsmassen dient. Die vorherrschende Zellart ist die Fettkörnchenzelle, die zur Hauptsache aus dem

Mesenchym der proliferierenden Gefäße des Herdgebietes stammt.

Das dritte S t a d i u m ist das d e r A u s h e i l u n g in einen Defektzustand, der bei den größeren Herden in einer vielkammrigen, von dem erhaltenen Gefäßnetz durchzogenen Zyste besteht.

Mittelgroße Erweichungsherde treten in der Regel multipel auf. Der sogenannte S t a t u s l a c u n a r i s der Stammganglien als organisches Substrat der Pseudobulbärparalyse und der atherosklerotischen Muskelstarre sind das häufigste derartige Läsionsbild.

Anders als bei den bisher geschilderten Erweichungen kommt es bei den k l e i n e n H e r d e n zu einer narbigen Ausheilung, der Defekt wird durch Glia völlig gedeckt. Liegen solche Herdchen in der Hirnrinde, so bewirkt die Narbenschrumpfung kleine Einziehungen der Oberfläche: in größerer Dichte resultiert daraus eine höckrige Veränderung der Hirnrinde, die als G r a n u l a r a t r o p h i e d e r G r o ß h i r n r i n d e bezeichnet wird. Die Granularatrophie kommt durch Obstruktion der distalen kleineren Konvexitätsäste oder der intrazerebralen Arterienzweige zustande. Ihre häufigste Ursache ist die zerebrale Thrombendangitis obliterans (Schema Abb. 1).

An dieser Stelle wäre zu erwähnen, daß bei der Atherosklerose nicht so selten auch E r w e i c h u n g e n auftreten, o h n e d a ß ein T h r o m b u s als mechanisches Strömungshindernis gefunden werden kann. Die Pathogenese dieser Fälle war lange umstritten: heute ist man übereingekommen, daß bei der Atherosklerose gewisse Gebiete schon an der Grenze der Dekompensation stehen und daß allein das Absinken des Blutdruckes oder eine vorübergehende Kreislaufinsuffizienz genügt, um infolge des damit verbundenen Absinkens der Sauerstoffversorgung eine Gewebsnekrose in Form der typischen Erweichung herbeizuführen. Gefäßspasmen haben hingegen auch bei diesen Ereignissen keine Bedeutung.

Erwähnenswert ist, daß das u n a u s g e r e i f t e G e h i r n des Feten, des Neugeborenen und noch des Kleinkindes auf ischämische Läsionen gewöhnlich in anderer Weise reagiert. Zwar kommt es auch da zur Nekrose im betroffenen Gebiet, aber es gibt weder einen zellulären Abbauvorgang noch eine Narbenbildung. Das nekrotische Areal wird total verflüssigt und humoral gereinigt. Zurück bleibt eine reaktionslose Defekthöhle, die — wenn sie nicht zu groß ist — sogar überhaupt verschwinden kann, falls die gesunde Umgebung sich noch im Wachstum befindet. Nach frühkindlichen vaskulären Zwischenfällen findet man daher glattwandige Zysten, die als Porus mitunter eine breite Kommunikation der äußeren und

inneren Liquorräume herstellen. Der Extremfall dieser
Läsionsart ist die sogenannte Hydranencephalie, bei der
die Großhirnhemisphären fast zur Gänze der Verflüssigung
anheimgefallen sind.

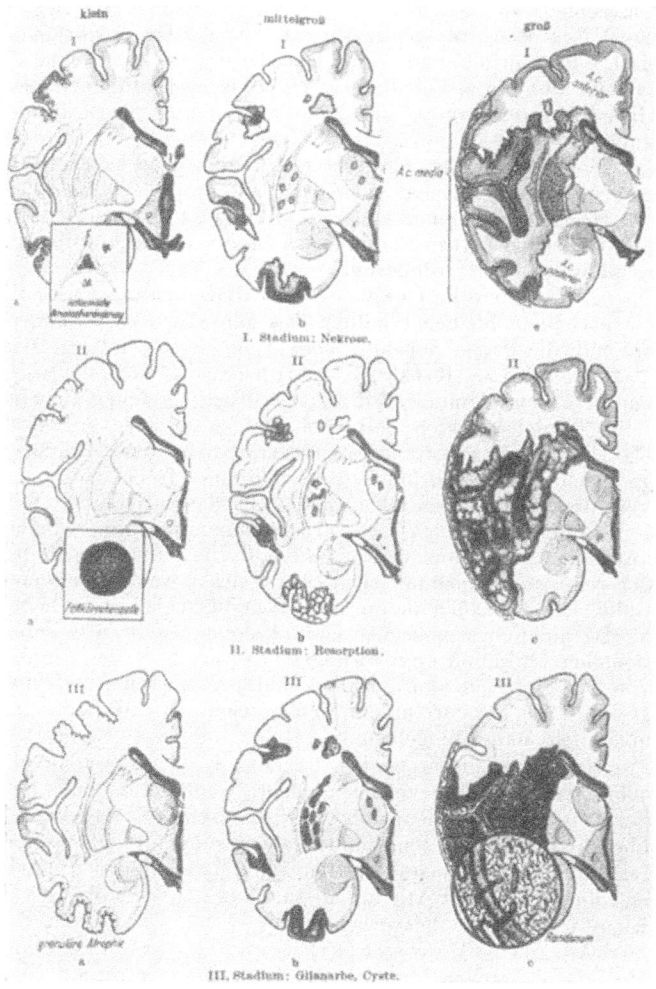

Abb. 1. Schema der Erweichungen, geordnet nach Größe (a, b, c)
und nach Stadium (I, II, III)
Aus S p a t z, H.: Pathologische Anatomie der Kreislaufstörungen
des Gehirns. Zbl. Neur., 167 (1939), S. 301

Bisher betrachteten wir die Folgen von totalen oder sogenannten vollständigen Erweichungen. Es gibt aber auch eine Reihe von partiellen Schädigungen, die dann zustande kommen, wenn die Blutzufuhr für kurze Zeit unterbrochen. oder in Form der Hypoxämie unter das erträgliche Maß abgesunken war. Solche u n v o l l s t ä n d i g e E r w e i c h u n g e n bzw. Nekrosen infolge zerebraler Durchblutungsstörungen sind sehr häufige und klinisch bedeutungsvolle Ereignisse. Infolge der unterschiedlichen Hypoxieempfindlichkeit der Hirnstrukturen ergibt sich eine Stufenleiter von Schädigungen.

1. Im geringsten Grad verfallen die Ganglienzellen als empfindlichstes Element allein dem Untergang. Wir sprechen mit S c h o l z von einer e l e k t i v e n P a r e n c h y m n e k r o s e und finden im frühen Stadium das charakteristische Bild der ischämischen Zellveränderung.

2. Es gehen die Ganglien- und Gliazellen zugrunde, die Markscheiden bleiben erhalten. Das führt zu Erweichungen. die nur die graue Substanz oder Teile derselben betreffen. also zu r e i n e n R i n d e n e r w e i c h u n g e n oder zu sogenannten pseudolaminären Rindennekrosen, bei denen nur einzelne Rindenschichten betroffen sind. Auch die i s o l i e r t e P a l l i d u m n e k r o s e bei CO-Vergiftung und anderen anoxisch-vasalen Störungen gehört hierher. Dabei tritt jenes Verhalten hervor, das ich eingangs als die individuelle Vulnerabilität der grauen Gehirnformationen geschildert habe. Ein gleichartiger topistischer Vulnerabilitätsfaktor spielt bei der Nekrose im Sommerschen Sektor des Ammonshorns eine Rolle. Die Ursachen dieser unvollständigen Nekrosen liegen häufig nicht in organischen Gefäßläsionen, sondern in funktionellen Durchblutungsstörungen, wie sie z. B. im Verlauf von zerebralen Krampfanfällen und bei toxischen Wirkungen auf die Hirnstrombahn sich ergeben. Darauf kann ich aber nicht näher eingehen.

Zu bemerken ist jedoch, daß die S p ä t f o l g e n unvollständiger Erweichungen, insbesondere wenn sie im frühkindlichen Lebensabschnitt erfolgt sind, klinisch und pathologisch überaus polymorph sein können und bisher nur teilweise erforscht sind. Ich möchte die Hemisphärenatrophie, den Status marmoratus bei der Athetose double und gewisse Formen von Kleinhirnatrophien hervorheben.

Ad 2. Die M a s s e n b l u t u n g e n, zu deren Erörterung wir jetzt übergehen, sind von den Erweichungen grundlegend verschieden: Handelt es sich bei diesen um die Nekrose von Hirngewebe infolge von Ischämie, so kommt es bei jenen auf Grund einer lokalen organischen Läsion der Gefäßwand zu deren Ruptur und zum Einbruch des von der Herzkraft getriebenen Blutes in gesundes Hirngewebe, das dabei

mechanisch zertrümmert und — in der Umgebung — verdrängt wird. Die Blutung beschränkt sich daher nicht auf

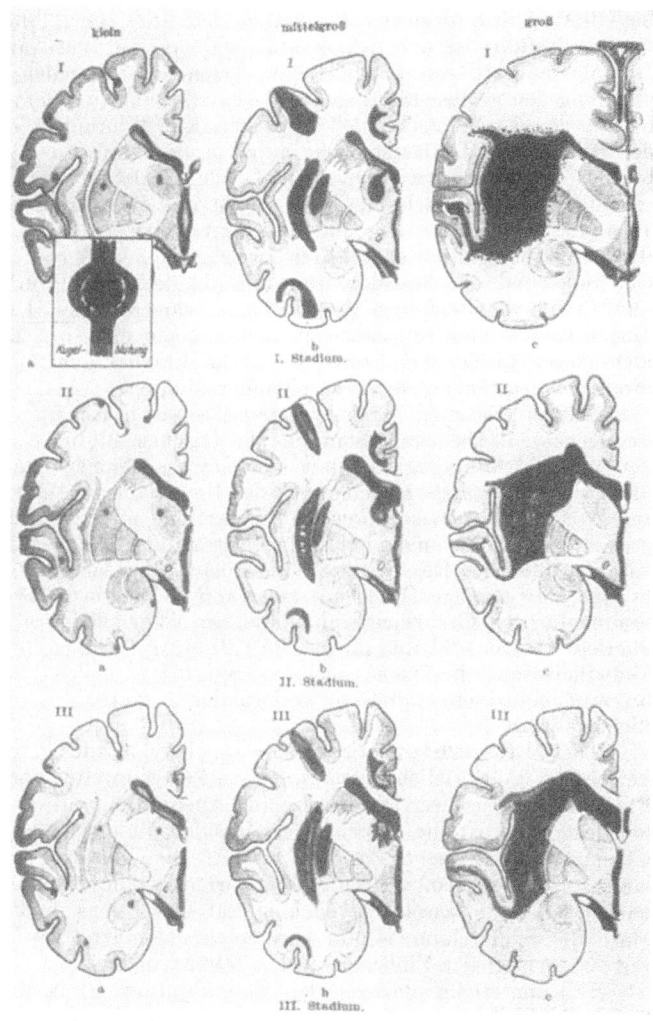

Abb. 2. Schema der Massenblutungen, geordnet nach Größe (a, b, c)
und nach Stadium (I, II, III)
Aus S p a t z, H.: Pathologische Anatomie der Kreislaufstörungen
des Gehirns. Zbl. Neur., 167 (1939), S. 301

bestimmte Gefäßversorgungsgebiete, sondern breitet sich in Richtung des geringsten Gewebswiderstandes aus; sie bricht unter Umständen an der inneren oder äußeren Oberfläche des Gehirns in die Liquorräume durch. Das elementare Ereignis der Blutung, bei dem der Patient in der Regel bewußtlos zusammensinkt, ist der Schlaganfall im engeren Wortsinn. Die Massenblutungen können sehr verschieden ausgedehnt sein: von den großen Blutungen mit Ventrikeleinbruch herab bis zu den kaum stecknadelkopfgroßen Kugelblutungen in der Rinde. Sie alle lassen sich in jedem Stadium von den blutigen Erweichungen derselben Größe eindeutig unterscheiden. Wir möchten an dieser Stelle die grundsätzliche Trennung von Erweichung und Blutung betonen. Die Hypothese von fließenden Uebergängen zwischen der blutigen Erweichung und der Massenblutung ist abzulehnen. Blutung und Erweichung erfolgen aus durchaus verschiedenen Ursachen sowie unter verschiedenen Bedingungen und sind als histo-pathologische Syndrome mit ihrer Entwicklung und ihren Folgezuständen streng auseinanderzuhalten.

Wieder sind d r e i S t a d i e n d e r M a s s e n b l u t u n g zu unterscheiden: Das erste Stadium der frischen Blutung, in der man das Blutkoagulum mit den Gewebstrümmern und akuten Veränderungserscheinungen der Umgebung vorfindet. Im zweiten oder Resorptionsstadium erfolgt mit der Abgrenzung des Blutungsraumes die Abräumung des extravasalen Materials. Das dritte Stadium bringt die Ausheilung in eine glattwandige Höhle mit einer von Blutpigment rostbraungefärbten Grenzmembran. Falls ein Ventrikeleinbruch überlebt wurde, bleibt auch eine Braunverfärbung der Ventrikelwände bestehen. Kleinere Blutungen heilen mit bräunlichgefärbten gliös-mesenchymalen Narben aus (Schema Abb. 2).

Die M a s s e n b l u t u n g e n haben, wie erwähnt, keine Beziehung zu arteriellen Versorgungsbezirken, sie weisen aber Prädeliktionsorte ihrer Entstehung und Ausbreitung auf. Der häufigste Sitz ist die Gegend des dorsalen Putamens und Claustrums. In dieser Position zerstört die Blutung den lateralen Linsenkern, verdrängt die übrigen Stammganglien nach medial, die Inselrinde nach lateral und bricht in das Mark des Schläfelappens ein; wird auch die innere Kapsel zerstört, erfolgt der Einbruch in den Seitenventrikel.

Das materielle Subtsrat der Massenblutung ist in der Regel die Gefäßruptur, die auf der Basis einer lokalen Gefäßwandläsion erfolgt, die wir als H y a l i n o s e bezeichnen. Die Hyalinose hat mit der Atherosklerose der basalen Arterienäste nichts zu tun; sie ist das anatomische Korrelat der Hochdruckkrankheit; man nennt sie daher auch Hypertensionsarteriopathie.

Die Hyalinose besteht in einer subendothelial beginnenden Umwandlung der arteriellen Gefäßwand, die zu einem Verlust der Elastica interna und zur Homogenisierung der Media führt. Sie befällt nur kleine Gefäßwandabschnitte, und zwar meist zirkulär und bedingt eine spindelförmige Erweiterung des Lumens. Von dieser Veränderung sind die kleinen Rindenzweige und insbesondere die Arterienzweige der Stammganglien befallen. Der Verteilungsmodus der Hyalinose ist also abweichend von dem der Atherosklerose und Thrombendangitis obliterans und stimmt mit der lokalen Häufigkeitsverteilung der Massenblutung überein. Die Hyalinose an sich bedingt keinerlei Versorgungsstörungen des Hirngewebes. Sie birgt aber als Gefäßwandläsion die Gefahr der Massenblutung in sich. Die Atherosklerose hingegen kann schon an sich eine verschlechterte Hirndurchblutung zur Folge haben und durch Thrombusbildung trägt sie die Gefahr der totalen Ischämie in sich. Niemals ist aber die atherosklerotische Gefäßläsion die Ursache einer Massenblutung.

Zuletzt ein Wort zum sogenannten Hirnödem. Pathogenetisch liegt dem morphologisch wohl charakterisierbaren Befund des Hirnödems eine erhöhte Gefäßwanddurchlässigkeit zugrunde, mit anderen Worten, eine Funktionsstörung der eingangs erwähnten Blut-Hirn-Schranke. Die Ursachen dafür können im Gehirn selbst gelegen sein, z. B. funktionelle Kreislaufstörungen, organische Gefäßkrankheiten, oder sie liegen außerhalb desselben in endogenen oder exogenen Intoxikationen, in allgemeiner Kreislaufinsuffizienz oder allgemeiner Hypoxämie. Im letzteren Fall sprechen wir vom „hämodynamischen Oedem" und unterscheiden diese Form vom „reinen Oedem", bei dem keine Kreislaufstörungen vorliegen. Es ist hier leider nicht möglich, auf die histologischen Unterschiede der Läsionen und auf die überaus wichtige Pathologie der Folgezustände im Detail einzugehen. Hervorzuheben ist, daß sich das Hirnödem im Gegensatz zur Hypoxydose vorwiegend in der weißen Hirnsubstanz, also an den Markscheiden, auswirkt. Häufig kombinieren sich diese Schrankenstörungen mit den bereits geschilderten direkten Folgen der Durchblutungsstörungen und haben daher für unser Thema eine nicht zu unterschätzende Bedeutung.

Aus den obigen Ausführungen, mit denen nur ein kurzer und unvollständiger Einblick in den Ablauf und die Folgen der zerebralen Durchblutungsstörungen gegeben werden konnte, dürfte für die Anwendung der Befunde auf die praktische Klinik und Therapie folgendes klar geworden sein: das ärztliche Handeln hat nur mehr eine schmale Spielbreite, wenn es einmal zu den geschilderten Läsionen gekommen ist, die sich zumeist in kürzester Zeit etablieren und irreversible materielle Hirnschäden hervorrufen. Auch der

12

Widerherstellungstherapie sind dadurch enge Grenzen gesetzt, daß die Betroffenen in der Ueberzahl ältere Menschen sind, bei denen die funktionelle Plastizität und Regenerationsfähigkeit des Gehirns bereits erheblich gelitten hat. So wird das Hauptgewicht auf den prophylaktischen Maßnahmen liegen müssen, die das Eintreten der deletären Komplikationen verhindern, zumindest es soweit wie möglich hinauszögern oder aber das unabwendbare Ereignis in seiner Wirkung mildern. Es war die bisherige Aufgabe der Neuropathologie, an der Aufklärung der Pathogenese der zerebralen Durchblutungsstörungen entscheidenden Anteil zu nehmen und die Mitwirkung von Kreislaufstörungen bei den verschiedensten Prozessen aufzudecken. Die aktuelle Aufgabe der Neuropathologie auf diesem Gebiet besteht darin, 1. jene Glieder der pathogenetischen Wirkungskette zu bezeichnen, die einer therapeutischen Beeinflussung zugänglich erscheinen und 2. die therapeutischen Handlungen hinsichtlich des erstrebten Erfolges in ihrer Wirkung zu kontrollieren und bei der Einführung neuer Behandlungsverfahren beratend mitzuwirken. So hat die morphologische Hirnforschung auch auf dem Felde der zerebralen Durchblutungsstörungen eine bedeutsame Aufgabe zu erfüllen, mit der sie in die breite Front der ärztlichen Bemühungen um die medizinischen Gegenwartsprobleme eingereiht ist.

Z u s a m m e n f a s s u n g : Die zerebralen Kreislaufstörungen sind angesichts der hohen Rate ihrer tödlichen Komplikationen und angesichts ihrer relativen Zunahme infolge der Verlängerung des durchschnittlichen Lebensalters der Bevölkerung von größter medizinischer und sozialpolitischer Bedeutung. Nach Darlegung der anatomischen Grundlagen und der physiologischen Eigenheiten der Durchblutung des ZNS. wird ein Ueberblick der Ursachen und der Arten von Störungen der Hirndurchblutung gegeben. Die hauptsächlichen Folgen von Durchblutungsstörungen auf der Basis organischer Veränderungen der Hirnstrombahn werden in ihren pathologisch-histologischen Merkmalen eingehend geschildert. Es sind dies: 1. die Erweichung, 2. die Massenblutung. Besonders berücksichtigt sind dabei die pathogenetischen Bedingungen, deren Kenntnis aus der Analyse der morphologischen Verlaufsbilder gewonnen wird. Die grundsätzlichen Unterschiede zwischen Erweichung und Blutung hinsichtlich der zugrunde liegenden Läsionen werden betont. 3. Wird das Hirnödem mit seinen Gewebsfolgen charakterisiert. Abschließend werden die klinisch-therapeutischen Aspekte der erörterten zerebralen Läsionen aufgezeigt.

Aus der Psychiatrisch-Neurologischen
Universitätsnervenklinik Wien
(Vorstand: Prof. Dr. H. Hoff)

Die organischen Durchblutungsstörungen
und ihre Therapie

Von H. Hoff und H. Tschabitscher

I. Teil

Wir werden zu einem Fall gerufen, der plötzlich
in der Nacht bewußtlos wurde. Wir finden einen blassen
Mann im Bette liegend vor. Sein Kopf ist nach der linken
Seite gewandt, die Augen sind nach links gedreht und
die Atmung ist schnarchend. Wenn wir bei diesem
Patienten den linken Arm in die Höhe heben, fällt er wohl
herunter, es ist aber dabei doch ein gewisser Spannungszustand im Arm vorhanden. Versucht man dasselbe mit dem
rechten Arm, so fällt dieser völlig schlaff herab. Denselben
Befund kann man auch am rechten Bein erheben. Prüft man
dann die Reflexe, so sind diese am rechten Arm und Bein
fehlend. Auch die Bauchdeckenreflexe sind auf der rechten
Körperseite nicht auszulösen. Des weiteren ist ein deutliches
Babinskisches Zeichen am rechten Bein vorhanden. Von den
Angehörigen des Patienten erfahren wir, daß der Patient seit
einiger Zeit an einem labilen Hochdruck leidet. Es besteht
also kein Zweifel, daß es sich bei diesem Fall um eine Hirnblutung handelt.

Aus einer großen amerikanischen Statistik geht hervor,
daß im Jahre 1955 175.120 Menschen an zerebralen Gefäß-
prozessen in den Vereinigten Staaten verstorben sind. Ueber
1 Million Menschen leiden an zerebralen Gefäßerkrankungen
und deren Folgen. Viele von diesen sind in einem Zustand

der Krüppelhaftigkeit. Daraus geht hervor, daß Gefäßschädigungen des Gehirns zu den häufigsten Todesursachen
des Menschen in der zweiten Lebenshälfte gehören. Diese
hohe Zahl, die auch in anderen Ländern eine Parallele findet,
ist zum Großteil durch die Zunahme der Lebenserwartung
erklärbar. Es muß aber betont werden, daß die Zahl der
Todesfälle an zerebralen Gefäßerkrankungen um 15 bis 20%
höher liegt als es der statistischen Erwartung bei alleiniger
Berücksichtigung der erhöhten Lebenserwartung entsprechen
würde. Die zerebralen Gefäßerkrankungen befallen natür-
licherweise vor allem ältere Menschen. Eine besondere Bevorzugung einzelner Berufsschichten durch diese Erkrankung
konnte nicht festgestellt werden.

Warum zeigt das Gehirn mit seinen Gefäßen eine besondere Vulnerabilität? Das Gehirn ist wie kein anderes
Organ von der Sauserstoffzufuhr abhängig. Unter physiologischen Bedingungen entfallen 15 bis 17% des Körper-
gesamtumsatzes von Sauerstoff auf das Gehirn. Der Sauer-
stoffumsatz des Gehirns ist relativ konstant. Auch bei Auslösung maximaler Hirntätigkeit (wie z. B. durch Krampf-
gifte) wird der Sauerstoffverbrauch wohl beeinflußt, jedoch
deutlich weniger als an den übrigen Organen. Diese Beobachtung ist von besonderer Bedeutung, da sie zeigt, daß
das Gehirn einen weitgehend gleichmäßigen Stoffwechsel hat,
der auch im Zustand der Ruhe als Arbeitsstoffwechsel betrachtet werden kann. Die normale Funktion des Gehirns
ist daher an eine ununterbrochene und quantitativ ausreichende Sauerstoffversorgung gebunden. Schon 4 bis 6 Sek.
nach totaler Absperrung der Blutzufuhr, lassen sich im EEG
die ersten Veränderungen nachweisen. Bereits nach 8 bis
12 Sek. treten Bewußtseinsverlust und Krämpfe ein und nach
4 Min. stellt sich eine Lähmung des Atemzentrums ein.

Daraus ergibt sich, daß — um die notwendige Ernährung durch O_2-Zufuhr des Gehirns zu garantieren — ein
normales, gut funktionierendes Gefäßsystem erforderlich ist.
Wir konnten nachweisen, daß bei intaktem Gefäßsystem jede
Erhöhung der Funktion des Gehirns mit einer stärkeren
Durchblutung des in Anspruch genommenen Gehirnanteiles
verbunden ist. Diesen Beweis konnten wir an einem
Patienten erbringen, der ein okzipital gelegenes Hämangiom
hatte. Dieses Hämangiom erzeugte ein im Stethoskop hör-
bares, pulsierendes Geräusch. Wurden nun die Augen dieses
Patienten belichtet, so wurde dieses Geräusch merklich
lauter. Schloß der Patient die Augen und entspannte er sich
völlig, dann nahm das Geräusch an Lautstärke ab. Um die
physiologischen und patho-physiologischen Mechanismen am
zerebralen Gefäßsystem zu verstehen, muß man zuerst die
anatomischen Details dieses Systems besprechen.

Die arterielle Gefäßversorgung des Gehirns wird einerseits über die Arteria carotis interna, anderseits über die Arteria vertebralis aus der Arteria subclavia gewährleistet. Die Arteria carotis interna jeder Seite, die durch den knöchernen Kanal des Felsenbeines in die Schädelkapsel eintritt, formiert dann eine S-förmige Krümmung, den Karotissiphon. Dieser hat eine funktionelle Bedeutung für die Hämodynamik. Darnach teilt sich die Carotis interna, nachdem sie vorher die Arteria ophthalmica abgegeben hatte, in zwei große Aeste. Dies sind die Arteria cerebri anterior und die Arteria cerebri media. Die paarigen Arteriae vertebrales vereinigen sich am unteren Rand der Brücke zur unpaaren Arteria basilaris. Diese teilt sich in die Arteriae cerebri posteriores. Auffallend an der Aufteilung der Aeste der genannten Arterien ist ein System, das auch bei den Rückenmarksarterien vorhanden ist: Sowohl im Hirnstamm als auch im Rückenmark erfolgt die Ramifikation immer in perforierende Aeste und in zirkumflexe, die ihrerseits noch in lange und kurze aufgeteilt sein können. Die perforierenden Arterien gehen aus den proximalen Anteilen der großen Gefäßstämme ab und sind funktionelle Endarterien. Die perforierenden Aeste der Arteria cerebri media, anterior und posterior versorgen die Capsula interna, den Nucleus lentiformis und caudatus, den Thalamus und das Diencephalon. Die perforierenden Aester der Arteria basilaris und der Arteria cerebri posterior versorgen die medial gelegenen Strukturen des Hirnstammes. Der Verteilungstypus der Gefäße des Hirnstammes ist im Großhirn durch oberflächliche und perforierende Gefäße ersetzt. Die oberflächlichen Aeste entsprechen den zirkumflexen Gefäßen des Gehirns und zerfallen wieder in solche, die den kurzen zirkumflexen Gefäßen des Rückenmarks entsprechen — sie gehen von den Leptomeningen aus und bilden in der grauen Substanz ein Netzwerk —, und andere Gefäße, die den langen zirkumflexen Gefäßen des Rückenmarks entsprechen dürften. Diese langen zirkumflexen Gefäße des Großhirns dringen bis in die weiße Substanz der Hemisphäre ein und verbinden sich in der Gegend der U-Fasern mit den perforierenden Aesten des Großhirns. Die Arteria cerebri anterior versorgt mit ihren Aesten die mediofrontale Region, die Arteria cerebri media die laterofrontale, parietale und Teile der temporalen und okzipitalen Region des Gehirns,, einschließlich des Okzipitalpoles. Die Arteria cerebri posterior versorgt die mehr basal gelegenen Partien des Temporal- und Okzipitallappens. Das Kleinhirn und die lateralen Hirnstammpartien werden von den zirkumflexen Aesten der Arteria basilaris versorgt.

Die funktionellen Endarterien, die durchwegs in der Endramifikation des arteriellen zerebralen Gefäßsystems an-

4

zutreffen sind, weisen darauf hin, daß eine ausreichende funktionelle Anastomosenversorgung im Kapillar-Präkapillargebiet nicht erfolgen kann.

Die Abhängigkeit des Hirngewebes von konstanter und ausreichender Sauerstoffversorgung wirft die Frage auf, welche Regulationsmechanismen unter physiologischen Bedingungen wirksam sind, um die notwendige Zirkulationsfunktion aufrechtzuerhalten. Schneider und Opitz konnten vier Faktoren nachweisen, die die Hirndurchblutung regulieren:

1. Die CO_2-Spannung im arteriellen Blut.
2. Die O_2-Spannung im arteriellen Blut und Gewebe.
3. Blutdruck und Liquordruck.
4. Vasomotorik.

ad 1. Eine Erhöhung des arteriellen CO_2-Druckes läßt die Hirndurchblutung ansteigen. Schon bei geringer Aenderung des CO_2-Druckes kommt es zu einer prompten Gefäßreaktion. Unter physiologischen Bedingungen bewirkt vor allem die CO_2-Druckregulation, daß die Hirndurchblutung weit über dem Störspiegel liegt. Die Blut- und Sauerstoffversorgung wird am venösen Sauerstoffdruck gemessen, der bei Mangelerscheinungen als erster Aenderungen seiner Werte ergibt. Der physiologische Wert des venösen Sauerstoffdruckes liegt bei 36 mm Hg. Wird die CO_2-Zufuhr gedrosselt — wie dies z. B. bei Hyperventilation geschieht —, so kommt es prompt zu einer Vasokonstriktion und damit zur Herabsetzung der Hirndurchblutung. Allerdings ist der CO_2-Entzug nur bis zu einer gewissen Grenze imstande, die Hirnduchblutung zu reduzieren. Diese Grenze ist erreicht, wenn der venöse Sauerstoffdruck 19 mm Hg beträgt. Dieser Wert wurde als „kritische Schwelle" experimentell gefunden. Sinkt die Sauerstoffspannung im venös-kapillaren Schenkel weiter ab, so treten Sauerstoffmangelzustände im Gehirn auf. Verschiedene Regulationsmechanismen versuchen zu verhindern, daß dieser kritische Wert nicht unterschritten wird. Bei Absinken des venösen Sauerstoffdruckes auf 19 mm Hg bleibt die CO_2-Verminderung oder -zufuhr völlig wirkungslos. Auch bei Sauerstoffmangelzuständen, die durch andere Ursachen hervorgerufen sind, und wobei die kritische Schwelle erreicht wird, bleibt CO_2 ohne Einfluß auf die Durchblutung.

ad 2. Die arterielle Sauerstoffspannung ist innerhalb weiter Grenzen ohne Einfluß auf die Gehirndurchblutung. Erst bei maximalem Sauerstoffspannungsanstieg im arteriellen Blut wird die Hirndurchblutung gedrosselt. Wenn die Sauerstoffspannung sich im venös-kapillaren Schenkel der kritischen Schwelle nähert und dadurch der Gewebssauerstoff einer Reduktion unter die physiologische Norm zu-

5

steuert, kommt es zu einer kompensatorischen Durchblutungssteigerung.

a d 3. Bei normalem CO_2- und O_2-Druck besteht eine lineare Beziehung zwischen Blutdruck und Gehirndurchblutung. Dabei handelt es sich um eine passive Relation, d. h. mit Ansteigen des Blutdruckes kommt es zu einem Anstieg der Hirndurchblutung. Erst im Mangelbereich, bei Erreichen der „kritischen Schwelle', kommt es trotz Blutdruckabfall zu einer aktiven Dilatation der Hirngefäße und damit zu einer Vermehrung der Hirndurchblutung.

C u s h i n g hat gezeigt, daß bei Steigerung des Liquordruckes die Tonsillen des Kleinhirns in das Foramen occipitale magnum gepreßt werden. Dadurch wird die Medulla oblongata nach unten und vorne gedrückt. Der vorderste und unterste Anteil der Medulla oblongata, der die Regulation des Kreislaufes zur Aufgabe hat, wird gegen die knöcherne Wand des Foramen occipitale magnum gepreßt. Erfolgt dieser Druck allmählich und in mäßigen Grenzen, so kommt es zu einer auf die Gefäße des Gehirns begrenzten Drucksteigerung. Diese Drucksteigerung verhindert, daß die größeren Gefäße des Gehirns durch den erhöhten Liquordruck komprimiert werden und dadurch lebenswichtige Funktionen in Gefahr kommen. Diese Erhöhung des Druckes innerhalb dieses Gefäßes wird durch die Kontraktion der kleinen Gehirngefäße bedingt. Dieser Regulationsmechanismus führt dazu, daß der Patient benommen erscheint, die feinsten Funktionen gehen verloren, er aber noch imstande ist, seine lebenswichtigen Funktionen auszuführen.

a d 4. Da die CO_2-Spannung und der Blutdruck an der Regulation der Hirndurchblutung wesentlich beteiligt sind, sind alle Mechanismen, die der Steuerung von Blutdruck und Atmung dienen, in indirekter Weise auch für die Hirndurchblutung bedeutsam. Hierbei sei in diesem Zusammenhang vor allem auf die Presso- und Chemorezeptoren des Karotissinus und der Aorta hingewiesen.

Für die Gehirndurchblutung ist überdies im speziellen eine beeinflussende Vasomotorik nachgewiesen. Es ist verständlich, daß dieses Gefäßsystem von einem dichten Nervengeflecht begleitet ist. Reizung des Halssympathicus führt zur Vasokonstriktion und ergibt den Beweis einer tonischen Innervation der Gehirngefäße durch sympathische Fasern. Parasympathische Fasern aus der Medulla oblongata haben über den Nervus intermedius, Nervus petrosus superficialis major einen vasodilatatorischen Effekt. Diese sympathischen und parasympathischen Fasern sind bis in das Präkapillargebiet nachweisbar. Aber nicht nur die Hirnarterien, sondern auch die Venen nehmen an dieser nervösen Regulation teil. S c h n e i d e r konnte zeigen, daß unter der

6

„kritischen Schwelle" von 19 mm Hg Sauerstoffspannung im venösen Kapillarschenkel Reizungen im autonomen Versorgungsgebiet ohne Effekt bleiben.

Trifft ein mechanischer oder chemischer Reiz die Gefäßwände an irgend einer Stelle, so kommt es zunächst zu einer Kontraktion der Gefäße. Diese ist von der Stärke des Reizes, aber auch von der Größe des betroffenen Gefäßes abhängig. Man kann annehmen, daß diese Gefäßkontraktionen sympathisch reguliert werden. Nach dieser Gefäßkontraktion jedoch kommt es zu einer Gegenregulation, die parasympathisch gesteuert ist. Sie führt an verschiedenen Stellen des arteriellen Gefäßsystems zu Gefäßerweiterungen. Dadurch jedoch kann es am pathologisch veränderten Gefäßsystem zu einer kritischen Situation kommen. Dabei findet man, daß am selben Gefäßapparat Gefäßkontraktionen gleichzeitig neben Gefäßdilatationen vorhanden sind. Dieser Zustand führt, wenn er längere Zeit anhält und über größere Anteile des Gehirns verbreitet ist, zur sogenannten vaskularen Dekompensation. Es scheint, daß die vegetative Steuerung des Gefäßsystems in gewissen Perioden des menschlichen Lebens besonders vulnerabel ist. Bei alten Menschen kommt es viel häufiger zur vaskularen Dekompensation als bei jüngeren Individuen.

Den Faktoren, die die Hirndurchblutung regulieren, sind auch anatomische Gegebenheiten als Schutzmechanismen für die zerebrale Kreislaufversorgung zur Seite gestellt. So ermöglicht der Karotissiphon bei relativ normalem Gefäßsystem einen gewissen Druckausgleich bei Blutdruckkrisen. Durch die kinematographische zerebrale Angiographie konnten wir nachweisen, daß es wahrscheinlich ist,, daß dem Karotissiphon auch eine gewisse Pumpfunktion zukommt. Ist die Gefäßwand im Bereiche des Karotissiphons z. B. arteriosklerotisch verändert — was immer mit einem Elastizitätsverlust einhergeht —, wird die Funktion des Karotissiphons aufgehoben sein. Der Circulus arteriosus Willisi, der eine Verbindung der drei großen Gehirnarterienäste darstellt, gibt in diesem Bereiche eine Möglichkeit der Kollateralversorgung. Letztlich garantiert die unkomprimierbare Wand der venösen Sinuse den venösen Abfluß im Bereiche des Gehirns.

Kommt es zum Auftreten pathologischer Prozesse, die eine nicht mehr regulierbare Störung der Gehirndurchblutung verursachen, bestehen zwei Möglichkeiten der Schädigung des Gehirngewebes:

1. eine Erweichung des Gehirngewebes durch Sauerstoffmangel,
2. eine Gehirnblutung durch Austritt von Blut aus dem geschädigten Gefäßsystem in das Gewebe.

Es ist zu beachten, daß, wie z. B. bei unserem eingangs erwähnten Patienten, nicht nur jene Teile des Gehirns ausgeschaltet sind, die durch eine Blutung zerstört sind, sondern auch größere Gebiete durch die vaskulare Dekompensation einer Dysfunktion anheimfallen können. Wenn wir in der Folge die zerebro-vaskularen Störungen besprechen, so sei darauf hingewiesen, daß Erkrankungen der großen Gefäße meistens auch mit einer passageren Störung in den kleinen Gefäßverzweigungen einhergehen. Allerdings findet man auch solche vaskulare Prozesse, bei denen die kleinen Gefäße unmittelbar betroffen werden und nicht mehr imstande sind, die schwierige Aufgabe der funktionellen Regulation auf sich zu nehmen und dadurch einer permanenten Störung unterliegen. Während bei Erkrankungen der großen Gefäße Ausfälle der Motorik, Sensibilität und andere neurologische Herdzeichen auftreten, werden bei jener Gruppe von Patienten, bei der die kleinen Gefäße unmittelbar betroffen sind, vor allem psychische Störungen beobachtet.

Die verschiedensten ätiologischen Prozesse können ein und dieselben morphologischen Veränderungen im Hirngewebe herbeiführen. Aus diesem Grunde scheint es nötig, 3 Punkte bei der Besprechung der zerebralen Gefäßprozesse zu berücksichtigen:

1. der pathogenetische kausale Grundprozeß, der sich sowohl am zerebralen Anteil als auch an anderen Anteilen des vaskularen Systems abspielen kann und der Entstehungsmodus der konsekutiven Gehirnschädigung;

2. die pathologisch-anatomischen Veränderungen am Gehirngewebe, die sich als Folge am morphologischen Substrat manifestieren;

3. die neurologisch-psychiatrisch faßbaren Ausfallserscheinungen als Folge in klinisch-symptomatologischer Hinsicht.

Zerebrale Gefäßerkrankungen im arteriellen Schenkel haben als häufigste Folge die sogenannte zerebrale Erweichung. Diese ischämische Malazie kann je nach Grad und Dauer des Sauerstoffmangelzustandes vollständig oder unvollständig sein, d. h. es können nur Ganglienzellen oder Gliazellen, oder alle Gewebselemente des betroffenen Areals zugrunde gehen. Je nachdem, ob zusätzlich durch Rückstauung bedingt petecchiale Blutungen auftreten, unterscheidet man eine Encephalomalacia alba oder rubra. Reparatorische Vorgänge können eine Malazie in eine Zyste oder gliöse Narbe ausheilen. Als Ursache dieser malazischen Veränderungen kommt jeder Prozeß in Frage, der die Sauerstoffzufuhr des Gehirngewebes beeinträchtigt. Dazu gehören: Thrombosen, Embolien und funktionelle Hypoxien.

Die zerebralen Thrombosen: Es ist zu betonen, daß in einem normalen Gefäßsystem, bei normaler Durchblutungsgeschwindigkeit, normaler Herzfunktion sowie normaler Blutzusammensetzung niemals eine primäre Thrombose entstehen kann. Wir unterscheiden daher Thrombosen, die durch Veränderung der Gefäßwände bedingt sind, und Thrombosen, die hämodynamisch hervorgerufen werden und schließlich solche, die durch Veränderung der Blutzusammensetzung entstehen. Die für die klinische Neurologie wichtigste Ursache zerebraler Thrombosen ist die Gefäßwandschädigung.

1. Hierbei steht an erster Stelle die arteriosklerotische Gefäßveränderung. Da das prädestinierte Alter dieser Erkrankung zwischen sechstem und siebentem Dezennium liegt.. findet man, daß meistens ältere Leute von zerebralen Thrombosen dieser Aetiologie befallen werden. Es werden bei den arteriosklerotischen Gefäßveränderungen, je nach dem betroffenen Gefäßabschnitt zwei Gruppen unterschieden. Die erste Gruppe spielt sich vor allem an den großen Gehirngefäßen ab. Nach den Untersuchungen von S p a t z und D ö r f l e r werden die Gehirngefäße bei dieser Gruppe in einer bestimmten Reihenfolge von der Arteriosklerose befallen. Zuerst spielen sich die pathologischen Veränderungen an den Gabelungsstellen der Arteria carotis communis, dann im Anfangsteil der Arteria carotis interna und im Karotissiphon ab und schließlich werden die basalen Aeste der großen Arterien und deren Aeste, insbesondere die Arteria striolenticularis, befallen. Es ist daher nicht verwunderlich, daß auch bei relativ jüngeren Menschen Thrombosen, besonders im Anfangsteil der Arteria carotis interna, gefunden werden. Als ursächliche Faktoren werden, neben der Disposition, auch mechanische für das Auftreten und die Lokalisation der Arteriosklerose angegeben. Nicht selten wird bei Fällen von arteriosklerotischen Gefäßveränderungen ein Diabetes mellitus gefunden. Die Arteriosklerose als Grundkrankheit ist nur teilweise erforscht. Pathologisch-histologisch findet sich bei der Arteriosklerose eine umschriebene Quellungsnekrose der Media mit Bindegewebswucherungen und Kalkinkrustation. In der Subintima, die aufgelockert und proliferiert ist, werden Fett und Lipoide eingelagert. Schließlich kann das Endothel über der Plaquebildung degenerieren und dadurch ein atheromatöses Geschwür entstehen, das die Anlegung von Thrombusformationen begünstigt. Die nun in der Folge einer Arteriosklerose der zerebralen Gefäße entstandene Thrombose ist durch einen Verlauf mit langsamer Entwicklung der klinischen Symptome charakterisiert. Fast immer werden in solchen Fällen Prodromalsymptome gefunden, die oft tage-bis wochenlang vorausgehen können. Dabei handelt es sich häufig um Parästhesien in den Extremitäten, die minuten-

bis stundenlang anhalten können. Aber auch passagere
Paresen, epileptiforme Anfälle, besonders vom Jackson-Typ,
Augenflimmern mit positiven Skotomen, vegetative Störungen
und Schlafstörungen, können solche Prodromalsymptome
sein. Die Tatsache dieser Prodromalsymptome wundert uns
nicht, denn selten entwickelt sich eine zerebrale Thrombose
plötzlich. Der Thrombus wächst meist allmählich. Besonders
auffällig war, daß der größte Teil unserer Patienten mit
zerebralen Thrombosen durch Arteriosklerose auch Prodromalsymptome nicht zerebraler, sondern kardialer Genese
zeigten. Von 140 zerebralen Thrombosen, bei denen Prodromalsymptome vorausgingen, wiesen 101 Patienten Zeichen
von Koronarinsuffizienz in der Anamnese auf. Die arteriosklerotischen Veränderungen manifestieren sich nicht nur
zerebrovaskular, sondern auch im Bereiche der Koronararterien. Außerdem besteht auch bei diesen Patienten fast
immer eine Störung der vegetativen Regulation, welche eine
Neigung zu Gefäßspasmen, besonders zur Zeit der Thromben-
ausbildung, mit sich bringt. Unserer Meinung nach ist es
besonders wichtig, diese Prodromalsymptome richtig zu erkennen und zu bewerten. Denn dies ist noch jene Zeit, in der
durch einen therapeutischen Eingriff die zerebrale Thrombose mit der darauffolgenden Erweichung verhindert werden
kann. Die klinisch-manifesten Ausfallserscheinungen entwik-
keln sich im Laufe von mehreren Minuten bis Stunden. Der
Patient ist dabei fast nie bewußtlos. Der Liquor ist fast
immer ohne pathologischen Befund, das EEG zeigt im gestörten Gefäßgebiet, entsprechend der zerebralen Erweichung,
pathologische Herdzeichen. Das neurologisch-psychiatrisch-
klinische Bild ist abhängig vom betroffenen Gefäßgebiet. Je
nach dem verschlossenen Gefäß wird ein dem Versorgungsgebiet entsprechendes Syndrom auftreten. Wir erwähnen die
wichtigsten Gefäßsyndrome:

1. Der Verschluß der Arteria carotis interna zeigt folgende Symptome:

a) Blindheit oder Herabsetzung der Sehschärfe am
homolateralen Auge;

b) kontralaterale Hemiparese mit zentraler Fazialisparese;

c) Hemihypästhesie kontralateral für alle Qualitäten;

d) kontralaterale homonyme Hemianopsie.

Ist der Verschluß der Arteria carotis interna auf der
überwertigen Hemisphäre, so werden noch folgende hirn-
pathologische Symptome dazukommen: 1. Aphasie, 2. Agraphie, 3. Akalkulie, 4. Alexie, 5. Fingeragnosie, 6. Autotopagnosie.

Nicht immer jedoch ist dieses Syndrom in klassischer
Weise voll ausgedrückt.

2. Das Syndrom der Arteria cerebri media besteht aus einer:

a) kontralateralen Hemiparese mit zentraler Fazialisparese;

b) kontralateralen Hemihypästhesie;

c) kontralateralen homonymen Hemianopsie;

und bei Betroffensein der überwertigen Hemisphäre kommt dazu: 1. Apraxie, 2. Aphasie, 3. die Symptome des Gerstmannschen Syndroms.

Bei Betroffensein der unterwertigen Hemisphäre kommt zu den Symptomen a bis c: 1. Schmerz- und Gefahrenasymbolie und 2. Anosognosie.

3. Das Syndrom der Arteria praerolandica an der dominierenden Hemisphäre hat folgende Symptome:

a) motorische Agraphie,

b) motorische Aphasie,

c) Gesichtsapraxie,

d) vorübergehende zentrale Fazialisparese.

4. Der Verschluß der Arteria rolandica zeigt folgendes Syndrom:

a) kontralaterale motorische und eventuell sensible Jackson-Anfälle;

b) kontralaterale halbseitige motorische Schwäche und Verlangsamung der feinen Bewegungen, selten verbunden mit Sensibilitätsstörungen.

5. Ein Verschluß der Arteria angularis führt auf der überwertigen Hemisphäre zum Auftreten des Gerstmannschen Syndroms. Dieses besteht aus:

a) kontralateraler homonymer Hemianopsie;

b) Verlust oder Abschwächung des optokinetischen Nystagmus´;

c) amnestische Aphasie;

d) Akalkulie;

e) Agraphie;

f) Alexie;

g) Fingeragnosie;

h) Autotopagnosie;

i) Rechts-links-Orientierungsstörungen am Körper.

Die zweite Gruppe umfaßt jene Arterioskleroseformen, die sich vor allem an den kleinen Gehirngefäßen abspielen. Diese Patienten zeigen klinisch das Bild einer arteriosklerotischen Demenz. Bei dieser Erkrankung scheint die Gesamtenergie des Gehirns herabgesetzt zu sein. Es hat den Anschein, als ob die noch vorhandene Energie des Gehirns ·ur Erhaltung jener Funktionen verwendet wird, die am besten eintrainiert sind oder die emotionell stark besetzt sind bzw. zur Erhaltung jener Funktionen, die für das intellektuelle

Interesse des Patienten notwendig sind. Die arteriosklerotische Demenz gehört in die Gruppe der organischen Demenzen und ist durch eine Störung der Merkfähigkeit, des Gedächtnisses, einen Abbau der intellektuellen Fähigkeiten und eine zunehmende Unfähigkeit, die Aufmerksamkeit den Lebenserfordernissen anzupassen, charakterisiert. Ueberdies kommt es zu einer verzerrten Verschärfung der Charaktereigenschaften. Im Gegensatz zu den übrigen organischen Demenzen bleibt jedoch eine gewisse Krankheitseinsicht und Kritikfähigkeit lange Zeit erhalten. Ueberhaupt ist es für die arteriosklerotische Demenz typisch, daß sie „lakunär" auftritt, d. h. daß, neben schweren Ausfällen der geistigen Leistungsfähigkeit, noch gute Funktionen erhalten bleiben. Neben diesen allgemeinen Zeichen der arteriosklerotischen Demenz kann es im Rahmen dieser Erkrankung auch zum Auftreten psychotischer Zustandsbilder kommen. Wir unterscheiden

1. die Korsakoff-ähnliche Form. Sie ist durch zeitliche und örtliche Desorientierung im Sinne einer Verschiebung in die Vergangenheit, eine Suggestibilität und die Tendenz, Erinnerungslücken durch Konfabulationen auszufüllen, gekennzeichnet.

2. Eine paranoide Form, deren Wahnideen sich meist gegen die jüngere Generation richten.

3. Eine melancholisch-hypochondrische Form, die durch dementgefärbte Symptome der endogenen Depression charakterisiert ist. Meist besteht bei den Patienten Furcht vor Tod, Krankheit und Hunger.

4. Die delirante Form. Sie besteht in einem trivialen Beschäftigungsdelir.

Alle diese Formen können oft ganz plötzlich auftreten. Dies trifft besonders für die delirante Form zu. Dabei spricht man dann in diesen Fällen von einer Dekompensation. Recht häufig wird diese durch ein vorübergehendes Herzversagen oder einen kleinen zerebralen Gefäßverschluß bedingt. Diesen Ereignissen folgt dann eine allgemeine vaskulare Schädigung des Gehirns. Die vaskulare Dekompensation ist zunächst ein reversibler Vorgang. Durch Behandlung der Kreislaufschwäche und entsprechende gefäßerweiternde Therapie, kann dies erreicht und dadurch eine hypoxämische Dauerschädigung des Gehirns verhindert werden. Tritt eine solche Dekompensation auf, so ist anzunehmen, daß die zerebrale Arteriosklerose schon lange bestanden hat, auch wenn klinisch vorerst keine Symptome manifest waren. Das Gehirn hat sich eben offenbar dem mangelnden Blutzustrom angepaßt. Erst wenn es an irgend einer Stelle des Gehirns zu einer Kreislaufstörung kommt, so ist ein Zusammenbruch der gesamten Hirngefäße die Folge. Es kann sowohl ein psychi-

12

sches als auch ein physisches Trauma die Dekompensation
auslösen. Die Faktoren, die eine solche zerebrale oder vaskulare Dekompensation auslösen können, sind:

Psychisch:
1. Verlust menschlicher Beziehungen.
2. Heimat- und Wohnungsverlust.
3. Arbeitsverlust (Pensionierung).

Somatisch:
1. Interkurrente Erkrankungen.
2. Schwere körperliche Belastungen.
3. Herz- und Kreislaufversagen.

Allergisch-entzündliche Gefäßerkrankun-
gen: Diese Gefäßerkrankungen befallen meistens nur die
kleinen Gefäße und sie treten in den letzten Jahren immer
mehr in Erscheinung. In diese Gruppe gehören die Thrombendangitis obliterans Bürger-Winniwarter, die Periarteriitis
nodosa und die Libman-Sackssche Erkrankung. Alle diese
Krankheitsbilder sind unter dem Namen Kollagenosen zusammengefaßt worden.

1. Die Thrombendangitis obliterans ist ebenso wie die
Arteriosklerose eine allgemeine Gefäßerkrankung und kann
auch im zerebrovaskularen System Veränderungen setzen.
Das Erkrankungsalter ist meist zwischen dem 40. und
60. Lebensjahr, und in der überwiegenden Mehrzahl werden
Männer betroffen. Während die Arteriosklerose vorwiegend
die großen, basalen, extrazerebralen Gefäßstämme betrifft,
lokalisiert sich die Bürger-Winniwartersche Erkrankung zumeist an den mittleren Gefäßästen der Gehirnkonvexität und
viel seltener an den größeren Gefäßstämmen. Pathologisch-
histologisch zeigt das Frühstadium eine leukozytäre Infiltration der Gefäßwand und Thrombenbildung. Im Spät-
stadium findet man zumeist das Gefäßlumen von Bindegewebe verschlossen, die Elastica interna und die Media
bleiben erhalten, die Adventitia proliferiert. In einzelnen
Gefäßen sind Rekanalisationen zu finden. Die Frage der
Aetiologie dieser Erkrankung ist noch ungelöst. Die meisten
Autoren rechnen die Erkrankung dem allergisch-hyper-
ergischen Formenkreis zu. Nikotinabusus und Ueberempfind-
lichkeit gegenüber verschiedenen Medikamenten scheinen die
Erkrankung ungünstig zu beeinflussen. Die Erkrankung verläuft in Schüben. Auch bei diesem Krankheitsprozeß werden
häufig Prodromalsymptome gefunden. Da die zerebrale Form
der Thrombendangitis fast immer mit ebensolchen Gefäßveränderungen an den Extremitäten einhergeht, finden sich
bei Patienten mit dieser Erkrankung in der Anamnese
Durchblutungsstörungen in den Extremitäten. Oszillometri-

sche Untersuchungen an den Extremitäten werden meistens Hinweise auf dieses Geschehen geben. Das klinisch-neurologische Bild der manifesten Erkrankung ist davon abhängig, ob die Thrombose ein größeres Gefäß betrifft und dadurch ein Syndrom entsteht, oder ob die thrombotischen Verschlüsse sich auf kleine Gefäßbezirke der Konvexität beschränken. Letzteres findet man viel häufiger. Dadurch entsteht das typische Bild der Erkrankung mit seinen bunten klinischen Herdsymptomen, wie Paresen, Aphasien, Hemianopsien, Verwirrtheitszustände. Epi-Anfälle u. a. m. Pathologisch-anatomisch entspricht diesem Verlauf die typische granuläre Rindenatrophie, welche durch miliare Nekrosen entsteht. Der Liquor zeigt dabei nicht selten leichte Zell- und Eiweißvermehrung.

2. Die Periarteriitis nodosa. Diese Erkrankung befällt zumeist jugendliche Menschen und solche in mittleren Lebensjahren. Die Gefäße des zentralen und peripheren Nervensystems werden relativ selten vom pathologischen Prozeß befallen. Nach Arkin wird das Zentralnervensystem in 8% und das periphere Nervensystem in 20% von dieser Erkrankung betroffen. Viel häufiger spielt sich diese Erkrankung an den Gefäßen der inneren Organe und der Extremitäten ab. Nach Brenner werden im Zentralnervensystem vor allem die Gefäße der weißen Substanz und die der Stammganglien betroffen. Bei der Periarteriitis nodosa kommt es zu hyalinartigen Nekrosen der Media und Subintima mit Elastikazerfall, Intimaproliferation, Aneurysmenbildung, Thrombosierung und reaktiv-entzündlicher Infiltration der Gefäßwand. Durch die Thrombenbildung kann es zu Erweichungen kommen. Manchmal findet man auch kleine disseminierte Blutungen aus den Mikroaneurysmen. Das neurologisch-klinische Bild zeigt, entsprechend der betroffenen Gefäße, Halbseitenlähmungen, epileptische Anfälle, Hemianopsien, choreatische und athetotische Hyperkinesen. Die Entwicklung der Symptome kann schlagartig oder langsam sein, die Erkrankung ist progredient. Manchmal findet man auch das klinische Bild einer Subarachnoidealblutung oder Ventrikelblutung, bedingt durch Blutungen aus den Aneurysmen. Die Diagnose wird meistens von den internen Untersuchungsergebnissen abhängig sein. Charakteristisch ist eine stark erhöhte Blutkörperchensenkungsgeschwindigkeit, eine deutliche Gammaglobulinvermehrung in der Elektrophorese des Serums und Hämaturie. Eine Probeexzision der Arteria temporalis superficialis zum Zwecke histologischer Untersuchungen kann des öfteren zur Klärung der Diagnose beitragen.

3. Die Libmann-Sackssche Erkrankung, eine atypische verruköse Endokarditis, häufig mit Lupus erythematodes

14

kombiniert, ist in seltenen Fällen mit zerebrovaskularen Störungen verbunden. Die zerebrovaskularen Störungen bei dieser Erkrankung zeigen, sowohl klinisch als auch pathologisch-anatomisch, eine große Aehnlichkeit mit der Thrombendangitis obliterans. Wir konnten so einen Fall an unserer Klinik beobachten. Verwandt mit dieser Gruppe sind die Erkrankungen der Hirngefäße auf luetischer und tuberkulöser Basis. Auch sie führen zur Thrombosebildung. Diese entzündlichen Gefäßerkrankungen haben in letzter Zeit, dank der modernen antibiotischen Therapie, stark an Bedeutung verloren. Die Lues befällt im Tertiärstadium die zerebralen Gefäße in Form der Arteriitis und Plebitis syphilitica. Dabei wird die gesamte Gefäßwand von Infiltrationen durchsetzt, es kommt zu einer starken Intimaproliferation, verbunden mit Endothelwucherung. Des weiteren kann ein völliger Gefäßverschluß eintreten. Am häufigsten spielt sich dieser Prozeß an den mittleren basalen Gefäßen ab. Deshalb findet man meistens kleine Erweichungen im Hirnstammgebiet. Die Folge davon sind klinische Hirnstammsyndrome. Dieser Gefäßprozeß hat eine verhältnismäßig gute Prognose. Die Klärung der Diagnose wird durch serologische Untersuchungsmethoden erfolgen. Die zweite spezifisch-entzündliche Gefäßerkrankung ist die zerebrale Gefäßveränderung im Rahmen der tuberkulösen Meningitis. Auch hier kommt es zur Bildung von kleinen Thrombosen, die sich vor allem in den Basalarterien manifestiert. Die klinische Symptomatologie ist ähnlich der der luetischen Arteriitis. Die Prognose ist jedoch nicht so günstig. Durch liquorologische und bakteriologische Untersuchungen kann die Aetiologie dieser Gefäßerkrankungen geklärt werden.

Zerebrale Embolien: Bei den embolischen Gefäßverschlüssen der Hirnarterien wird das zugeordnete Hirngewebsgebiet plötzlich von der Blutzufuhr abgeschnitten. Da das plötzliche Eintreten der Embolie funktionelle Ausgleichsvorgänge nicht zur Ausbildung kommen läßt, sind das Ausmaß und die Ausbreitung der Läsion im allgemeinen schwerer als bei den Thrombosen. Die zerebralen Embolien entstehen ursächlich durch Prozesse, die sich außerhalb des Hirngefäßsystems abspielen. Diese Thrombembolien können prinzipiell alle Gehirngefäße betreffen. Am häufigsten findet man sie jedoch im Bereiche der Arteria cerebri media. Böhne hat den Abgang des ersten großen Oberflächenastes der Arteria carotis interna als Prädelektionsstelle für embolische Verschlüsse auf thrombotischer Basis bezeichnet.

Auch Herzerkrankungen führen zu Thrombembolien, meistens findet man sie bei Vorhofflimmern und wandständigen Myokardinfarkten. Bei Besserung der Herzfunktion kann so ein wandständiger Thrombus losgerissen werden und in Gehirngefäße geschleudert werden. Sie können ferner bei akuten und subakuten bakteriellen Endokarditiden auftreten. Auch als Komplikationen nach Herzoperationen kann man Thrombembolien finden. Unter Umständen kann auch eine ulzerös nekrotisierende Form der Arteriosklerose der Aorta oder der Karotiden die Ursache für zerebrale Embolien sein. Auch Thrombosen in den Pulmonalvenen können zu zerebralen Embolien führen. Daraus ergibt sich, daß auch hier in der Erforschung der Ursache zerebraler Embolien es nötig erscheint, eine Gesamtuntersuchung des Kreislaufsystems vorzunehmen.

Außer den Thrombembolien, die meist singular sind, gib es auch noch Luft- und Fettembolien. Diese kommen vorwiegend in den kleinen Gefäßen und im Arteriolen-Kapillar-Abschnitt vor. Klinisch treten diese Embolien häufig postoperativ oder nach Unfällen auf. Sie kommen auch bei Fliegern vor, die aus großer Höhe abstürzen, und können unmittelbar nach dem Absturz oder erst mehrere Stunden später Symptome verursachen. Das klinische Bild ist durch die verschiedensten zerebralen Symptome charakterisiert.

Bei zerebralen Embolien findet man fast niemals Prodromalerscheinungen von seiten des ZNS. Das klinische Bild der zerebralen Embolie unterscheidet sich von den zerebralen Thrombosen wesentlich. Der Beginn ist meistens ein akuter, die neurologischen Ausfallserscheinungen entwickeln sich plötzlich, entsprechend dem verschlossenen Gefäßversorgungsgebiet. Der Liquor bei zerebralen Embolien ist meistens unauffällig und das EEG ist ähnlich dem der zerebralen Thrombose. Eine Bevorzugung einer bestimmten Altersstufe ist bei den Embolien nicht zu finden.

Funktionelle Hypoxien: Es gibt auch zerebrale Erweichungen, ohne daß ein thrombotischer oder embolischer Prozeß vorhanden wäre. Alle Prozesse, die auf funktionellem Weg zu einem Sauerstoffmangelzustand im Gehirn von entsprechender Dauer und zumeist an umschriebener Stelle führen, können Encephalomalazien bedingen. Reisner konnte am Material seiner Apoplektikerstation nachweisen, daß sogar bei zwei Drittel der an Malazien Verstorbenen als Ursache weder eine Thrombose noch eine Embolie nachzuweisen war. Es mußte also eine funktionelle Veränderung der Gehirngefäße mit konsekutiver zerbraler Gewebshypoxie und dadurch entstandener Encephalomalazie angenommen werden. Die Entstehung solcher funktioneller Veränderungen von pathogener Dauer an den zerebralen Gefäßen sieht Reisner einerseits im zerebralen Angiospasmus, anderseits in der zerebralen vaskularen Insuffizienz. Beide haben fast immer als Voraussetzung ein krankhaft verändertes Gehirn-

gefäßsystem, wobei diese Veränderung in der Regel arteriosklerotischer Natur ist. Wir müssen uns solche Schädigungen
ungefähr folgendermaßen vorstellen: Ein Patient hat eine
Arteriosklerose des Gehirns. Der Blutdruck ist genügend
hoch, um das Blut durch die verengten Gefäße des Gehirns
zu treiben. Nun kommt es zu einer vorübergehenden Herzschwäche. Zu diesem Zeitpunkt wird dadurch eine geringere
Menge von Blut durch die zerebralen Gefäße fließen. Besonders jene Gehirnanteile, die von den Endausläufern der
Gefäße versorgt werden, werden darunter leiden. Es kommt
dadurch in diesen Gebieten zu einer Hypoxie. Unserer
Meinung nach kann es aber auch infolge der Zirkulations-
störung zu Gefäßspasmen in den entfernten Verteilungs-
gebieten des Gefäßstromes im Gehirn kommen. Dieser Vorgang verstärkt die Hypoxie in beträchtlichem Maße. Hält
dieser hypoxämische Zustand längere Zeit an, so wird die
Folge eine Encephalomalazie sein. Gerade bei einem arteriosklerotischen Gehirn wird dies leicht vorkommen, da ein
solches Gehirn immer an der Grenze der Kompensation
arbeitet und durch geringe Veränderungen in der Blutversorgung leicht und rasch dekompensieren kann.
Schneider und Opitz fanden, daß eine lokale Anoxie oder
Ischämie für 1 Min. schon zerebrale Ausfallserscheinungen
machen kann. Wenn der Sauerstoffmangel länger als 3 Min.
anhält, werden diese Ausfallserscheinungen irreversibel. Eine
Reduktion der Sauerstoffversorgung auf die Hälfte der Norm
führt bereits nach 5 bis 7 Min. zu irreversiblen Schädigungen.

Hypoxien, die in der Folge irreversible Schädigungen
der Gehirnsubstanz aufweisen, können auch durch Hypoxämien verursacht werden. Die Ursache solcher Hypoxämien
kann bedingt sein durch Höhenkrankheit oder durch Er-
trinken, stenosierende Tumoren der Lunge, Pneumonien,
Bronchitiden, Lungenödem, Anämie, CO-Vergiftungen, durch
Erkrankungen des Herzens und Operationen am Herzen.

Unter zerebralvaskularer Insuffizienz versteht Reisner
alle Vorgänge, die zu einer Mangeldurchblutung des Gehirns
an bestimmten Stellen führen und deren auslösende Ursache
zumeist extrazerebral liegt, wobei die wesentlichste Rolle
von einer Insuffizienz des Herzens oder des Kreislaufes ge-
spielt wird. Opitz und Schneider fanden, daß die Ge-
samtdurchblutungsmenge des Gehirns, bis auf ein Zwölftel
ihres Volumens reduziert werden kann, ohne daß Dauerschäden auftreten müssen. Dies gilt allerdings nur für ein
Gehirn mit intaktem Gefäßsystem. Die topische Lokalisation der zerebralen Schädigung bei Mangeldurchblutungen
ist vorwiegend an der Grenze der Strömungsendgebiete der
großen Hirnarterien. Opitz und Schneider haben diese
Beobachtung dem Phänomen „der letzten Wiesen" bei Kanali-

sierungssystemen gleichgesetzt. Zülch hat diese Beob-
achtungsergebnisse zur Erklärung von typischen Erweichungsherden im Gehirn und Rückenmark herangezogen.
Der Verlauf und das klinische Bild von Encephalomalazien
durch Mangeldurchblutungen sind weitgehend der intrazerebralen Blutung ähnlich. Allerdings treten die Veränderungen durch Mangeldurchblutungen zumeist im Schlaf auf,
denn hier ist die zirkulierende zerebrale Blutmenge reduziert.

II. Teil

Die zerebralen Blutungen: Bei einem normalen
zerebralen Gefäßsystem, normalem Gehirnparenchym und
normalem arteriellem Druck kommt es niemals zu einer
zerebralen Blutung. Daraus ergibt sich, daß Störungen in
diesen drei Faktoren vorhanden sein müssen, um die Voraussetzung für eine zerebrale Blutung zu schaffen. Die zerebrale
Blutung vom Charakter der intrazerebralen Blutung entsteht
fast ausnahmslos als Folge einer Gefäßwandveränderung.
Histopathologisch liegt hier zumeist eine Gefäßhyalinose oder
eine zerebrale Gefäßmißbildung zugrunde. Die Hyalinose der
Gefäße tritt vor allem bei arteriellem Hochdruck auf und
betrifft die kleineren Hirngefäße, bis hinein in das Kapillargebiet. Histologisch findet man dabei einen Verlust der Zell-
kerne, die elastische Schicht geht zugrunde, verdickte Gefäßwände, welche von homogenen eosinophilen Massen eingenommen werden. Als Ursache der Gefäßwandveränderungen der Hyalinose werden vasospastische Faktoren an den
Vasa vasorum mit folgender Ernährungsstörung der Gefäßwand angenommen. Bei jeder Blutdruckkrise, die fast immer,
wie schon erwähnt, bei der Hyalinose vorhanden ist, wird die
Gefäßwand mechanisch irritiert. Die Folge dieser Irritation
ist ein Gefäßspasmus, der dann zur Vasodilatation führt.
Es kommt so zu einer lokalisierten Gefäßdekompensation.
Dies führt zu einer Ernährungsstörung des Gehirngewebes.
Der elastische Druck des Gehirngewebes fällt nun weg. Eine
neue Gefäßkrise wird eine Ausbuchtung der veränderten
Gefäßwände herbeiführen. Dies nennen wir miliare Aneurysmen (Charcot). Schließlich wird es bei weiteren
Gefäßkrisen zum Platzen dieser Aneurysmen kommen. Die
Folge davon sind sogenannte kleine Kugelblutungen, die sich
nach Schwarz zu einer massiven Blutung parenchymatäser
Natur vereinigen werden. In der Minderzahl der Fälle werden
auch größere Gehirngefäße perforiert, wodurch dann eine
akute Hirnblutung herbeigeführt wird. Zerebrale Hämor-
rhagien auf dieser Basis treten vor allem bei Menschen
zwischen dem 50. und 60. Lebensjahr auf. In der Anamnese
solcher Patienten findet man fast immer Prodromalsymptome.
Sie klagen über zeitweise auftretende Wallungen, verbunden

18

mit Kopfschmerz und Schwindelgefühl. Das klinische Bild
einer zerebalen Blutung ist immer ein lebensbedrohendes. Der
Beginn ist meistens ein akuter. Die klinische Symptomatologie ist häufig das Syndrom des inneren Kapselknies, d. h.
eine kontralaterale spastische Hemiplegie, kontralaterale
zentrale VII- und XII-Parese, passagere Deviation der Augen.
Die klinische Symptomatik entwickelt sich innerhalb kurzer
Zeit und der Patient ist dabei meistens bewußtlos. Cheyne-
Stokesche Atmung, vegetative Symptome und Erbrechen sind
nicht selten vorhanden. Bei schwereren Blutungen kommt es
zu einem Temperaturanstieg und einer Leukozytose im Blut.
Der Liquor steht unter einem leicht erhöhten Druck und
kann leicht xantochrom sein. Wenn die Blutung in Verbindung mit dem Ventrikelsystem oder den Subarachnoideal-
räumen steht, so wird der Liquor blutig sein. Das EEG ist
meistens pathologisch.

Wir möchten an dieser Stelle auf das Problem eingehen,
wie weit die Hypertonie als psychosomatische Erkrankung
anzusehen ist. Weit davon entfernt, eine solche Annahme für
alle Fälle von Hypertonie zu treffen, scheint doch festzu-
stehen, daß gerade die Zunahme von Hypertonieerkrankun-
gen in unserer Zeit vorwiegend durch psychosomatische Zusammenhänge zu erklären ist. Dabei wäre die sich zuerst
aufdrängende Erklärung, daß wir in einer Welt leben, in
der Krisen und Spannungszustände in einem besonderen Ausmaße unser Gehirn und sein Gefäßsystem beanspruchen,
nicht hinreichend. Es gibt wohl kaum eine psychosomatische
Erkrankung, deren Entstehung nicht auf vielfache Faktoren
zurückginge, die also nicht multifaktoriell zu erklären wäre
und gerade die Hypertonie ist dafür ein klassisches Beispiel.
Vor allem ist hier der Erbfaktor zu erwähnen, da es wirklich sehr viele Fälle mit einer direkten familiären Belastung
in Richtung der Hypertonie gibt (Hypertonikerfamilien),
anderseits wieder Fälle mit anlagemäßig gegebener „Organ-
minderwertigkeit" des Gefäßsystems, wodurch bereits ein
Entgegenkommen der Organe im Sinne A d l e r s gegeben ist.
Nun muß man aber verstehen, daß eine solche erbliche Belastung nicht nur eine organische Gegebenheit darstellt,
sondern daß die Tatsache, daß ein Familienmitglied (wobei
vor allem der Vater in Frage kommt) an Hypertonie erkrankt
ist, den ganzen Lebensstil einer Familie wesentlich beeinflußt. So wissen wir, daß die Hypertoniker, je mehr ihre
Krankheit fortschreitet und zu zerebralen Veränderungen
führt, immer mehr zu raschen, heftigen und völlig un-
berechenbaren emotionalen Affektausbrüchen neigen. Ein
solches Verhalten wird das Kind, das unter diesen Umständen heranzuwachsen gezwungen ist, auf das tiefste be-
eindrucken: es wird es einschüchtern und verängstigen. wird

ihm den Eindruck einer unheimlichen Atmosphäre vermitteln und wird gerade wegen der Unberechenbarkeit
solcher Szenen Aggressionen im Kind provozieren: diese
Aggressionen richten sich aber gegen den Vater, gegen den
eine Aggression nicht nur unerlaubt, sondern geradezu undenkbar ist. Die Folge davon wird die weitgehende Verdrängung dieser Aggressionen sein. So entsteht bereits in der
frühesten Kindheit der Ursprung eines Persönlichkeittyps,
der dann im Verlaufe des späteren Lebens immer deutlicher
hervortritt: es handelt sich um Menschen, die unter dem
Druck chronisch wirksamer, aggressiver Tendenzen stehen,
sich aber dieser Tatsache niemals bewußt werden, worauf
besonders Alexander hingewiesen hat. Hinzu kommt nun
noch, daß unsere in einem fortschreitenden Zivilisations-
prozeß begriffene Welt durch die weitgehende Regelung der
zwischenmenschlichen Beziehungen dem Menschen praktisch
die Möglichkeit genommen hat, Aggressionen in irgend einer
Weise auszuleben bzw. abzureagieren. Wir möchten keineswegs behaupten, daß diese Zeitumstände allein ausschlag-
gebend sind, aber sie werden natürlich auf einen Menschen,
dessen psychodynamische Entwicklung, wie wir gezeigt
haben, schon durch Aggressionshemmung gekennzeichnet ist,
doppelt wirken. Daß aber die Zeitumstände allein auch eine
Rolle spielen, beweist etwa die Tatsache, daß bei den Negern
in Amerika die Hypertonie 20mal häufiger vorkommt als bei
bestimmten Negerstämmen in Afrika, die den Zivilisations-
bedingungen noch nicht im selben Umfang unterworfen sind.
So haben wir im klassischen Falle einer psychosomatischen
Erkrankung von Hypertonie einen Menschen vor uns, der
schon a priori erblich in Richtung Hypertonie belastet ist,
bei dem sich aus psychodynamischen Gründen ein Lebensstil
entwickelt hat, der zur tiefen Verdrängung von Aggressionen
führt und der sich schließlich zivilisatorischen Bedingungen
gegenübersieht, die diese Aggressionshemmung nur noch verstärkten. Im Lebenslauf der Patienten ist dementsprechend
charakteristisch, daß bei ihnen in bestimmten Situationen,
die beim Normalen Aggressionen provozieren, aggressive
Emotionen nicht aufkommen: sie bleiben unerlebt, da sie der
Patient weder ausdrücken noch verarbeiten, noch zur Lösung
bringen kann. Charakteristisch ist ferner für diese Per-
sönlichkeiten, daß die Umwelt für sie einen ganz besonderen
„Aufforderungscharakter" beinhaltet, d. h. daß sie in allem,
was an sie herantritt, eine Aufforderung erkennen, es auf
sich zu nehmen und dafür die Verantwortung zu tragen:
dementsprechend können sie in diesen Situationen nicht
„nein" sagen. Es handelt sich dabei offenbar um Verhaltens-
weisen, die in klassischer Weise eine Erlebniswiederholung
der frühen Kindheitssituation bedeuten, in der die Ansätze

zur besonderen Beherrschung, Disziplin und Gehorsam geprägt wurden. Infolge der in unserem Körper gegebenen neurologisch-physiologischen Verhältnissen hat nun der Mensch eigentlich die Möglichkeit, in dreifacher Weise seinen Empfindungen Ausdruck zu geben: 1. durch Aeußerung seiner Emotionen, 2. durch seine Motorik, 3. durch vegetative Reaktionen. Wir haben gezeigt, daß bei der typischen Entwicklung des Hypertonikers gerade der erste Weg völlig versperrt ist; es ist nun interessant zu sehen, wie diese Hemmung des emotionalen Ausdruckes immer auch parallel geht mit einer gewissen Hemmung der Motorik. So kommt es schließlich zum Druck all dieser Emotionen auf das vegetative Nervensystem und damit zu dem verstärkten Spannungszustand des Gefäßsystems, der das direkte somatische Korrelat der gesteigerten psychischen Spannung darstellt. Dazu ist noch zu berücksichtigen, daß sich dieser Vorgang gewöhnlich, wie schon gesagt, in einem dazu prädisponierten Organismus abspielt.

Diese Darstellung der psychosomatischen Genese vieler Hypertoniefälle gibt zugleich Gelegenheit zu erkennen, daß dem Ausbruch der Hypertonie eine lang dauernde Entwicklung vorausgeht, die grundlegend zu unterscheiden ist von bloßen Reaktionen des Blutdruckes auf gelegentliche und passagere Schwierigkeiten, wie sie häufig genug vorkommen. Das weist wieder auf die Möglichkeit einer wirksamen Prophylaxe hin, in die allgemein psychohygienische Maßnahmen (Verbesserung des sozialen Klimas) ebenso einzubauen wären wie die psychotherapeutische Betreuung des Einzelnen, der durch Anlage, Entwicklung und Lebensumstände besonders gefährdet erscheint.

Die Gefäßanomalien: Zu den angeborenen Gefäßanomalien gehören die Angiome und Aneurysmen. Sie sind oft schon bei jugendlichen Patienten die Ursache für eine zerebrale Hämorrhagie, die sich entweder intrazerebral oder subarachnoideal abspielen kann. Die bessere Diagnostik hat die Zahl der verifizierten Aneurymen und Hämangiome ansteigen lassen. Sie hat aber auch die chirurgische Behandlung dieser Erkrankungen möglich gemacht. Die Lokalisation der angeborenen arteriellen Aneurysmen ist vorwiegend im Bereich des Circulus arteriosus Willisii, und zwar 1. an der Abgangsstelle der Arteria cerebri anterior, 2. an der Abgangsstelle der Arteria communicans anterior und 3. im proximalen Anteil der Arteria cerebri media und schließlich an der Abgangsstelle der Arteria communicans posterior. Im Gegensatz zu diesen angeborenen Aneurysmen findet man die erworbenen Aneurysmen vorwiegend am Karotissiphon und der Teilungsstelle der Arteria cerebri posterior. Arterio-venöse Aneurysmen sind meist über der Konvexität des Gehirns

lokalisiert, wo sie oft mächtige Konvolute von bleistiftdicken
Gefäßen bilden, unter denen das Gehirngewebe zystisch
erweichen oder durch Druck atrophisiert sein kann. Auch
einfache arterio-venöse Aneurysmen im Sinne eines direkten
„shunt" sind zu finden. Sie kommen besonders an den größeren Gefäßen vor. Die Sturge-Webersche Erkrankung, die
meistens bei Kindern gefunden wird, hat folgende Trias:
1. Naevus flammeus meistens im Bereich des Gesichtes,
2. epileptische Anfälle von fokal-epileptischem Typus, 3. ein
typisches Röntgenbild des Schädels, wobei man doppelt kon-
turierte Gefäßzeichnungen vorwiegend in der Okzipital-
gegend findet. Ueberdies können noch weitere Symptome, wie
Mißbildungen am Auge und neurologische Ausfallserscheinungen, vor allem okzipitale Hemianopsien, vorhanden sein.
Die Doppelkonturierung der Gefäße im Schädelröntgen bei
dieser Erkrankung kommt durch erweiterte Gefäßkonvolute
zustande, die zum Teil Kalkeinlagerungen aufweisen können.
Manchmal kann es auch aus diesen Gefäßanomalien bluten.
Dann sehen wir meistens das Bild einer Subarachnoidealblutung. Echte Angiome und Angioblastome, die in die Reihe
der Gefäßgeschwülste zählen, lokalisieren sich häufig an der
Großhirnkonvexität oder im Cerebellum. In diese Gruppe
gehört auch die Hippel-Lindausche Erkrankung. Dabei findet
man multiple Angiome, vor allem im Bereiche des Cerebel-
lums und angiomatöse Veränderungen der Augenhinter-
grundsgefäße. Nicht selten kombinieren sich Aneurysmen
und Angiome mit anderen Gefäßmißbildungen, z. B. Anlage
nur einer Arteria cerebri anterior. Klinisch zeigen die Patienten mit diesen eben beschriebenen Mißbildungen oder Gefäßgeschwülsten in der Anamnese Beschwerden, wie migräne-
artige Kopfschmerzen. Da die Gefäßwände der Aneurysmen
und Angiome sehr dünn sind, kann es bei kleinen Blutdruckschwankungen zum Einreißen dieser schlecht ausgebildeten
Gefäßwände kommen. Die Folge davon ist entweder eine
intrazerebrale oder eine extrazerebrale Blutung. Das klinische Bild und der Verlauf der intrazerebralen Blutung aus
einer Gefäßmißbildung wird sich nicht unterscheiden von
jener Hämorrhagie, die durch Hochdruck bedingt ist. Je nach
der Lokalisation des Aneurysmas oder des Angioms werden
neben den Allgemeinzeichen Lokalsymptome auftreten, die
zumeist Symptome von seiten der basalen Hirnnerven sind
oder Großhirnsymptome, wie Hemiparesen, Hemianopsien
oder Aphasien. Das arteriovenöse Konvexitätsaneurysma
setzt meist als erstes Symptom epileptische Anfälle vom
fokalen oder generalisierten Typ. Das arteriovenöse Aneurysma zwischen der Arteria carotis interna und dem Sinus
cavernosus bietet bei klassischer Ausprägung der Symptome
ein pulssynchrones, lokomotivartiges Geräusch, welches man

auskultatorisch feststellen kann. Weiters besteht ein pulsierender, homolateraler Exophthalmus mit Chemosis sowie
Symptome einer Oculomotoriusparese. Oculomotoriusparesen,
die bei älteren Menschen plötzlich auftreten, verbunden mit
Kopfschmerzen und Schmerzgefühl hinter einem Auge, sind
immer sehr verdächtig auf ein Aneurysma der Carotis interna im Sindus cavernosus.

Wie schon erwähnt, kann es aus Gefäßmißbildungen zu
extrazerebralen Blutungen kommen. Das klinische Bild solch
einer Subarachnoidealblutung ist sehr charakteristisch. Der
Patient verspürt plötzlich einen peitschenartigen Schmerz im
Kopf, wird schwinedlig und benommen. Diese Benommenheit
kann sich bis zur Bewußtlosigkeit steigern. Bei der Untersuchung findet man eine deutliche Nackensteifigkeit und ein
positives Lasèguesches Zeichen. Des weiteren kann es zu
Pupillendifferenzen kommen, und selten findet man leichte
Halbseitensymptome oder andere Lokalzeichen. Die Lumbalpunktion ergibt einen blutigen Liquor. Da sich diese Blutungen meist basal abspielen, treten bald Symptome von seiten
des Hypothalamus auf. Deshalb findet man Blutdruckschwankungen, Schweißausbrüche, vertiefte Atmung und
zentrale Temperatursteigerung. Die Prognose solch einer Subarachnoidealblutung ist immer eine ernste. Der Nachweis,
daß diese Subarachnoidealblutung von einer Gefäßmißbildung herrührt, kann durch dei zerebrale Angiographie erbracht werden. In zirka 90% aller Subarachnoidealblutungen
findet man rupturierte Aneurysmen oder Gefäßmißbildungen. Aber auch im Rahmen von hämorrhagischen Diathesen
verschiedenster Genese und auf der Basis entzündlicher Erkrankungen der Arachnoidea und der Gefäße dieser, kann es
zu Subarachnoidealblutungen kommen. Deshalb erscheint es
bei einer Subarachnoidealblutung immer nötig, eine genaue
interne Durchuntersuchung durchzuführen.

Die Erkrankungen des zerebralen Venensystems: Neben den pathologischen Prozessen, wie sie vorwiegend am arteriellen Schenkel des Zerebralgefäßystems
vorkommen, sind jene Prozesse zu erwähnen, die im venösen
Anteil lokalisiert sind. Die wichtigste Gruppe von Erkrankungen des venösen Systems sind die Thrombosen. Ihre
Entstehung ist entweder die Folge einer Phlebitis oder
es handelt sich um sogenannte blande Thrombosen, die
durch Endothelschäden, Strömungsverlangsamung oder
Aenderung der Blutzusammensetzung zustande kommen. Nicht
selten sind es allergische Mechanismen, die die Endothelschädigung verursachen. Krankheiten, die eine Veränderung
der Blutzusammensetzung bedingen, sind besonders die Polycythaemia vera und die Sichelzellenanämie. Die Folge einer
solchen Thrombose ist eine hämorrhagische Infarzierung des

betroffenen Hirnanteiles. Die Entzündung der Sinus oder Venen entsteht entweder aus einer purulenten Meningitis, zumeist fortgeleitet aus der Nachbarschaft, entweder direkt über eine Osteomyelitis oder fortgeleitet über schmale Diploegefäße, welche durch die Emissarien zu den großen Venen ziehen. Aber auch auf direktem bzw. retrogradem fortgeleitetem hämatogenem oder lymphogenem Weg kann es von pyogenen Infekten im Bereich des Mastoids, der Nebenhöhlen oder des Gesichtes zu entzündlichen Venenthrombosen im Gehirn kommen. Besonders Kleinkinder neigen nicht selten zu entzündlichen zerebralen Venenthrombosen in Form der Phlebitis migrans. Die Folge von entzündlichen Venenthrombosen, die sich im Marklager abspielen, kann ein Hirnabszeß sein. Die entzündlichen zerebralen Venenthrombosen machen neben den Lokalsymptomen ein schweres septisches Zustandsbild.

Die Thrombose des Sinus sagittalis superior zeigt ein bestimmtes klinisches Bild. Es besteht aus Jackson-Anfällen, wobei der Beginn des Anfalles in der Regel am Bein ist, weiters kommt es zu einer spastischen Paroparese in den unteren Extremitäten mit Blasenstörungen und eventuell koritkaler Sensibilitätsstörung an den Beinen. Nicht selten findet man bei Sinusthrombosen Stauungspapillen, infolge des gesteigerten Hirndruckes. Der Liquordruck ist erhöht, die Eiweißwerte vermehrt. Bei entzündlichen Thrombosen ist die Zellzahl im Liquor deutlich erhöht. Die Thrombosen des Sinus cavernosus entwickeln folgendes Syndrom: totale Ophthalmoplegie, Protrusio bulbi, konjunktivale Injektion, Venenstauung am Augenhintergrund und nicht selten Lidödem. Aber auch die Thrombose des Bulbus venae jugularis, welche bei Erkrankungen des Ohres oder bei Veränderungen des Foramens venae jugularis auftreten kann, zeigt eine klassische Symptomatik: Der neunte, zehnte und elfte Hirnnerv wird betroffen sein und außerdem findet man das Ayasche Symptom. Dieses besteht aus folgenden Zeichen: Komprimiert man die nichtthrombosierte Vena jugularis bei liegender Punktionsnadel, so kommt es zum Anstieg des Liquordruckes. Man spricht von einem positiven Queckenstedt. Komprimiert man dagegen jene Vena jugularis, wo sich der thrombotische Prozeß abspielt, so kommt es nicht zu einem Liquordruckanstieg und man spricht von einem negativen Queckenstedt. Dank der antibiotischen Therapie sind die entzündlichen zerebralen Venenthrombosen heute wesentlich seltener geworden.

Wir haben erkannt, daß die Natur die Durchblutung des Gehirns hochgradig sichert. Ohne eine entsprechende Durchblutung des Gehirns gibt es kein gesundes Leben und selbst leichtere Durchblutungsstörungen können zu schweren

psychischen und körperlichen Veränderungen des Menschen
führen. Wir haben aber auch gesehen, wie der „stress"
unserer Zeit diese Verteidigungsmechanismen durchbrechen
kann und wie schließlich das Gefäßsystem des Gehirns
dieser erhöhten Beanspruchung unterliegen kann. Vielleicht
steht es dem Psychiater zu, der Psychohygiene betreibt, darauf hinzuweisen, daß wir wohl heute imstande sind, die
Folgen dieser Gefäßerkrankungen wirkungsvoll zu be-
kämpfen, da wir oft Prodromalzeichen vorfinden, die uns
den Beginn einer Katastrophe anzeigen. Wegen der Wichtigkeit dieser Prodromalsymptome seien sie hier noch einmal
erwähnt. Die häufigsten sind: Vorübergehende Parästhesien
in den Extremitäten, vorübergehende Sprachstörungen,
Flimmerskotome, Schwindelzustände und Kopfschmerzen,
weiters stenokardische Beschwerden, Blutdruckkrisen, vegetative Symptome, wie Tachykardie und Schweißausbrüche
und psychische Gereiztheit. Auf diese Symptome möge man
immer besonderes Augenmerk legen. Das aber, was wir als
Schlaganfall diagnostizieren, ist schon die Katastrophe, die
eigentlich der Beginn des Endes ist. In manchen Fällen wird
durch die Krüppelhaftigkeit das Leben des Menschen für
längere Zeit gesichert. G r a y spricht daher von sogenannten
lebenserhaltenden Erkrankungen, denn der Patient wird
durch die Krüppelhaftigkeit gezwungen, seine Lebensform zu
ändern. Wäre es nicht vernünftiger, die Lebensform be-
drohter Menschen schon früher zu ändern? Ein Warnungs-
signal sind die Prodromalsymptome.

Eine wirkungsvolle Therapie der zerebralen Durchblutungsstörungen setzt eine möglichst genaue differential-
diagnostische Abgrenzung und die Aufklärung der Grundkrankheit voraus.

Prinzipiell kann gesagt werden, daß bei jenen pathologischen Prozessen, die Encephalomalazien zur Folge haben
— das sind Thrombosen, Embolien und Hypoxien —, eine
Gefäßerweiterung zwecks Verbesserung der Durchblutung
des Gehirns erzielt werden soll. Die Vasodilatation kann
einerseits durch eine Blockade des Ganglion stellatums
mittels Injektion von 1%igem Procain ohne Adrenalin erzielt
werden, oder auf medikamentösem Weg durch die Verabreichung gefäßerweiternder Drogen. Bei sicheren Thrombosen und Thrombembolien kann der Versuch einer Anti-
koagulantientherapie unternommen werden. Dies gilt besonders für Fälle, wo der thrombotische oder embolische Verschluß nicht länger als 48 Stunden zurückliegt. Man beginnt
dabei am besten mit rasch und kurz wirksamen Mitteln
— wie Heparin —, später stellt man diese Therapie um, indem man Antikoagulantien mit langsamem Wirkungseintritt
und längerer Wirkung verwendet. Zu diesen Mitteln zählen

Dicumarol, Marcumar u. a. m. Natürlich muß bei dieser Therapie eine ständige Prothrombinzeitkontrolle durchgeführt werden.

Bei der zerebralen Blutung soll vor allem neben der völligen Bettruhe eine gefäßabdichtende Therapie gegeben werden. Dies geschieht durch Gaben von Vitamin C, Kalzium und Ruvit. Außerdem kann man noch eine hämostyptische Therapie in Form von Vitamin K-Gaben und Clauden versuchen. Da es bei allen Fällen von zerebraler Blutung zu einem lokalen Hirnödem kommt, empfiehlt es sich, entwässernde Maßnahmen durch Gaben von Humanalbumin, Euphyllin, Diamox oder Chlotride durchzuführen

Bei Patienten mit Gehirnblutung, die in einem komatösen Zustand sind, ist besonderes Gewicht auf die Verhütung von Sekundärkomplikationen zu legen. Solche Sekundärkomplikationen sind: ein zentrales Versagen der vegetativen Steuerung des Kreislaufes, Herzinsuffizienz, das Auftreten von Bronchopneumonien und ein Versagen der Nierenfunktion. Bei dem Auftreten der geringsten Warnungssignale für eine dieser Komplikationen muß sofort eine entsprechende Therapie eingeleitet werden. Deshalb ist es nötig, laufend den Reststickstoff und die Elektrolytwerte des Blutes zu bestimmen.

Tritt die zerebrale Durchblutungsstörung im Rahmen einer Allgemeinerkrankung des Herz- und Kreislaufsystems auf und zeigt die interne Untersuchung, daß die Herzfunktion gestört ist, empfiehlt es sich, eine entsprechende Strophanthin-Euphyllin-Therapie, verbunden mit Kreislaufmitteln, durchzuführen.

Die Arteriosclerosis cerebri wird mit diätetischen Maßnahmen in Form von eiweiß- und fettarmer Kost sowie mit Poly-Vitaminpräparaten, Magnesium-Theobromin-Präparaten und Jodgaben behandelt. Kommt es im Rahmen der Arteriosclerosis cerebri zum Auftreten einer vaskularzerebralen Dekompensation, so wird man trachten, die Herzfunktion und den Kreislauf durch entsprechende Therapie zu normalisieren und, wenn nötig, den Patienten mit Sauerstoff beatmen. Entscheidend für eine Therapie der Kollagenosen ist die Frühdiagnose. Durch Cortisonderivate kann man im Anfangsstadium diese Erkrankungen therapeutisch günstig beeinflussen. Bei Vorliegen einer Hypertonie sind internistische Maßnahmen mit sinnvoller Blutdrucksenkung, die jedoch nur bis zum ursprünglichen Ausgangswert des Blutdruckes durchgeführt werden soll, von Wichtigkeit. Natürlich muß auch die Lebensweise des Patienten in dem Sinn eine Aenderung erfahren, daß man dem Patienten rät, möglichst frei von schwereren körperlichen Anstrengungen und psychischen Erregungen zu leben. Dies gilt besonders in jenen Fällen, wo eine psychosomatische Genese zutage tritt. Bei dieser Gruppe von Hypertonikern wird eine psychotherapeutische Betreuung nötig sein. Blutungen, deren Ursache zerebrale Gefäßmißbildungen sind, werden am besten nach Ausheilung dieser zerebralen Blutung einer chirurgischen Therapie zugeführt, um die Grundursache der Blutung auszuschalten, womit man ein Rezidiv verhindern kann. In inoperablen Fällen von Hämangiomen kann eine lokale Röntgenbestrahlungstherapie versucht werden.

Durch die therapeutischen Maßnahmen gelingt es leider nicht immer, die Folgen organischer zerebraler Durchblutungsstörungen völlig zu beheben. In den meisten Fällen kann wohl durch die entsprechende Therapie das akute Geschehen beherrscht werden, jedoch verbleibt recht häufig eine irreparable zerebrale Schädigung mit entsprechenden neurologischen Ausfallserscheinungen. In diesen Fällen ist durch eine medikamentöse Therapie allein keine weitere Besserung zu erwarten. Durch intensive sinnvolle Uebungstherapie kann jedoch eine weitgehende funktionelle Adaptation erzielt werden. Diese Therapie, die heute als Rehabilitationstherapie immer mehr an Bedeutung gewinnt, kann den zerebrovaskular geschädigten Patienten wieder aus seiner Krüppelhaftigkeit in eine funktionell angepaßte Situation zurückführen und ihn damit wieder in einen sinnvollen Lebensprozeß eingliedern.

Aus der Neurologischen Abteilung
der Landeskrankenanstalten Salzburg
(Leiter: Prim. Doz. G. Harrer)

Die funktionellen Durchblutungsstörungen des Gehirns

Von G. Harrer

Mit 4 Abbildungen

Das Spektrum der zerebralen Durchblutungsstörungen ist sehr breit und dementsprechend das klinische Korrelat dieser Störungen von größter Mannigfaltigkeit.

Wenden wir uns den Ursachen der Durchblutungsstörungen des Gehirns zu, so sind drei Faktoren zu berücksichtigen, die sich zum Teil überschneiden können (Abb. 1):

1. Funktionelle Störungen im Bereich der Hirngefäße,
2. organische Wandveränderungen im Bereich der Hirngefäße und
3. extrazerebrale Faktoren.

Die Folgen der gestörten Hirndurchblutung, der „zerebrovaskulären Insuffizienz" (Putnam) sind:

a) Transitorische neurologische und psychiatrische Symptome,

b) die Erweichung des Gehirns und

c) die Massenblutung.

Da sich die beiden vorhergehenden Referate vorwiegend mit den Folgen der organischen Wandveränderungen der Hirngefäße, der Massenblutung und der Erweichung beschäftigt haben, möchten wir, wenn wir uns im folgenden den „funktionellen" Durchblutungsstörungen zuwenden

— einem Vorschlag Werner S c h e i d s folgend —, darunter jene Durchblutungsstörungen verstehen, die n i c h t auf organischen Veränderungen an den Hirngefäßen beruhen. Es sollen aber nicht nur jene funktionellen Störungen der Hirndurchblutung besprochen werden, die auf dem Boden einer funktionellen Störung der Hirngefäße entstehen, sondern auch die extrazerebral bedingten Störungen der Hirndurchblutung miteinbezogen werden. Hingegen soll die Migräne

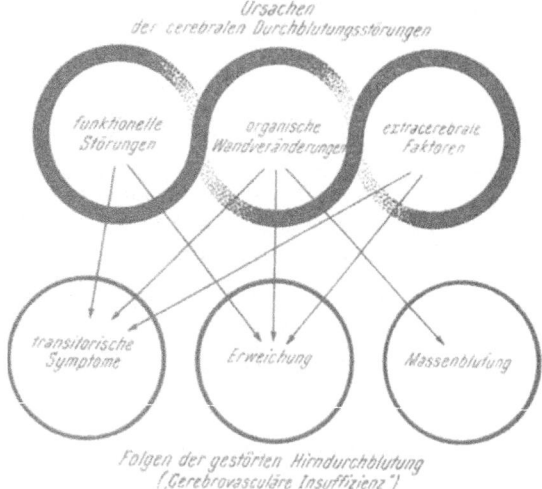

Abb. 1

als eine Störung vorwiegend des extrakranialen Kreislaufes hier nicht berücksichtigt werden.

Erlauben Sie mir nun zum besseren Verständnis meiner folgenden Ausführungen einige Bemerkungen zur Physiologie des Hirnkreislaufes. Hier haben neue Methoden zu neuen Erkenntnissen und zu einem Wandel unserer Anschauungen geführt. Dies kam sehr deutlich bei dem vor zwei Wochen in Köln abgehaltenen nervenärztlichen Kongreß, der sich mit dem gleichen Thema beschäftigte, zum Ausdruck.

Zwei Tatsachen sind es vor allem, hinsichtlich derer sich die Durchblutung des Gehirns von der anderer Organe wesentlich unterscheidet, und zwar:

1. Der außerordentlich hohe Sauerstoffverbrauch des Gehirns und

2. die relative Konstanz der Hirndurchblutung und Sauerstoffaufnahme.

Die Regulation der Hirndurchblutung wird unter physiologischen Bedingungen am stärksten durch die CO_2- und O_2-Spannung sowie die Wasserstoffionenkonzentration von der Blut- und Gewebeseite her sowie vom Blutdruck und Liquordruck beeinflußt, während vasomotorische Einflüsse wahrscheinlich eine mehr untergeordnete Rolle spielen dürften.

Das Gehirn wird pro Minute von zirka 800 ccm — in 24 Stunden also von etwa 1100 l — Blut durchströmt, das sind etwa 15 bis 20% des normalen Herzminutenvolumens in Ruhe. Dabei macht das Gewicht des Gehirns nur 2% des Körpergewichtes aus. Der Sauerstoffverbrauch des Gehirns ist relativ hoch und beträgt etwa 15 bis 17% des Gesamtumsatzes. Der O_2-Verbrauch der Rinde ist dabei etwa 5mal so hoch wie der des Markes. Die Durchblutung erfährt während des Schlafes nur eine ganz unbedeutende Herabsetzung (zirka um 5%). Ebenso kommt es auch bei anstrengender geistiger Tätigkeit zu keiner wesentlichen Steigerung des Hirnstoffwechsels, wohl aber können emotionelle Faktoren — wie Erregung und ängstliche Erwartung — eine Rolle spielen. So führt z. B. die Ankündigung einer komplizierten Rechenaufgabe eher zu einer meßbaren Durchblutungssteigerung als die Lösung der Aufgabe selbst (M. Schneider). Bei maximaler Hirntätigkeit, wie z. B. beim Elektrokrampf, kommt es zwar zu einer deutlichen Beeinflussung der Hirndurchblutung, aber in einem doch sehr viel geringeren Ausmaß als dies im Bereich anderer Organe der Fall ist. Minimale und maximale Hirnaktivität liegen somit beim Menschen nahe beieinander. Der Stoffwechsel des Gehirns ist also auch im Zustand völliger Ruhe ein „Arbeitsstoffwechsel".

Die Kapillarisierung des Hirngewebes ist relativ gering. So finden sich nach Schneider im Gehirn 400 bis 1400 mm gegenüber 6000 bis 8000 mm Kapillaren/mm^3 beim quergestreiften Muskel oder gar 11.000 mm beim Herzmuskel. Offenbar wird die geringe Kapillardichte einerseits durch eine rasche Durchströmung ausgeglichen, anderseits benötigt das Hirngewebe wegen der oben erwähnten konstanten Durchblutungsverhältnisse keine solchen „Atmungsspitzen" wie etwa das Muskelgewebe.

Die Hirnarterien sind mit Ausnahme der Arterien des Circulus Willisii Arterien vom sogenannten „elastischen Typ". Während im übrigen Körper nur die größeren Arterien eine Elastica interna besitzen, findet sich eine solche auch in den kleineren Gefäßen des Gehirns bis zu einem Durchmesser von etwa 0'2 mm (Benninghoff). An den größeren Hirnarterien ist der Gehalt an elastischen Fasern auf Kosten der Muscularis erhöht. Wahrscheinlich können mit Hilfe der elastischen Arterien die für das Hirngewebe schädlichen

4

Puls- und Druckstoßwellen aufgefangen werden. Anderseits
läßt der geringe Gehalt an Muskelfibrillen in den Arterien-
wänden darauf schließen, daß eine Vasokonstriktion, die in
den anderen Gefäßgebieten eine überragende Rolle spielt, für
das Gehirn unter normalen Bedingungen von nur untergeordneter Bedeutung ist. In der reichen Anastomosierung
kann eine Sicherung gegenüber eventuellen Gefäßverschlüssen erblickt werden. Auch dürften dadurch generelle sowie
örtliche regulatorische Veränderungen des Gefäßwiderstandes
bzw. des Gesamtquerschnittes der Hirnstrombahn erleichtert
werden. Auch strukturelle Eigentümlichkeiten der Gefäßwand
sind hier anzuführen. Die frühere Vorstellung, daß die
Muskulatur der Gefäße aus Ring- und Längsmuskelfasern
besteht und dementsprechend eine Muskelkontraktion zu
einer Lumenverengung und Muskelerschlaffung zu einer
Lumenerweiterung führt, muß aufgegeben werden. Durch
Muskelfasern von spiraligem Verlauf kann die Tonuszunahme
der Muskulatur zuerst zu einer Gefäßerweiterung und erst
dann zu einer Verengerung führen, während eine Tonus-
abnahme die Wand der Hirngefäße zu einer rein passiven
Rolle verurteilt. Diese bedeutet entweder Erweiterung oder
Verengerung, je nach der Menge des einströmenden Blutes.
Bei durchschnittlichem oder gar erhöhtem Blutdruck kommt
es dann zu einer rein druckpassiven Erweiterung der Hirngefäße. Vielleicht spielen auch Klappen im Gefäßapparat
des Gehirns, wie sie kürzlich von Sorgo in Köln demonstriert wurden, eine Rolle. Schließlich sei hier auch auf die
von Bertha herausgestellten Regelmechanismen im basalen
Hirnkreislauf („Stoßdämpferwirkung der vierfachen Karotis-
krümmung auf die anschlagende Pulswelle") hingewiesen.

Der Tonus der Gehirngefäße wird nach M. Schneider
in erster Linie durch die Autonomie der glatten Muskulatur
der Gefäßwand und erst in zweiter Linie durch Impulse von
den Vasomotorenzentren gesteuert. Diese vermögen jedoch
den autonomen Tonus lediglich zu modifizieren. Daher wird
der Gefäßtonus z. B. durch Ganglienblocker oder Eingriffe
am Sympathicus kaum, durch Papaverin, das auf die glatte
Muskulatur wirkt, jedoch deutlich beeinflußt.

Piagefäße zeigen nach Schneider gegenüber den
Arterien in anderen Körpergebieten eine 10fach geringere
Reaktionsfähigkeit.

Wie schon erwähnt, spielen also CO_2- und O_2-Spannung
sowie die Wasserstoffionenkonzentration und der Blutdruck
bei der Regulation der Hirndurchblutung die größte Rolle.
Auf welche Weise dies geschieht, ist nicht sicher bekannt.
Neben zu vermutenden örtlichen Gefäßregulationen sind die
Chemo- und Pressorezeptoren im Karotissinus und der Aorta.

die mit großer Empfindlichkeit auf Aenderungen der chemischen Zusammensetzung des Blutes, vor allem der CO_2- und O_2-Konzentration und des Blutdruckes reagieren, hier von größter Bedeutung. Es handelt sich somit bei diesen Rezeptoren — vom Gehirn aus gesehen — um Vorposten, die außerhalb des Gehirns aufgestellt sind und die Alarm schlagen und Reaktionen auslösen, noch bevor es im Gehirn selbst zu Mangelerscheinungen kommt (Schneider). Daraus ergibt sich die Wichtigkeit der Beachtung extrazerebraler Faktoren, vor allem des Gesamtkreislaufes.

Diese Kenntnisse, die für die modernen Anschauungen über die Pathogenese der zerebralen Durchblutungsstörungen von entscheidender Bedeutung sind, verdanken wir vor allem der 1945 von Kety und Schmidt angegebenen und von Bernsmeier und Siemons 1953 vereinfachten N_2O-Methode der Hirndurchblutungsmessung. Diese beruht auf dem Fickschen Prinzip: Darnach ergibt sich die Menge Blut, die ein Organ durchfließt aus der Menge eines von diesem Organ aufgenommenen Gases, d. h. also aus der arteriovenösen Differenz der vom Blut beförderten Gasmenge. Technisch wird dabei so vorgegangen, daß mit einem Narkosegerät ein Gasgemisch von 15% Stickoxydul (N_2O), von 21% O_2 und 64% N_2 eingeatmet wird. Aus Kanülen im Bulbus venae jugularis und in der Arteria femoralis werden 10 Min. lang fraktioniert oder fortlaufend Blutproben entnommen und in diesen der Gehalt an N_2O und O_2 nach van Slyke bestimmt. Gleichzeitig wird der Blutdruck gemessen, so daß dann drei Meßgrößen, nämlich eine für den mittleren arteriellen Blutdruck, eine für den Sauerstoffverbrauch des Gehirns und eine für die Hirndurchblutung vorliegen. Durchschnittlich werden 100 g Hirngewebe in der Minute von 58 ccm Blut durchflossen und dabei 3·7 ccm Sauerstoff an das Hirngewebe abgegeben.

Fehlerquellen dürften sich bei dieser Methode vor allem dadurch ergeben, daß das Hirngewicht generell mit 1500 g angenommen wird und sich die Meßergebnisse nur auf eine mittlere Durchströmungsgröße je Gewichtseinheit beziehen, daß es bei der Punktion des Bulbus venae jugularis zu Beimengungen von Hautblut zum Hirnblut kommen kann, vor allem aber, daß lokale Mangeldurchblutungen, die nur bestimmte Hirngebiete betreffen, z. B. Rinde oder Mark, und die durch eine Mehrdurchblutung anderer Gehirnprovinzen kompensiert werden sowie auch Seitendifferenzen nicht erfaßt werden. Dazu kommt, daß die Fehlerbreite der Methodik allein im Einzelfall bis zu 25% betragen kann (Lennartz, Scheinberg, Schmidt u. a.).

Im folgenden einige Ergebnisse der Hirndurchblutungsmessung nach Kety und Schmidt:

Krankengut	Durchblutung	Autor
Gesunde bis 50 Jahre	54·2	Fazekas, Alman
Gesunde über 50 Jahre	42·5	und Bessmann
Patienten mit zerebralem Insult		Fazekas, Alman
über 50 Jahre	36·4	und Bessmann
Präsenile Hirnatrophie	41·0	Lennartz
Cerebralsklerose	36·6	Bodechtel
Adams-Stokes-Anfall	27·2	Bodechtel

Auf weitere Methoden der Hirndurchblutungsmessung und ihre Ergebnisse wird in den folgenden Vorträgen noch eingegangen werden, so auf die Radiozirkulographie von Eichhorn und von Birkmayer, auf die Rheographie von Jenkner und auf die funktionelle Angiographie von Kundratitz, Klausberger und Zweymüller, Klausberger und Gloning, weiters auf arteriographische Erfahrungen von Gund sowie Huber und Brenner.

Nach diesen anatomischen und physiologischen Vorbemerkungen wollen wir uns nun der Pathophysiologie und Klinik zuwenden. Für das Verständnis der gestörten Hirndurchblutung und ihrer Folgezustände erscheint die Empfindlichkeit des Hirngewebes gegenüber dem Mangel au Sauerstoff am meisten entscheidend.

Wie Sie aus der Abb. 2 entnehmen können, führt eine Senkung der Durchblutungsmenge auf die Hälfte bereits zum Auftreten funktioneller Störungen, wie Krämpfe, Lähmungen und anderer zerebraler Herdsymptome. Die Veränderungen sind jedoch hierbei noch durchaus reversibel. Erst eine weitere Senkung auf 15 bis 20⁰/o der normalen Durchblutung führt zu irreversiblen Schäden und zum Zelltod. Ein völliger Durchblutungsstop bzw. eine komplette Anoxie rufen bereits nach 1 Min. Lähmungen hervor, die nach etwa 3 Min. irreversibel werden. Während die Ueberlebenszeit des Gesamtorganismus bei etwa 4 Min. liegt, werden die entsprechenden Werte für das Gehirn mit 8 bis 10 Min. angegeben. Bei längerer Unterbrechung der Blutzufuhr genügt der anaerobe Umsatz des Gehirns nicht mehr. Wird die Zeitspanne von 8 bis 10 Min. nur kurz überschritten, so ist vielleicht noch eine Wiederbelebung mit schweren Defektzuständen möglich, wird sie länger überschritten, kommt es zum Tode. Auch ob die Hypoxydose langsam oder schnell einsetzt, ist zu berücksichtigen. Eine lang bestehende, leichte Hypoxydose führt zu einer reichhaltigeren klinischen Symptomatologie und zu ergiebigeren anatomischen Befunden, während eine schnell einsetzende, hochgradigere Hypoxydose die Lebenstätigkeit innerhalb kürzester Zeit zum Erlöschen bringt. Vor allem kann bei langsamerem Verlauf die Kollateralversorgung vielfach noch rechtzeitig einsetzen und das Gehirn vor Dauerschäden bewahren.

Für den Kliniker am interessantesten ist nun jene Spanne der Durchblutungsminderung, in der zwar schon neurologische Ausfälle auftreten, diese aber noch reversibel

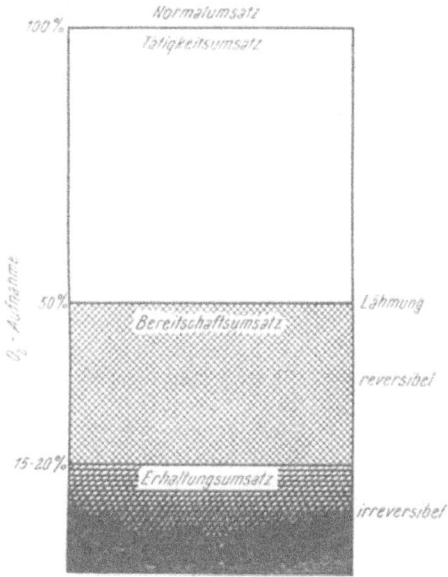

Abb. 2. Tätigkeits-, Bereitschafts- und Erhaltungsumsatz (nach M. S c h n e i d e r)

sind. Diese Spanne hat immerhin das beträchtliche Ausmaß von etwa vier bis fünf Zwölftel der Gesamtdurchblutung.

Werden wir also zu einem Kranken, der einen frischen Insult erlitten hat, gerufen, so können wir nur die neurologischen oder psychischen Ausfälle konstatieren und haben keine Möglichkeit festzustellen, ob sich die Durchblutungsminderung innerhalb dieser kritischen Spanne bewegt hat, oder ob der Erhaltungsumsatz des Gehirns von 15 bis 20% unterschritten und damit irreversible Schädigungen gesetzt wurden.

Ferner ergibt sich daraus die wichtige Tatsache, daß sich das Schicksal des betroffenen Hirnareales innerhalb weniger Minuten, d. h. also wohl immer schon lange vor dem Einsetzen jeglicher Therapie, entschieden hat.

Auch eine Prognosestellung hinsichtlich des weiteren Verlaufes ist somit nicht möglich. Besonders sei betont, daß das transitorische Auftreten von zerebralen Herderscheinungen nichts über deren Aetiologie und Pathogenese aussagt. Es ist auch nicht immer ein prognostisch günstiges Zeichen. Flüchtige Symptome lassen keine Rückschlüsse auf ein lediglich funktionelles Geschehen zu, da sich auch Herderscheinungen auf der Basis organischer Gefäßerkrankungen öfters wiederholen können, wenn der Kollateralkreislauf infolge eines vorübergehenden Blutdruckabfalles, einer Hypokapnie oder aus anderen Ursachen zur Versorgung nicht ausreicht.

Es erhebt sich nun die Frage nach den häufigsten Ursachen solcher lokaler Durchblutungsschäden, wobei wir hier, entsprechend unserem Thema, die embolisch oder thrombotisch bedingten Erweichungen sowie die Massenblutungen des Gehirns außer acht lassen können.

Bis vor relativ kurzer Zeit wurde meist die Ansicht vertreten, daß unter den funktionellen Störungen der Hirndurchblutung dem sogenannten „angiospastischen Insult", wie er von F. R. Kaufmann beschrieben wurde, die größte Bedeutung zukomme. Westphal und Baer vertraten übrigens die Ansicht, daß auch die Massenblutungen auf dem Boden eines primär angiospastischen Geschehens entstünden. Während Wilder 1926 in einer Arbeit darauf hinwies, daß die Vorstellung vom Angiospasmus offensichtlich „wieder einmal als Diagnose in Mode gekommen sei" (zitiert nach Zülch), so ist sie auf Grund der neueren Forschungsergebnisse aus den zum Teil bereits dargelegten Gründen nun wieder völlig in Ungnade gefallen. Wie es in dem abschließenden Resümee der bereits mehrmals erwähnten Tagung in Köln, an der sich die bedeutendsten deutschen Kreislaufphysiologen, Neurologen und Hirnchirurgen beteiligten, hieß, hat der sogenannte angiospastische Insult seinen Geist nun endgültig aufgegeben. Die Zukunft wird lehren, inwieweit hier nicht über das Ziel hinausgeschossen und sozusagen das Kind mit dem Bade ausgegossen wurde. Als sicher erscheint es aber, daß die Bedeutung angiospastischer Zustände für den zerebralen Insult bisher zumindest erheblich überschätzt wurde. Da sich nach den Ansichten von Schneider, Scheid u. a. Angiospasmen lediglich bei einer direkten Verletzung der Gefäßwand oder unter bestimmten Umständen auch bei ganz hohen Blutdruckwerten finden, sind für das Zustandekommen funktioneller Störungen der Hirndurchblutung praktisch fast ausschließlich extrazerebrale Faktoren, d. h. hämodynamische Veränderungen im Gesamtkreislauf verantwortlich zu machen.

Am wichtigsten sind hier wohl der Hochdruck, die

Arrhythmie, akute oder chronische Herzschwäche, toxische
Kreislaufschäden, Rechts- oder Linksherzinsuffizienz und der
Adams-Stokes-Anfall zu nennen. Dazu kommen atmungs-
bedingte Hypoxämien und bestimmte Erkrankungen des
Blutes (Anämie, CO-Vergiftung). L a u d a hat 1953 die
Störungen des Blutkreislaufes, die zu einer Beeinträchtigung
der Hirnleistung führen, anschaulich zusammengestellt. Vor
allem kann jede Blutdrucksenkung, gleich welcher Ursache,

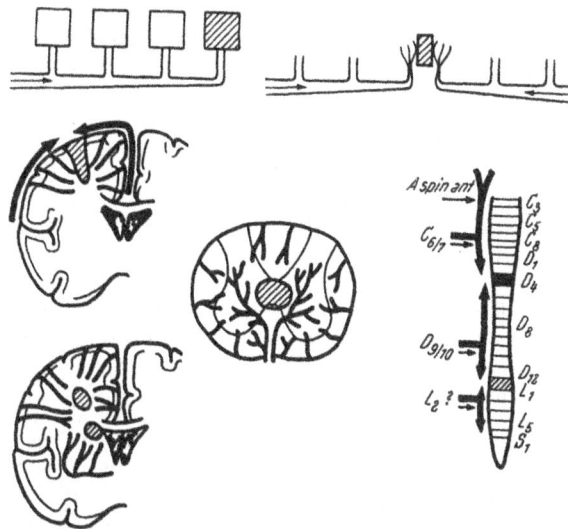

Abb. 3. Prinzip der Mangelversorgung der „letzten Wiese" und
schematische Darstellung der besonders gefährdeten Grenzzonen
arterieller Versorgungsgebiete des Gehirns und Rückenmarks.
[Aus K. J. Z ü l c h : Wien. med. Wschr., 105 (1955), S. 1035]

zu einer zerebrovaskulären Insuffizienz führen, folgt doch
die Hirndurchblutung dem Blutdruck, wie S c h n e i d e r es
einmal formulierte, „treu wie der Hund seinem Herrn". Gefährlich wird somit jeder in seiner Regulationsbreite ein-
geschränkte Kreislauf, der in der Ruhe noch eine ausreichende Durchblutung des Gehirns gewährleistet, jedoch
für eine genügende Durchblutung im Schlaf oder bei Belastung nicht mehr ausreicht.

Was nun die Lokalisation dieser hypoxydotischen Hirnschädigungen anbelangt, so fällt auf, daß bestimmte Areale
des Gehirns bevorzugt betroffen werden, und zwar sind dies
die Grenzzonen der einzelnen Hirnarterien. Z ü l c h hat die
besondere Gefährdung der äußersten Peripherie arterieller
Versorgungsgebiete bearbeitet und bedient sich dabei zu

ihrer Erklärung eines von Schneider angestellten Vergleiches, wonach bei Bewässerungswiesen dann, wenn ein Kanal zu wenig Wasser führt, die „letzten Wiesen" schlechter gestellt sind als die ersten und eher austrocknen. Dieses Prinzip der Mangelversorgung der „letzten Wiese" wurde von Zülch übrigens auch auf das Rückenmark angewandt, bei dem jeweils das vierte Thorakal- und erste Lumbalsegment am stärksten gefährdet ist (Abb. 3).

Auch die besondere Empfindlichkeit gegenüber Sauerstoffmangel bestimmter Anteile des Gehirns spielen, wie das Prinzip der „letzten Wiese", für die Lokalisation der Störung eine Rolle. Von der Lokalisation wiederum hängt die klinische Symptomatologie ab. Auf die wichtigsten neurologischen Syndrome wurde bereits von Hoff eingegangen, über die psychiatrischen Symptome wird noch von Stransky und über „präapoplektische Syndrome" von Tuba und Jost berichtet werden.

Nach diesen Ausführungen ergeben sich nun zwangsläufig die Richtlinien für das therapeutische Vorgehen. So ist zunächst jede Blutdrucksteigerung größeren Ausmaßes zu vermeiden, da sie beim Vorliegen sklerotischer oder andersartiger Gefäßveränderungen zu Massenblutungen führen kann. Für die Praxis noch viel wichtiger ist die Vermeidung jeder plötzlichen und stärkeren Blutdrucksenkung, da diese bei einem gerade noch kompensierten Hirnkreislauf unweigerlich zur zerebrovaskulären Insuffizienz und zur Erweichung des Gehirns führt. Es ist dabei zu beachten, daß selbst sehr hohe Blutdruckwerte beim Hypertoniker noch unter seiner Bedarfsgrenze liegen können. Dies ist besonders bei jeder Hochdruckbehandlung, vor allem alter Menschen, zu berücksichtigen. Theoretisch wäre somit nach einem zerebralen Insult die Wiederherstellung jener Blutdruckwerte anzustreben, die vor der Erkrankung bestanden, als die zerebralen Kreislaufverhältnisse noch kompensiert waren. Daraus ergibt sich von selbst die generelle Ablehnung bzw. äußerste Vorsicht bei der Anwendung des Aderlasses, der viel häufiger zu schaden als zu nützen vermag. Diese Bedenken bestehen nicht gegenüber der alten Eigenblutbehandlung, die — hämodynamisch ohne Belang — vielleicht über die Auslösung von Gefäßreflexen wirksam ist, und der wir uns immer dann bedienen, wenn wir mit den anderen Methoden nicht weiter kommen.

Am wichtigsten sind jedoch alle Maßnahmen zur Stärkung der Herzkraft, zur Tonisierung des Kreislaufes und zur Verbesserung der Permeabilitätsverhältnisse; denn auch die Wichtigkeit des Stoffaustausches für den zerebralen Zellstoffwechsel darf neben der Sauerstoffversorgung nicht vergessen werden. Der Anwendung von gefäßerweiternden Mitteln (hydrierte Mutterkornalkaloide, Nikotinsäurederivate, Papaverin) kann nach den modernen Anschauungen über die Pathogenese der Durchblutungsstörungen nicht die Bedeutung zukommen, die diesen Medikamenten bisher beigemessen wurde. Dies stimmt auch mit den praktischen Erfahrungen weitgehend überein. Trotzdem wird man nicht immer ganz auf diese Mittel verzichten wollen. Anders liegen hier die Verhältnisse bei der Spättherapie, auf die ja Reisner noch eingehen wird. Hier scheinen sich die Nikotinsäurepräparate und andere gefäßaktive Substanzen besser zu bewähren.

Auch das Für und Wider der Therapie mit amingelösten Theophyllinen soll hier nur kurz gestreift werden. Ihr Wirkungsmechanismus ist zum Teil noch ungeklärt, jedenfalls führen sie nicht zu einer Erweiterung der Hirngefäße oder zu einer Vermehrung der Hirndurchblutung, wie man ursprünglich annahm. Möglicherweise spielen die Erweiterung der Koronargefäße sowie Einflüsse auf die Permeabilitätsverhältnisse im Gehirn eine Rolle. Wir selbst haben bei ganz frischen Fällen mehrmals noch während der intravenösen Injektion oder unmittelbar darnach eindeutige Besserungen neurologischer Herdsymptome beobachten können.

Am besten begründet erscheint uns die von Eichhorn 1957 inaugurierte Behandlung mit Peripherin, einer Verbindung von Theophyllin-Ephedrin und Oxyäthyltheophyllin. Wie Untersuchungen von Wezler, und Thauer, Remky u. a. ergaben, führt das Peripherin zu einer Erhöhung des Minutenvolumens und dadurch zu einer Verbesserung der Organdurchblutung. Es kommt nur dann zu einer Erhöhung des Blutdruckes, wenn dieser vorher erniedrigt war, während es bei Hypertonien eher zu einer geringfügigen Blutdrucksenkung führt. Neben einer Verlängerung der Verweildauer des Blutes im Kapillargebiet kommt es, wie Eichhorn mittels Isotopen zeigen konnte, auch zu einer Steigerung der Permeabilität der Blut-Hirn-Schranke und damit zu besseren zerebralen Ernährungsbedingungen. Auch Seemann konnte die günstigen klinischen Ergebnisse bestätigen. Nach unseren Erfahrungen kommt es bei der Peripherinbehandlung weniger zu eindrucksvollen Soforteffekten, vielmehr gelingt es mittels dieser Methode — und das erscheint uns wichtiger — eher, die so häufigen Verschlechterungen in den ersten Tagen nach einem Insult zu vermeiden.

Da im Brennpunkt der zerebralen Durchblutungsstörungen ohne Frage die Sauerstoffnot steht, suchten wir nach Mitteln, die hypoxämische und hypoxydotische Zu-

stände zu beeinflussen imstande wären. Das Solcoseryl*, ein
eiweißfreier Extrakt aus hämolysiertem Vollblut und
Organen von intra vitam vorbehandelten Kälbern mit hoher
RES-Aktivität, schien diese Forderungen zu erfüllen. Nach
Untersuchungen von Staudinger u. a. steigert es die
Atmung von Organ-Homogenaten um über 200% mehr als
andere bekannte Aktivatoren, z. B. ATP oder Cytochrom C,
es bewirkt also eine intensive Beschleunigung des oxydativen
Zellstoffwechsels. Auch am Gesamtorganismus läßt sich
dieser Effekt des Solcoseryls nachweisen. So konnte z. B.
Pirwitz an Versuchen am Kaninchen zeigen, daß die während einer Sauerstoffmangelbeatmung auftretenden Veränderungen im Ekg durch Solcoseryl zum Verschwinden gebracht
werden können, bzw. sie gar nicht auftreten, wenn das Solcoseryl vor der Beatmung verabreicht wurde. Auf die günstigen Berichte über die Wirksamkeit des Solcoseryl beim Herzinfarkt (Stemberger und Griess), bei sklerotischen Angio-
pathien (Stratmann) und anderen Erkrankungen kann hier
nicht näher eingegangen werden.

Nun läßt sich, so wie die Hypoxie des Herzmuskels im
Ekg, die Hypoxie des Gehirns im EEG relativ einfach nachweisen, und wir versuchten nun festzustellen, ob auch hier
ein analoger Effekt durch Solcoseryl zu erzielen ist. Wir bedienen uns — einer Anregung Eckels folgend — schon
einige Zeit der unter Sauerstoffmangel auftretenden EEG-
Veränderungen zum Nachweis einer latenten zerebralen
Hypoxydose. Bei diesen, gemeinsam mit Haas und
H. Harrer durchgeführten EEG-Untersuchungen zeigt sich
zunächst meist eine allgemeine leichte Spannungsreduktion,
dann kommt es anschließend zu einer Aktivierung eventuell
vorhandener Herdsymptome sowie schließlich zum Auftreten
langsamer Deltawellen, die meist bifrontal beginnen und
dann generalisiert über allen Ableitepunkten nachweisbar
werden. Wir konnten somit die Angaben von Spunda, der
bereits über Erfahrungen an über 250 Fällen verfügt, weitgehend bestätigen. Auf Einzelheiten und weitere Erfahrungen
soll andernorts näher eingegangen werden. Wie aus den
Kurven (Abb. 4) ersichtlich ist, bleibt unter Solcoseryl das
normalerweise auftretende eegraphische Korrelat der zerebralen Hypoxydose fast völlig aus. Dieses fast völlige Ausbleiben trifft jedoch nur für einen Teil der Fälle zu, in
anderen Fällen werden durch das Solcoseryl die durch den

---

* Der Firma Solco-AG-Basel, vertreten durch Herrn Dr.
med. Beindl, Salzburg, sei hier für die großzügige Ueberlassung von Versuchsmengen bestens gedankt. In Deutschland
wird das Präparat unter dem Namen Actihaemyl von der Hormon-
chemie München vertrieben.

13

Sauerstoffmangel bedingten EEG-Veränderungen nur abgeschwächt oder sie treten später auf, oder die Erholungszeit, d. h. die Zeitspanne zwischen Beendigung der N_2-Atmung und Normalisierung des EEG, ist verkürzt. In einem weiteren Teil der Fälle schließlich ist der oben beschriebene Solcoseryleffekt nicht nachweisbar.

Von Interesse erscheint dabei noch die Beobachtung, daß bei ausgeprägtem Solcoseryleffekt die N_2-Atmung von den Patienten unter Solcoseryl subjektiv als unangenehmer empfunden wird als im Vorversuch ohne Solcoseryl. Dies ist unseres Erachtens darauf zurückzuführen, daß die unter

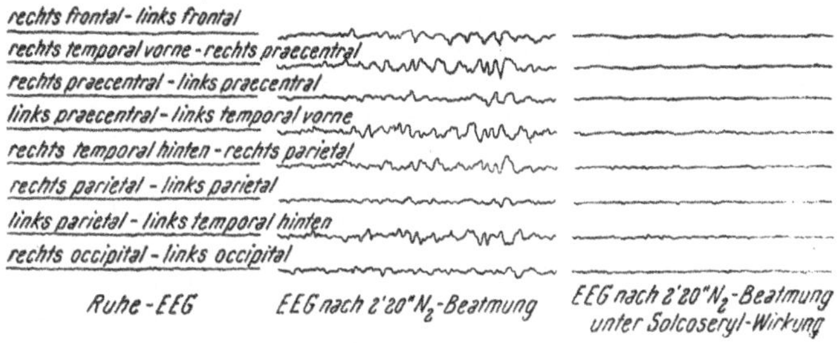

Abb. 4
a) Ruhe-Elektoencephalogramm; b) Hypoxie-Effekt; c) Ausbleiben des Hypoxie-Effektes nach vorheriger intravenöser Injektion von 2 Ampullen Solcoseryl

N_2-Atmung auftretende Bewußtseinseinengung und teilweise Amnesie die Patienten das subjektiv Unangenehme nicht so wahrnehmen läßt, während die Wahrnehmung dieser unangenehmen Sensationen unter Solcoseryl ungestört ist.

Hiermit erscheint uns die Anwendung dieses Mittels auch bei der Therapie der zerebralen Durchblutungsstörungen ausreichend begründet und erfolgversprechend.

Da nach der Meinung von Reisner, der sicher über die größten Erfahrungen auf diesem Gebiet verfügt, alle der bisher üblichen Therapieformen des Schlaganfalles etwa gleichwertig, d. h. gleich gut oder gleich schlecht sind, möchte ich somit folgenden, wie uns scheint, theoretisch gut begründeten Therapieplan vorschlagen, der sich uns bisher auch in der Praxis gut bewährt hat:

Durch mindestens 10 Tage strenge Bettruhe und allgemeine Schonung; dabei ist strengstens auf regelmäßige Stuhl- und Harnentleerung zu achten, ferner auf Freihalten der Atemwege, eventuell frühzeitige Tracheotomie (Bronchialtoilette), gegebenenfalls Pneumonieprophylaxe. Die Therapie mit Antikoagulantien, deren Wirksamkeit von vielen Autoren bestritten wird, dürfte nur für vereinzelte Fälle und nur für die stationäre Behandlung im Krankenhaus in Frage kommen. Medikamentös verabreichen wir in den ersten 3 Tagen 2mal täglich je 1 bis 2 Amp. Solcoseryl und 1 Amp. Peripherin intravenös sowie 1mal täglich $1/_4$ mg Strophanthin in hochprozentiger Traubenzuckerlösung. In den folgenden 14 Tagen wird 1mal täglich Solcoseryl und Peripherin intravenös oder intramuskulär, durch weitere 2 Wochen oder auch länger 3- bis 6mal täglich 8 bis 12 Tropfen Peripherin peroral und 2- bis 3mal wöchentlich Solcoseryl intramuskulär verabreicht. Auf die Behandlung der Spätstadien und die Rehabilitationsmaßnahmen wird R e i s n e r näher eingehen.

Prophylaktisch erscheint vor allem eine interne Behandlung von Herz und Kreislauf, gegebenenfalls eine Umstellung der Lebensgewohnheiten, die Vermeidung von Ueberlastungen jeglicher Art, die „Erziehung zum Phlegma" (S a c k) angezeigt.

Bei der Erforschung der zerebralen Durchblutungsstörungen waren die verschiedensten medizinischen Fachrichtungen beteiligt. Auch bei der B e h a n d l u n g dieses Krankheitsbildes kommt es auf eine enge Zusammenarbeit der verschiedenen Disziplinen, vor allem auf die Zusammenarbeit von Neurologen und Internisten, an. Denn gerade aus den modernen Auffassungen über die Pathogenese der „zerebrovaskulären Insuffizienz" ergibt sich zwangsläufig, daß es ebenso falsch wäre, wenn der Neurologe bei der Beurteilung der zerebralen Gefäßprozesse die Verhältnisse im Bereiche des Herz- und Kreislaufsystems nicht gebührend berücksichtigen oder der Internist das Gehirn etwa lediglich als peripheres Erfolgsorgan des Gesamtkreislaufes betrachten würde.

Auf Grund unserer Ausführungen zum anatomischen Aufbau und zur Funktion des Gehirns könnte fast der Eindruck entstehen, als sei dieses Organ voll von verbesserungsbedürftigen Mängeln und Fehlern. Bedienen wir uns jedoch dieses Organs, durch dessen Evolution der Mensch erst zum Menschen wurde, dieses ehrwürdigen Organs der Menschwerdung, wie O. V o g t es einmal nannte, in einer dieser Tatsache gerecht werdenden Weise und stellen wir unser ganzes Leben darauf ein, so werden die Gefäßerkrankungen des Gehirns, die heute unter den Todesursachen bereits an dritter Stelle stehen, ebenso, wie sie bisher beängstigend schnell zunahmen, auch wieder abnehmen.

Literatur beim Verfasser.

Aus der Universitäts-Kinderklinik in Wien
(Vorstand: Prof. Dr. K. Kundratitz)
und der Psychiatrisch-Neurologischen Universitätsklinik Wien
(Vorstand: Prof. Dr. H. Hoff)

Untersuchungen der Gehirndurchblutung bei zerebral gestörten Kindern durch den Bewegungsfilm

Von K. Kundratitz, E. M. Klausberger und E. Zweymüller

Mit 4 Abbildungen

Die Vielfalt von Ausfallserscheinungen bei zerebral gestörten Kindern legte den Gedanken nahe, außer den
geläufigen Untersuchungsmethoden auch die zerebrale Angiographie zur Klärung der zerebralen Schädigung heranzuziehen. Die sorgfältige klinische Indikationsstellung zur
zerebralen Angiographie bei einer großen Anzahl zerebral
gestörter Kinder ermöglichte die Darstellung interessanter
pathologischer Veränderungen im Bereich des Hirngefäßsystems (Kundratitz, Klausberger und Zweymüller).

Untersuchungsmethode

Die zerebrale Angiographie bei Kindern, besonders aber
bei Kleinkindern und Säuglingen, konnte nur dann Aussicht
auf Erfolg in einem größeren Umfange beanspruchen, wenn
die Komplikationslosigkeit des Eingriffes gewährleistet war.
Damit kam nur die perkutane Punktion der A. carotis comm.
in Betracht, da eine operative Freilegung dieses Gefäßes im
Halsabschnitt zu rein diagnostischen Zwecken bei Kindern
nicht vertretbar war. Die ersten Untersuchungen dieser Art
ergaben jedoch die Undurchführbarkeit dieses Eingriffes in
Lokalanästhesie infolge der Unruhe der kleinen Patienten.

Die Notwendigkeit einer exakten Ruhigstellung und damit
die Schaffung günstiger Punktionsbedingungen standen dadurch im Vordergrund. Die Arbeit mehrerer Jahre war notwendig, um zufriedenstellende Resultate auf diesem Gebiete
zu erzielen.

Ueber die Lenkung der Narkose bei Durchführung
dieses Eingriffes im Kindesalter gab es fast keine Literatur,
da die meisten Autoren nur über Erfahrungen an Erwachsenen verfügten. Petit-Dutaillis und Mitarbeiter
berichteten, daß sie bei Kindern unter 10 Jahren eine Narkose verwenden und ihr jüngster Patient 4 Monate alt war,
ohne jedoch auf die Art der Narkose selbst näher einzugehen.
Eine Narkosemethode zur Durchführung von zerebralen
Angiographien bei Kindern schien nur dann verwendbar,
wenn das Risiko des diagnostischen Eingriffes dadurch nicht
wesentlich erhöht wurde, für die Dauer der Röntgenaufnahmen eine vollständige Ruhigstellung gewährleistet schien
und das Narkosegemisch außerdem explosionssicher war. Als
Ausgangsmethode schien der Narkosevorgang, wie er an der
II. Chirurgischen Universitätsklinik Wien in Verwendung
steht, geeignet und wurde für die zerebrale Angiographie bei
Kindern entsprechend modifiziert (Gloning, Klausberger
und Mayrhofer; Klausberger).

Am Morgen der Untersuchung wird ein Entleerungsklysma
gegeben. Eine halbe Stunde vor dem Eingriff bekommen die
Kinder je nach dem Lebensalter 0·2—0·5 mg Atropin intramuskulär. Zur Narkoseeinleitung wird Kemithal verwendet, das wegen
seiner relativ geringen atemdämpfenden Wirkung für Kinder
besonders geeignet erscheint. Während bei Kleinkindern eine
10%ige Lösung rektal instilliert wird, bekommen ältere Kinder
das Medikament intravenös appliziert. Wenn das Kind schläft,
wird es auf den Untersuchungstisch gelegt und die Narkose mit
Lachgas und Sauerstoff fortgesetzt. Zur Ruhigstellung der kleinen
Patienten während der perkutanen Arterienpunktion und während
der Röntgenaufnahmen wird Lysthenon mite intravenös, bei Kleinkindern und Säuglingen auch intramuskulär verabfolgt. Während
der jeweils 2—5 Minuten dauernden kompletten Lähmung wird
das Kind über eine gut sitzende Maske vom Narkoseapparat
aus beatmet. Eine endotracheale Intubation, die bei Kleinkindern wegen der Gefahr des Glottisödems nicht ganz un-
bedenklich ist, wird nur dann vorgenommen, wenn die Frei-
haltung der oberen Luftwege auf andere Weise nicht möglich
ist, wie etwa bei der in Halsüberstreckung durchgeführten Punktion der A. vertebralis.

Durch diese Anästhesie wird eine optimale Ruhigstellung erreicht, so daß die perkutane Gefäßpunktion ohne
Schwierigkeiten gelingt. So konnten wir bei Kleinkindern
und Säuglingen die Punktion der A. carotis ebenso wie die
der A. vertebralis ausschließlich perkutan durchführen. Es

scheint die operative Angiographie der A. carotis tatsächlich, wie Lindgren ausführte, der Vergangenheit anzugehören. Da bei Säuglingen und Kleinkindern die perkutane Punktion schwierig ist, bedingt durch die Kürze des Halses, das enge Lumen und die außerordentlich leichte Verschieblichkeit des Gefäßes, ist es vorteilhaft, Injektionskanülen mit etwas geringerem Lumen als bei Erwachsenen zu verwenden. Für die komplikationslose Durchführung der zerebralen Angiographie bei Kindern ist weiters die Auswahl des Kontrastmittels von entscheidender Bedeutung, besonders wenn es sich um zerebral geschädigte Kinder handelt. Bei Säuglingen und Kleinkindern bis zu 5 Jahren gelangten 5 ccm 35%iges Triurol, bei älteren Kindern 5 ccm 50%iges Triurol zur Anwendung. In einer Sitzung wurden für das Karotisgebiet auch bei doppelseitigen Arteriographien nie mehr als 15 bis 20 ccm Kontrastmittel verwendet. In den letzten Jahren wurde auch bei Kindern von den Dijod- zu den Trijodverbindungen übergegangen; der Jodgehalt dieses Mittels ist höher als bei dem bisher üblichen Kontrastmittel, seine Toxizität aber geringer. Durch den hohen Jodgehalt erhält man auch bei Verwendung geringer Mengen, wie dies besonders bei Kindern erforderlich ist, eine gute Kontrastzeichnung der Einzelbilder.

Schon in den Dreißigerjahren fanden sich Hinweise von Riechert für eine „funktionelle zerebrale Angiographie". Die kontinuierliche Beobachtung vom Erscheinen des Kontrastmittels im Karotissiphon bis zum Schwinden desselben über die großen Sinus versprach aufschlußreiche Erkenntnisse über die Passageverhältnisse in den Hirngefäßen. Jahre später wurde über Versuche berichtet (Vieten), mit Hilfe der Schirmbildkinematographie die Kontrastmittelpassage in den Hirngefäßen im Film festzuhalten. Das Korn des Fluoreszenzschirmes und die ungenügenden Lichtwerte ließen die Resultate dieser Untersuchungstechnik bei den zerebralen Angiographien unbefriedigend erscheinen. Die ausreichende Diagnostik eines zerebralen Angiogramms ist unbedingt an die Darstellung kleiner Arterien- und Venenäste gebunden. Die Zeichnung dieser Gefäßabschnitte konnte durch die Schirmbildkinematographie nicht genügend erreicht werden. Auch die ersten Versuche mit der Bildverstärkerröhre brachten manche Enttäuschung, gerade was die Darstellung der kleineren Gefäßäste betraf. Erst die Uebereinstimmung der Röntgenexpositionen, des Filmmaterials sowie die Anwendung eines entsprechenden Kontrastmittels führten zu Bildern, deren zeichnerische Qualität diejenige der Serienangiographie erreichten. Damit gelang es, die gesamte Passage des Kontrastmittels in den Hirngefäßen durch den Bewegungsfilm festzuhalten. Diese Untersuchungsmethode

4

konnte damit zur Diagnose von Hirntumoren und Gefäßgeschwülsten, aber auch zur Beurteilung funktioneller Vorgänge und Veränderungen im intrakraniellen Gefäßgebiet
verwendet werden.

Die Untersuchungen im Bewegungsfilm wurden mit der
Philips-Bildverstärker-Röhre durchgeführt, die mit einer Arriflex
— 35 mm Kinokamera gekoppelt ist. In der Sekunde kamen
25 Bilder, später sogar 60 Bilder bei einer Laufzeit von 8—15
Sekunden zur Belichtung. Zur Verwendung gelangte ein Kodak
Tri-X Film, der auf Grund unserer bisherigen Erfahrungen bezüglich Expositionszeit, Korn und Kontrastzeichnung zufriedenstellende Resultate ergibt. Die Anforderungen an das Filmmaterial
mußten besonders geprüft werden, da das Einzelbild des gesamten
Filmes als Diapositiv weiter ausgearbeitet wird und dabei die
Detailzeichnung der zerebralen Gefäße die gleiche Qualität wie
bei der Serientechnik aufweisen muß. Weiters erforderte die
Kontrastdichte besondere Aufmerksamkeit, da bei der Wiedergabe als Film die 16-mm-Kopie das Gefäßnetz mit genügender
Dichte zur Ansicht bringen mußte. Erst nach Durchführung
größerer Reihenuntersuchungen bezüglich Expositionszeit, Filmmaterial und dessen Ausarbeitung konnten die optimalen Unterlagen festgestellt und für die routinemäßige Verwendung herangezogen werden.

Die Aufgabe der Bildverstärkerröhre besteht darin, die
Lichtkraft der Röntgenstrahlen genügend zu verstärken, um ausreichende Expositionsdaten für die Belichtung des Bewegungsfilmes zu erlangen. Dabei werden die Röntgenstrahlen in Elektro-
nenstrahlen umgewandelt und diese durch einen hochgespannten
Strom von 22.500 Volt auf das 1000fache der ursprünglichen Geschwindigkeit beschleunigt. Die so veränderten Elektronen treffen
auf einen Fluoreszenzschirm auf und ergeben hier Bilder von
einer 800—1000fachen Lichtintensität. Der abrollende Film
hält diese Bilder fest, wobei die optischen Daten stets gleich
bleiben. Der Film wird sofort ausgearbeitet und einer Durchsicht unterzogen. Nach den diagnostischen Erfordernissen erfolgt
die weitere Ausarbeitung als Diapositiv oder als 16-mm-Kopie
des gesamten Bewegungsfilmes.

Untersuchungsergebnisse

Bei Durchsicht der einschlägigen Literatur fielen die
einander widersprechenden Angaben bezüglich Verlängerung
oder Verkürzung der Passagezeiten bei arterio-venösen
Aneurysmen und Hämangiomen auf. Schon die
Serienangiogramme bei diesen pathologischen Veränderungen
schienen darauf hinzuweisen, daß für die eine oder andere
Art der Veränderung kaum gleiche Daten erhoben werden
konnten. Wir stellten uns daher als eine der ersten Aufgaben
die Untersuchung dieser Veränderungen durch den Bewegungsfilm. Tatsächlich konnten wir feststellen, daß für die
arterio-venösen Aneurysmen und die Hämangiome ent-

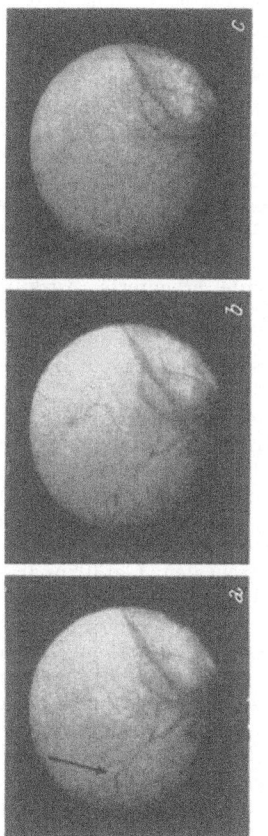

Abb. 1

Abb. 1 a. Sch. B., ♂, 2 Jahre. Diagnose: Lokalisierte Arterienerweiterung parietal rechts. Füllung der A. carotis int. Bildfrequenz: 25/Sek., Laufzeit: 12 Sek.— 1 Sek. nach Füllungsbeginn sind der gesamte Siphon, Aa. cerebri ant. und med. mit den wesentlichen Aesten gefüllt. Im Abgangsbereich der A. gyri angularis kommt eine kommaförmige erweiterte Arterie zur Darstellung

Abb. 1 b. 1½ Sek. nach Füllungsbeginn. Die kleine Gefäßerweiterung im Abganggebiet der A. gyri angularis ist etwas kontrastreicher dargestellt

Abb. 1 c. 2 Sek. nach Füllungsbeginn. Die Venen der Oberfläche sind gefüllt. In dieser Phlebogrammphase ist die atypische Gefäßerweiterung noch immer gefüllt nachweisbar

sprechend der Einteilung nach V i r c h o w keine Verlängerung
bzw. gleichbleibende Verkürzung gefunden wurde. Vielmehr
war die Passagezeit dem einzelnen Fall entsprechend von der
Ausdehnung des pathologischen Gefäßbezirkes sowie der Art
der Ausbildung des pathologischen Gefäßnetzes abhängig.
Während das Serienangiogramm bei diesen Veränderungen
die Ausdehnung und Lokalisation mit genügender Sicherheit
aufzeigte, war die Detailbeurteilung durch die großen Zeit-
abschnitte zwischen den Einzelbildern begrenzt. Der Bewegungsfilm jedoch zeigte bei einer Bildanzahl von 25 Einzelbildern in der Sekunde und noch umfassender bei 60 Bildern
pro Sekunde in einer kontinuierlichen Bildfolge die Auffüllung des pathologischen arteriellen Gefäßbereiches, den
Uebergang in das feinere abnorme Gefäßnetz und endlich
den Abfluß des Kontrastmittels über die erweiterten Venen
sowie deren Verbindung zu den Sinus. Die Wiedergabe dieser
Details mittels zahlreicher Bilder im Verlaufe der verschiedenen Phasen ermöglichte erweiterte Auskünfte hinsichtlich der Artdiagnose, gewährte aber auch Hinweise auf
das funktionelle Geschehen, d. h. auf die Passage des mit
dem Kontrastmittel beladenen Blutes auf rechnerischer Grundlage.

Einzelne Serienangiogramme bei Kindern wiesen in
der arteriellen Phase lokalisierte, kalibererweiterte Gefäßabschnitte auf, die sogar über die kapillare Phase in das
frühe Phlebogramm hinein dargestellt blieben. Während
anfangs die Meinung vorherrschte, daß es sich bei dieser
Auffälligkeit lediglich um eine Variante des in der Weiter-
entwicklung befindlichen zerebralen Gefäßapparates handelte, trat bei der Wiederholung dieser Untersuchungen der
Verdacht auf pathologische Gefäßveränderungen auf. Die
Serienangiographie mit etwa 5 Bildern im Verlaufe des
ganzen Untersuchungsvorganges konnte darüber nur unvollständig Aufschluß geben. Der Bewegungsfilm ermöglichte,
diese Veränderung vom funktionellen Standpunkt aus näher
zu beurteilen. Mit der Darstellung der arteriellen Stämme und
Aeste gelangte auch der erweiterte Gefäßabschnitt zur Füllung. Die kontinuierliche Darstellung der Kontrastmittelpassage ließ dabei erkennen, daß dieser erweiterte Gefäßabschnitt in der ganzen arteriellen und kapillaren Phase bis
in das frühe Phlebogramm hinein unverändert blieb und sich
erst dann allmählich und deutlich verzögert entleerte
(Abb. 1 a bis c). Diese Befunde wurden bei zerebral geschädigten Kindern erhoben und gewinnen dadurch wesentlich an Bedeutung. Die vorläufige Feststellung dieser lokalisierten Gefäßveränderung eröffnet interessante Ausblicke auf
die eventuelle Aufdeckung der Entwicklung von lokalisierten
Gefäßveränderungen, vielleicht sogar von Gefäßgeschwülsten.

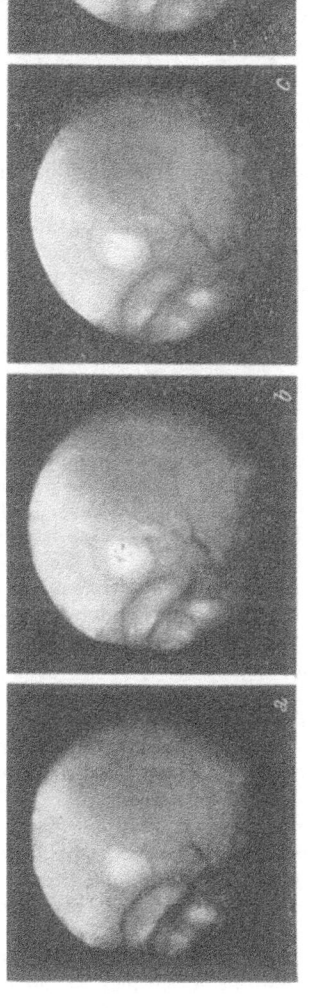

Abb. 2

Abb. 2 a. V. R., ♀, 27/12 a. Diagnose: Hydrocephale Gefäß-veränderung. Füllung der A. carotis comm. sin. Bildfrequenz: 25/Sek., Laufzeit: 10 Sek. Frühes Arteriogramm (4/5 Sek. nach beginnender Siphonfüllung): Der Siphon und die basalen An-fangsteile der Aa. cerebri ant. und med. kommen gut gefüllt zur Darstellung. Die A. pericallosa und größere parietale Aeste der A. cerebri med sind eben angedeutet sichtbar. Der Siphon ist aufgerichtet, die Gefäßstämme sind gespreizt und gestreckt. Das Kaliber ist dünn

Abb. 2 b. Späte arterielle Phase (1⁴/5 Sek. nach Füllungsbeginn): Die Gefäßstämme und die größeren Aeste kommen zur Dar-stellung und zeigen bei dünnem Kaliber eine deutliche

Streckung der Gefäße. Das Knie der A. cerebri ant. ist weit offen

Abb. 2 c. Spätere arterielle Phase („Kapillar"-Phase) (2⁴/5 Sek. nach Füllungsbeginn). Die Gefäßstämme und Aeste sind weiter durchgezeichnet. Die ersten kleinen oberflächlichen Venen kom-men zur Beobachtung

Abb. 2 d. Phlebogramm (5³/5 Sek. nach Füllungsbeginn): Die Venen der Oberfläche, teilweise auch der Tiefe, sind gut gefüllt. Im frontalen Bereich ist eine relative Gefäßarmut festzustellen. — Am Ende der Laufzeit des Bewegungsfilms (nach 10 Sek.) sind nur mehr Spuren von Kontrastmittel in der Vena L'Abbé zu beobachten

Die vorgesehenen späteren Kontrollen bei diesen Patienten könnten diese Probleme einer weiteren Klärung zuführen. Zerebral gestörte Kinder wiesen in einem großen Prozentsatz einen H y d r o c e p h a l u s auf. Bereits die Serienangiogramme wiesen hier auf funktionelle Veränderungen mit besonderer Deutlichkeit hin. Die zeitliche Einstellung der Exposition der einzelnen Platten war darauf abgestimmt, zwei Bilder der arteriellen Phase, eines der kapillaren Phase und zwei Phlebogramme zu erhalten, wobei in der zeitlichen Folge der verkürzten Passagezeit des Kontrastmittels im Gefäßnetz des kindlichen Gehirns Rechnung getragen wurde. Im Laufe der Untersuchungen fiel jedoch auf, daß gerade bei zerebral geschädigten Kindern die Darstellung der einzelnen Phasen nicht den Erwartungen entsprach. Die Belichtung der einzelnen Platten erfolgte in zu kurzen Abständen, so daß im Zeitabschnitt der Phlebogramme oft spätere arterielle Phasen oder das kapillare Bild erschienen. Kamen Kinder zur zerebralen Angiographie, bei denen bereits eine Encephalographie mit einer hydrocephalen Erweiterung des Ventrikelsystems vorlag, gingen wir dazu über, die Zeitintervalle bei der Serienangiographie zu vergrößern, wobei annähernd die gewünschten Phasen erreicht wurden. Dieses Verfahren konnte wohl eine Uebersicht über den Gefäßverlauf vermitteln, war jedoch für die Gesamtbeurteilung unbefriedigend. Es lag daher der Gedanke nahe, auch bei dem Hydrocephalus den Bewegungsfilm heranzuziehen. Die anfängliche Einstellung der Laufzeit des Filmes auf 8 Sek., wie sie bei Kindern mit einem normalen Gefäßsystem ausreichte, erwies sich bei Kindern mit einem Hydrocephalus immer als zu kurz. Erst die Verlängerung der Laufzeit auf 10 bis 12 Sek. konnte die Passage des Kontrastmittels von der Darstellung des Karotissiphons bis zum Verlassen der großen Sinus ausreichend erfassen. Der Vergleich von Bewegungsfilmen zerebraler Angiogramme bei Kindern mit einem normal ausgebildeten Hirngefäßsystem und solchen bei einem Hydrocephalus ließen stets eine deutliche Verlängerung der Passagezeit bei hydrocephal veränderten Gefäßen feststellen (Abb. 2a bis d).

Eine interessante Variation der Gefäßdarstellung beim Hydrocephalus verdient besonders erwähnt zu werden, um vor Fehldiagnosen zu bewahren und die nur unzureichenden Resultate der Serienangiographie hinsichtlich der funktionellen Beurteilung aufzuzeigen. Bei technisch einwandfreier Punktion der A. carotis communis konnte die A. carotis int., der Siphon und die A. cerebri ant. sowie media zur Füllung gebracht werden, wobei jedoch die beiden letztgenannten Gefäßstämme nur im kaliberstärkeren Abschnitt aufschienen. Meistens kam das Knie der A. pericallosa noch zur Ansicht und von der A. cerebri med. schien das vordere

und mittlere Stammdrittel gefüllt, wobei die von diesen
Stämmen abgehenden stärkeren Aeste vereinzelt noch angedeutet erschienen. Das Verweilen des Kontrastmittel ent-
haltenden Blutes in den eben genannten Abschnitten war nur
kurz und das vierte und fünfte Bild der Serienangiographie
ließ oft keinerlei Füllung des arteriellen oder venösen Gefäßbereiches erkennen. Somit schien die Kontrastmittelfüllung
der zerebralen Gefäße bei einem deutlichen Hydrocephalus in
der Serienangiographie eher als kurz. Erst bei Verlängerung
der Intervalle von einem Bild zu dem nächsten der Serie,
konnte vereinzelt ein Phlebogramm zu einer wesentlich
späteren Aufnahmezeit festgehalten werden. Im Verlaufe der
Kontrastmittelpassage trat demnach ein Abschnitt ein, in dem
das gesamte Kontrastmittel Gefäße passierte, deren Durchmesser unter dem im Bild gerade noch wahrnehmbaren
Kaliber lag. In diesen Fällen war der Untersuchung mit dem
Bewegungsfilm eine besondere Bedeutung beizumessen, da
diese Methode die Kontrastmittelpassage vom Siphon bis zu
den großen Sinus kontinuierlich zur Darstellung bringen
konnte. Tatsächlich zeigten die Filme dieser Fälle die Auffüllung der oben beschriebenen Arterienanteile, jedoch nur
für einen kurzen Zeitabschnitt. In der Folge kam ein Abschnitt, in dem eine Gefäßfüllung nicht festzustellen war.
Erst wesentlich später füllten sich langsam die kleinen Venen
der Oberfläche sowie in der Tiefe und endlich gelangten die
großen abführenden Venen und Sinus zur Ansicht.
    Eine funktionelle Beurteilung der aus dem Serienangio-
gramm bei einem Hydrocephalus für kurze Zeit dargestellten
arteriellen Phase würde einen wesentlichen Fehler bedeuten.
Auch bei Kenntnis des Vorliegens eines Hydrocephalus
könnte die Verlängerung der Serieneinstellung nicht in jedem
Fall zur exakten Darstellung der Phlebogramme führen, womit die Gesamtbeurteilung der Untersuchung unbefriedigend
bliebe. Der Bewegungsfilm dagegen kann diese kurze Darstellung der arteriellen Phase bei einem deutlichen Hydrocephalus aufzeigen, weiters darauf hinweisen, daß ein Abschnitt der Passage im Bild nicht festgehalten werden kann
und die Phlebogramme erst verspätet zur Darstellung gelangen. Die Auszählung der gesamten Bildanzahl konnte in
allen diesen Fällen die deutliche Verzögerung der Kontrastmittelpassage erweisen.
    Das Zustandekommen einer fehlenden Darstellung der
kleinen Arterienäste, der Kapillaren und der kleinen Venen
bedarf jedoch noch der weiteren Klärung, da sie nur zum
Teil auf das geringe Gefäßkaliber, zum anderen Teil vielleicht auf spastische Veränderungen in diesem Gefäßabschnitt
zurückzuführen wäre. Die Ansichten mehrerer Autoren gehen
hier auseinander, da etwa nach L ö h r und J a k o b i die ver-

zögerte Gehirndurchströmung bei dem Hydrocephalus durch
eine Störung im Bereiche der Venen bedingt sein kann.

Bei Durchführung der Serienangiographie bei zerebral
gestörten Kindern kamen immer wieder Fälle zur Beobachtung, bei denen trotz anscheinend guter Nadellage in der
A. carotis communis mit Austritt hellroten Blutes im pulsieren-
den Strahl keine ausreichende Füllung der intrakraniellen
Gefäße vorlag. Kontrollaufnahmen ergaben die richtige Lage
der Nadel; es fand sich weder intramural noch paravasal ein
Kontrastmitteldepot. Auch auffallendere Kaliberveränderun-
gen der A. carotis communis oder der A. carotis int. an

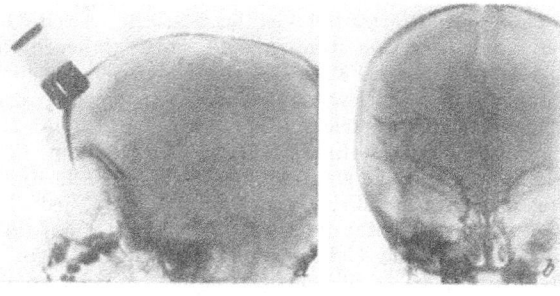

Abb. 3

Abb. 3a. M. H., ♀,   1⁹/₁₂ a. Diagnose: Hydrocephale Gefäßveränderungen. — Frühes Arteriogramm im direkten Aufnahmeverfahren: Der Karotissiphon, die Aa. cerebri ant. und med. sowie
deren Aeste sind gefüllt

Abb. 3b. Arteriogramm im direkten Aufnahmeverfahren bei der
gleichen Patientin. Im a.-p. Bild findet sich eine gute Füllung
des Karotissiphons, der Aa. cerebri ant. und med. mit den Aesten.
— Die gesamten Bilder der Serie lassen keine Füllungsänderung
in den großen Gefäßen erkennen

lokalisierter Stelle kamen nicht zum Nachweis. Trotzdem
wurde ein plötzliches Sistieren des Kontrastmitteldurchlaufes
im Halsabschnitt der A. carotis int. oder im Siphonbereich
festgehalten. Verspätet kamen dann allerdings auch die intrazerebralen Gefäße zur Füllung. Derartig veränderte Füllungs-
abläufe konnten durch den Bewegungsfilm kontinuierlich
beobachtet werden.

Der Unterschied des Untersuchungsergebnisses zwischen
der Serienangiographie und dem Bewegungsfilm läßt sich
bei diesen Durchblutungsänderungen besonders markant aufzeigen. Während das Serienangiogramm im Verlaufe einer
Beobachtungszeit von 4 Sek. bei einem Kind eine einmalige

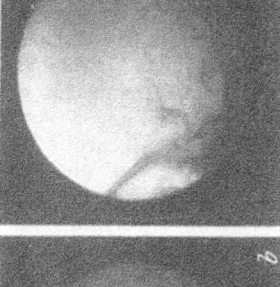
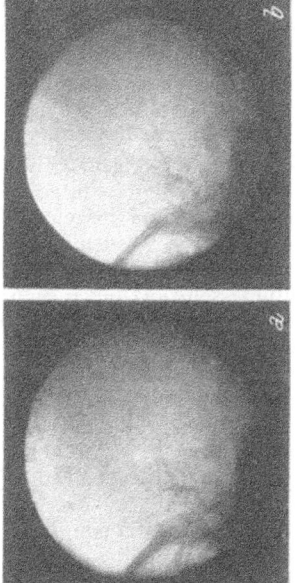

Abb. 4

Abb. 4 a. M. H., ♀, 19/12 a. Diagnose: Deutliche Füllungs-änderung im Siphon bei Hydrocephalus. Füllung der A. carotis comm. dextr. Bildfrequenz: 65/Sek. Laufzeit: 8 Sek. — 1/5 Sek. nach Füllungsbeginn besteht eine vollständige Auffüllung des Siphons sowie eine beginnende Füllung der Aa. cerebri ant. und med.

Abb. 4 b. 2/5 Sek. nach Füllungsbeginn: Aussetzen der Füllung im Siphon bei unverändert gleichbleibendem Einspritzen des Kontrastmittels in die A. carotis

Abb. 4 c. 3/5 Sek. nach Füllungsbeginn: Der Siphon er-scheint wieder voll gefüllt. Die Zeichnung der A. cerebri med. ist nun etwas weiter nach peripher zu verfolgen. — Die an diesen 3 Bildern aufscheinende Rhythmik der Füllung konnte während der gesamten Laufzeit des Films insgesamt 5mal in gleicher Weise beobachtet werden. Insgesamt gelangten 5 ml 35%iges „Triurol“ zur Ein-spritzung

12

Auffüllung des Siphons, der A. cerebri ant. und med. mit ihren Aesten erkennen ließ, auf die eine einmalige Entleerung dieser Gefäßabschnitte folgte (Abb. 3a, b), ergab der Bewegungsfilm bei demselben Kind eine fünfmalige rhythmische Füllungsschwankung in diesem Abschnitt bei gleichmäßigem Einspritzen von 5 ccm Triurol, 35%ig, und gleichbleibenden übrigen technischen Daten (Abb. 4a bis c). Dabei zeigte keine einzige Aufnahme des Serienangiogrammes oder des Bewegungsfilmes eine sicher nachweisbare Kalibereinengung oder Wandveränderung an gleichbleibender Stelle, wie dies bei einer Thrombose oder einem Gefäßwandplaque der Fall wäre. Allein schon dadurch unterscheiden sich diese Füllungsschwankungen von denen des Erwachsenen im Gefäßgebiet der A. carotis und der A. vertebralis. Die Kalibereinengung oder die Füllungsunterbrechung z. B. bei den Wandveränderungen im Senium finden sich stets an der gleichen Stelle und können vor allem im ganzen Verlauf der arteriellen Phase in gleicher Form unverändert nachgewiesen werden. Bei einem derartigen Fall kam es dann meistens zu einer etwas verzögerten und kontrastschwachen Darstellung der intrakraniellen Gefäße in der gewohnten Astfolge. Manchmal allerdings gelangten dabei nur die Gefäßstämme und die größeren Aeste zur Füllung.

Es ist derzeit noch schwierig, eine Erklärung für dieses Verhalten der Gehirndurchblutung bei Kindern zu geben. Der Einfluß der Atmung sowie vom Thoraxraum ausgehende Sogwirkungen müssen in Betracht gezogen werden. Die Punktion des Gefäßes oder eine Einwirkung durch das Kontrastmittel kann für derartige Füllungsschwankungen nicht verantwortlich gemacht werden, da hiedurch erfahrungsgemäß Kalibereinengungen gewöhnlich an stets gleichbleibenden Stellen verursacht werden. Die Füllungsschwankung der hier angeführten Art jedoch zeigte einen rhythmischen Ablauf über eine größere Gefäßstrecke hinweg. Die Patienten mit nachweisbaren Füllungsschwankungen im Siphonbereich wiesen interessanterweise stets einen höhergradigen Hydrocephalus int. auf. Inwieweit Zusammenhänge dieser pathologischen Füllungsschwankungen mit der Ausbildung eines Hydrocephalus und einer zerebralen Schädigung bestehen, wird das Ziel weiterer Untersuchungen über das funktionelle Verhalten der Kontrastmittelpassage in den Hirngefäßen sein.

Literatur: Gloning, K., Klausberger, E. M. und Mayrhofer, O.: Wien. med. Wschr., 107 (1957), S. 573. — Klausberger, E. M.: Wien. med. Wschr., 107 (1957), S. 481. — Kundratitz, K., Klausberger, E. und Zweymüller, E.: Mschr. Kinderhk., 106 (1958), S. 113. — Dieselben: Münch. med. Wschr., 100 (1958), S. 1137. — Dieselben:

Mschr. Kinderhk. (im Druck). — L i n d g r e n, E.: In Handbuch Neurochirurgie, Bd. II. Berlin-Göttingen-Heidelberg: J. Springer. 1954. — P e t i t - D u t a i l l i s, D., P e r t u i s e t, B. und R o u - g e r i e, J.: Presse méd., 60 (1952), S. 1091. — R i e c h e r t, T.: Die Arteriographie der Hirngefäße. München-Berlin: J. F. Lehmann, 1943. — V i e t e n, H.: Röntgen Bl. 7 (1954), S. 314; 8 (1955), S. 167.

Psychische Veränderungen
bei zerebralen Durchblutungsstörungen

Von Universitätsprofessor Dr. Erwin Stransky, Wien

Die Psyche antwortet auf die Veränderungen im zerebralen Kreislauf auf sehr verschiedene Art, je nach dem
Grade, je nach der Lokalisation dieser Störungen, aber auch
je nach der Schwere und Ausbreitung der diesen Störungen
zugrunde liegenden Gefäßveränderungen, letztlich noch auch
in Abhängigkeit von dem Lebensalter und von der vorgege-
benen seelischen Persönlichkeit, die davon betroffen wird.
Ganz allgemein muß bei alledem noch die These M. Bür-
gers im Auge behalten werden, darnach die Alterssklerose
der Gefäße als Physiosklerose nicht das nämliche ist, wie
die Arteriosklerose als Krankheitsprozeß; daß ferner eben
die Arteriosklerose vielfach nur einzelne Gefäßprovinzen zu
befallen pflegt oder doch mindestens die einzelnen Gefäßprovinzen nicht in gleicher Stärke; und daß ihre Auswirkungen in den verschiedenen Organen vielfach auch verschieden
sind, so daß sich etwa jene in cerebro von jenen in den
Kranzgefäßen des Herzens etwa doch einigermaßen unterscheiden, nicht nur in Ansehung der natürlich hier und dort
verschiedenen klinischen und grobanatomischen Symptomatik.
Im Funktionalen wieder hat man zu berücksichtigen, daß
die Hirndurchblutung im Alter natürlich nicht die nämliche
ist wie auf der Lebenshöhe (M. Schneider).

Daß zerebrale Durchblutungsstörungen vor allem den
Rückbildungsjahren und dem Senium eignen, ist selbstverständlich und auch Tatsache. Immerhin können aber auch
jüngere Personen davon betroffen werden, etwa wenn Aneurysmen vorliegen oder wenn durch Tumoren oder aber
durch Krankheitsvorgänge in anderen Körperorganen in-

direkt Störungen in den intrakraniellen Kreislaufverhält-
nissen gesetzt werden; so berichtet K r a e p e l i n von einer
später noch zu erwähnenden zerebralen Embolie mit psychischen Störungen bei einem jugendlichen Herzkranken. Aber
auch die allgemeine Hypotonie setzt natürlich Kreislauf- und
damit zerebrale Durchblutungsstörungen, insbesondere wenn
sie, wie so gar nicht selten, mit vegetativ-nervösen Regulationsstörungen einhergeht. Aeußere Anlässe, zumal oft
leichtere Erregungen, führen dann nicht nur oft zu Synkopen, die retrospektiv zuweilen als Petit-Mal fehlgedeutet
werden, sondern auch zu Gestaltungen neurotischer Struktur
als geistiges Versagensgefühl (meist ohne greifbar objektives
Substrat), Angst, Tränenausbrüche, oft eskortiert von Gefühlen
allgemeiner Schwäche, Schwindel, Palpitationen u. ä. Unter
dem Krankengut unserer Alltagspraxis sind diese Fälle —
vornehmlich weiblichen Geschlechtes — genugsam vertreten.
Oft genug zeigen sich aber, zumal bei neuropathisch An-
fälligen, seelische Nachwirkungen hypochondrischer u. a.
neurotischer Färbung. Ergibt sich eine Kombination mit
Anlageradikalen aus dem manisch-depressiven Formenkreise,
dann wird die Unterscheidung oft schwer, ob und inwieweit
solcherlei depressiv gefärbte Bilder nicht eher auch als endogene anzusehen und zu behandeln seien; es erwächst dann
jenes heutzutage häufiger als zuvor anzutreffende endo-exogen-
reaktive Mischbild, dessen engere klinische Rubrizierung oft
gar nicht leicht ist, wie es sich übrigens auch sonst oft ergibt
und die therapeutischen Indikationswege manchmal ver-
nebelt (vgl. auch bei W e i t b r e c h t). Fällt aber solch eine
endogene Komponente weg, dann sind die angezogenen Fälle,
soweit nicht organische Erkrankungen zumal des Kreislauf-
apparates selbst den Hintergrund bilden, prognostisch gewiß
nicht ungünstig zu beurteilen; neben der erforderlichen körperlichen Grundbehandlung hat hier Psychotherapie ein
weites Feld.

Es sei hier noch einer Tatsache gedacht, einer Kon-
stellation, die vielleicht nicht allzu häufig zur Beobachtung
gelangen mag, auf alle Fälle aber nicht unerwähnt bleiben
darf. Es ist bekannt, wie leicht und schnell gerade unter
geistiger Arbeit jugendliche, aber auch erwachsene Hypotoniker ermüden; ja nicht ganz selten kommt es hier zu
einer leichten Art von Morgendepression, indes gegen Abend
der Leistungspegel relativ ansteigt. Es scheint nun, als ob
dann im höheren Alter, sobald der Blutdruck parallel mit
den da ubiquitären und unvermeidlichen Gefäßveränderungen
ansteigt und sich damit der Normgrenze des vollreifen Alters
anpaßt, eben jenes angezogene Minus, falls keine organische
Hirnaffektion eingetreten, zu einem gewissen Ausgleich ten-
dierte; worauf die zuweilen auffällige Frische und Leistungs-

fähigkeit mancher solcher konstitutioneller Hypotoniker in ihren Rückbildungs- und Altersjahren zurückgeführt werden könnte. Selbstredend handelt es sich hier nicht um eine seelische Störung, wohl aber um eine Veränderung im Leistungsrhythmus, mindestens äußerlich ad melius, demnach also um eine seelische Veränderung, die mindestens im weiteren Rahmen dieser Thematik nicht ganz unerwähnt bleiben dürfte. Nur anderseits gleich hier: Hypotonie bedeutet nichts weniger als eine Art Versicherung gegen zerebrale Dauerschädigungen.

Die Hauptdomäne der psychischen Veränderungen bei den zerebralen Durchblutungsstörungen stellen jene Fälle dar, wo es sich bei alternden und alt gewordenen Personen um Wendungen ad pejus handelt; vor allem also bei den verschiedentlichen arteriosklerotisch bedingten zerebralen Durchblutungsstörungen. Es muß allerdings gleich hier mit Kraepelin eines betont werden: wo nicht gröbere Inzidentien zugrunde liegen, wo es sich also um leichtere oder aber allgemeinere Symptomatik handelt, ist die Abgrenzung der vaskulär bzw. kreislaufmäßig bedingten Veränderungen von jenen, die rückbildungsmäßig bzw. senil bedingt sind, durchaus nicht immer leicht, ja oft praktisch überhaupt nicht möglich. Wenn man sich die Häufigkeit solcher Veränderungen vor Augen hält, dann ist dies ein immerhin ins Gewicht fallender Faktor. Ich konnte unter 409 über 60 Jahre alten Neuzugängen aus meinem Krankengut der letzten vier Jahre in 269 Fällen, das ist also in der weit überwiegenden Mehrheit, irgendwelche psychische oder psychisch-nervöse Störungen oder doch mindestens Beschwerden erheben; und gewiß nicht in allen Fällen war es möglich, präzise zu sagen, was auf diese, was auf jene Komponente zurückzuführen sei. In keinem Falle aber konnte das kreislaufbedingte Moment ausgeschlossen werden.

Die seelischen Veränderungen, die auf zerebrale Arteriosklerose, sei es mit Sicherheit, sei es mit mehr weniger großer Wahrscheinlichkeit bezogen werden können, gliedern sich nach verschiedenen Gesichtspunkten.

In den auch durch Jahre und in Schwankungen sich hinziehenden Frühstadien bietet sich sehr gewöhnlich ein neurasthenisches, besser gesagt, pseudoneurasthenisches Bild, treten die reichlich bekannten objektiven und subjektiven somatischen Erscheinungen solcher Färbung mit in den Vordergrund, zusammen mit der schon hier nicht seltenen, wenn auch sachte einsetzenden Abnahme des impressiven Gedächtnisses für Neueindrücke, der Merkfähigkeit, und damit steht der häufigere Gebrauch von Flickwörtern in nahen Beziehungen. Vielfach ist das alles Gegenstand mehr weniger betonter Klagen, oft hypochondrisch gesteigerten

Inhaltes, wie denn auch z. B. Bleuler betont, daß von diesen Kranken ihre Ausfälle — es gilt dies übrigens auch für schwerere Ausfälle — als solche bewußt, ja sehr schmerzlich empfunden werden. Es ergibt sich überhaupt nicht selten eine Art depressiver, bis selbst zum Lebensüberdruß gedeihender Gesamtstimmung, die bei Frauen zeitlich vielfach als eine Fortsetzung der klimakterischen Verstimmung imponiert, indes bei Männern in entsprechender Lebensstellung das Gesamt manchmal als eine Art Zusammenbruch nach Jahren der Ueberforderung sich zu präsentieren scheint. Alle diese Störungen setzen meistens allmählich ein und steigern sich ebenso; der Kern der Persönlichkeit bleibt in der Regel mehr weniger intakt, selbst bis in die späteren ausgeprägteren Stadien hinein. Häufig ist aber auch eine gewisse Diskontinuität im Rahmen des Gesamtbildes zu beobachten, wie ich das schon bei früheren Gelegenheiten betont habe und wie es vielleicht auch der oft ungleichmäßigen Lokalisation sowohl des Gefäßprozesses wie seiner vielfach perivaskulär und lakunär angeordneten parenchymatösen Folgeerscheinungen in der Hirnsubstanz selber — für die schweren Fälle von Alzheimer herausgearbeitet — entspricht. Früh übrigens klagen schon manche Kranke darüber, daß die Störungen von ihnen nachts, oft in Verbindung mit der hier so häufigen quälenden Schlaflosigkeit, fast noch mehr peinlich empfunden würden als untertags. Eine häufige Klage dieser Menschen ist auch jene über stärkere Ermüdbarkeit und Erschöpfbarkeit, gerade auch in geistiger Hinsicht, wie über Konzentrationsschwäche, bei der Statusaufnahme nicht selten auch objektiv erweislich, zuweilen sogar in Gestalt fast paraphasieartiger Wortvertauschungen, die sich freilich — anders bei gröberen Herdparaphasien — bei Anspannung der Aufmerksamkeit nicht ereignen. Daneben steht auf affektivem Gebiet das Auftreten einer bis dahin ungekannten Reizbarkeit, Stimmungslabilität und Affektinkontinenz, was sich bei Männern eher häufiger bemerkbar macht als beim weiblichen Geschlecht. Kopfschmerzen, oft als „tiefe" beschrieben und (Pilcz) speziell nachts und gegen Morgen heftig, wie andere Mißgefühle verschiedenster Art stehen ebenfalls oftmals im Vordergrund, und vor allem ist eine häufige Klage jene über Schwindel. Hier ist anzumerken, daß nicht ganz wenige dieser Patienten gerade im Zusammenhang mit ihren Klagen über Schwindel nicht bloß über Angst im allgemeinen, sondern geradezu über eine Art Platzangst zu berichten wissen, die sich eben erst in letzter Zeit bei ihnen bemerkbar gemacht hätte; es gelingt in manchen Fällen in der Tat, einen psychogenetischen Zusammenhang mit dem Schwindel dartun zu können: aus der Unsicherheit infolge des Schwindels hat sich bei den Patienten eine Art

Verkehrsangst entwickelt, die schließlich einen phobie-
artigen Charakter angenommen hat; daß psychische Zwangs-
phänomene solcher Art überhaupt eine polyfaktorielle Struktur haben können, habe ich (Wiener med. Wschr. 1957 Nr. 45)
vor einiger Zeit aufzeigen können. Nicht selten sind Schwindel und Synkopen nicht ganz rein auseinanderzuhalten, wenn
man die Anamnese aufnimmt.

Gewiß mag man speziell die Erscheinungen im Bereiche
des Affektlebens, zumal die erhöhte Reizbarkeit, mit dem
hier so gewöhnlichen — aber nicht obligatorischen — Hochdruck in Verbindung bringen können; nur daß die Vergesell-
schaftung mit den erwähnten, mehr minder sordinierten
Ausfallssymptomen über das hypertonisch Bedingte hinaus-
geht. Diese Verbindung von Reizerscheinungen mit Ausfällen im Bereiche der höheren Hemmungen, der Affekt-
psychomotorik und der Merkfähigkeit wird es meist vermeiden lassen, derartige Bilder als lediglich neurotische oder
als Fortsetzung klimakterischer Gestaltungen einzustufen
bzw. zu behandeln.

Nichts Ungewöhnliches sind hier natürlich auch pro-
dromale, auraartige Erscheinungen, die recht greifbar auf
Verursachung durch Durchblutungsstörungen hinweisen; sie
finden sich wohl auch in Fällen, von denen etwa F. Stern
spricht, die eine Art Uebergang vom essentiellen Hochdruck
zum arteriosklerotisch bedingten Hochdruck darstellen; anderseits aber sind diese prodromalen Erscheinungen durchaus
nicht an das Bestehen von Hochdruck gebunden, sie können
auch bei arteriellem Norm- oder Unterdruck auftreten. Hieher
gehören vielleicht angiospastisch bedingte Andeutungen sensibler Jackson-Anfälle in Form ganz flüchtiger, aber in
anatomisch naturgerechter Verteilung und ebenso natur-
gerechtem Ablauf sich präsentierender Parästhesien, vor allem
in den Gliedmaßen, aber auch im Gesicht, den Lippen und
der Zunge u. a. empfunden, die selbst eine Gefäßlokalisation
in vivo ermöglichen, etwa in bestimmten Aesten der Arteria
cerebri media. Die psychische Reaktion auf derlei variiert
sehr: es gibt Individuen, die darauf mit starker Angst ant-
worten, welche am Ende sogar noch psychologisch verstehbar
ist, weil es sich gar nicht selten (etwa im Sinne von Pötzl
u. a.) um sehr ernst zu nehmende Vorläufererscheinungen
späterer Insulte handelt; andere, auch Aerzte in Person,
reagieren darauf gelassener. Werden bestimmte Vorsichts-
maßnahmen, wie sie prophylaktischer Haltung bei kon-
statierter oder dringlich vermuteter Hirnarteriosklerose gemäß
sind, befolgt, dann können solche Episoden durch Jahre sich
wiederholen, ohne, sei es somatisch, sei es in Rückwirkung
auf die Psyche, irgend bedrohlichere Wendungen im Gefolge
zu haben. Affektökonomie erweist sich hier, sie mag anlage-

begünstigt oder durch Selbsterziehung erworben sein, um so
nützlicher, als jede Erregung bekanntlich blutdrucksteigernd
wirken kann. Anhangsweise sei aber nicht vergessen, darauf
hinzuweisen, daß auch wiederum nicht immer von Hypo-
chondrie allein gesprochen werden kann, wenn solche Menschen über Schmerzen und andere Mißgefühle klagen, die
nicht gerade so nett anatomisch-physiologisch auflösbar sind:
es können auch solchen Angiospasmen zugrunde liegen, die
etwa peripherer Natur sind. F. Stern faßt als Kern-
syndrom der leichteren arteriosklerotischen Seelen-
störungen ein Gesamt aus gelinderen Merk- und Gedächtnis-
störungen, zunehmender Schwerfälligkeit der Denkprozesse,
Erschwerung der Auffassung, Egozentrisierung, Reizbarkeit
und Rührseligkeit auf; ich möchte — mit anderen — dazu
auch die zeitliche und gegenständliche Diskontinuität der
Störungen, die häufige Prävalenz derselben zur Nachtzeit
und das lebhafte Krankheitsinnewerden rechnen.

Gröbere psychische Störungen ergeben sich naturgemäß,
sobald zerebrale Durchblutungsstörungen auf der Grundlage
zerebraler Arteriosklerose erheblichere funktionale und anatomische Veränderungen gezeitigt haben, im Gefolge eben
dieser. Fassen wir zunächst jene psychischen Defizienz-
prozesse ins Auge, die, unabhängig von Insulten, wenn auch
in der Folge oft von solchen eskortiert, sich etablieren und die
schließlich in die Herausbildung einer mehr oder weniger
tiefgreifenden arteriosklerotischen Demenz einmünden können. Allerdings ist hier ein mehr oder weniger gestreckter
Verlauf keineswegs obligatorisch; vielmehr interkurrieren gar
nicht selten akutere Episoden in Gestalt von Erregtheits- und
Verwirrtheitszuständen (zuweilen wohl auch als larvierte Insulte), auch mit Sinnestäuschungen und flüchtigen Wahn-
fetzen einhergehend; dabei fällt nicht selten auf, daß
zwischendurch luzidere Momente aufscheinen, darin der
Kranke selbst davon spricht, er müsse soeben verworrenes
unsinniges Zeug geredet oder getan haben, er beklagt selber
oft affektvoll sein inneres Durcheinander, um freilich kurz
darauf wieder in einen deliranten Zustand zu verfallen, usw.
Nicht selten treten die Störungen zur Nachtzeit stärker hervor als untertags. Wieder werden wir gemahnt an den
„lakunären" Zug in dem Gesamt, von welchem bereits an
früherer Stelle die Rede war. Allerdings pflegen die einzelnen Episoden durch einen Dauerdefektzustand miteinander
verbunden zu sein, der dann auch schließlich und letztlich
in mehr minder hochgradige Demenz überleitet, einhergehend mit zunehmendem körperlichem Verfall. Wieder in
anderen Fällen scheint mindestens durch längere Zeit die
Progredienz des intellektuellen Defektes hinter einer fortschreitenden Einbuße auf charakterlichem Gebiete zurück-

zutreten; insbesondere finden wir eine zunehmende Herabsetzung der willensmäßigen Triebhemmungen, dergestalt, daß selbst asoziale oder antisoziale Akte von bis dahin unbescholtenen Menschen verübt werden; manches Initialdelikt in dem von m i r herausgestellten Sinne, will sagen: ein kriminelles Delikt, welches als solches den Beginn einer Psychose markiert, gehört hieher; ganz besonders betrifft dies die für dieses Lebensalter so häufigen Sexualdelikte, wobei allerdings nicht daran vergessen werden darf, daß für diese Veränderungen nicht bloß die zerebrale Arteriosklerose, sondern auch die senile parenchymatöse Hirnveränderung verantwortlich gemacht werden muß — siehe zu diesem Punkte auch weiter oben Ausgeführtes — und daß in manchen Fällen es sich bei diesen erstmals in solchem Lebensalter kriminell werdenden Personen auch um Picksche Krankheit mit frontaler Lokalisation handeln kann. Von der Häufigkeit speziell sexueller Triebenthemmungsdelikte bei alten Männern — von denen übrigens keineswegs alle etwa bis zur Exkulpierbarkeit als psychisch defekt zu qualifizieren sind — gibt eine Vorstellung, daß, wie ich auf Grund offizieller Angaben schon vor mehreren Jahren („Alter und Krankheit", Wien 1957) mitteilen konnte, ein sehr beträchtlicher Anteil aller derartigen Sexualdelikte, insbesondere Sexualakte gegenüber unreifen Mädchen, hierzulande von Delinquenten im Involutions- und Greisenalter verübt worden ist. Eine Differentialdiagnose zwischen mehr arteriosklerotisch und mehr senil sensu stricto strukturierten Fällen ist intra vitam außer bei ganz klassischer Gestaltung häufig nicht recht möglich, aber selbst post mortem oft nicht, weil sich eben beiderlei anatomische Veränderungen da wie dort finden. Nur die Picksche Krankheit läßt sich manchmal sogar schon an Lebenden encephalographisch erkennen.

Keineswegs selten sind natürlich in allen diesen Fällen mehr minder flüchtige Herdsymptome, namentlich solche aphasischer Natur; daneben fehlt es nicht an diskreteren Pyramidenzeichen (wohl auch das Relikt diskreter, unbemerkt gebliebener Insulte). Keine ganz seltene Erscheinung sind aber auch epileptiforme Anfälle, durchaus nicht immer vom reinen Jackson-Typus. Pathogenetisch werden sie verschieden gewertet, von manchen, etwa von R e d l i c h, mehr auf parenchymatöse senile Hirnveränderungen bezogen, indes etwa A l z h e i m e r eher dazu neigt, sie als kardiovaskulär bedingt einzustufen. R e d l i c h weist darauf hin, daß sich an diese Anfälle auch psychotische Episoden anschließen können, die epileptischen gleichen. Bei solchen Spätepileptikern können sich auch Wesensveränderungen im Sinne von Reizbarkeit und Aggressivität herausbilden, was allerdings auch sonst bei unseren Fällen sich ereignen kann, bei Fällen vollends,

die zu Herdaffektionen geführt haben (siehe unten), bei Hirn-
herdkranken übrigens auch, wenn sie jüngeren Alters sind.
Kraepelin meint, daß in Epi-Fällen dieser Art der Alkohol
Mitauslöser wäre. Als eine allgemeine Regel können wir hinstellen — und
darauf hat bereits Kraepelin hingewiesen —, daß die
Demenz in allen diesen Fällen sehr vielfach erheblicher
scheint, als sie wirklich ist; wir erinnern uns daran, daß
schon früher davon die Rede gewesen ist, wie der Persönlichkeitskern auch in solchen Fällen relativ lange intakt
bleibt, wodurch manchmal eine Unterscheidung von der rein
senilen, aber auch von der paralytischen Demenz möglich
erscheint. — Im ganzen möchte ich sagen, daß man auch in
jenen schwereren Fällen, die nicht gerade grobe Herdsymptome setzen, doch einen Gesamteindruck gewinnt, der
irgend an das Bleulersche psycho-organische Syndrom erinnert, wir gewahren ja sehr gewöhnlich Merk- und Denk-
störungen bis zum, wenn auch vielfach nur passageren, Orien-
tierungverlust, eine Art röhrenförmiger Einengung des Denk-
feldes, Neigung zum Klebenbleiben und einen gewissen Verlust an Substantivausdrücken bis zur Höhe amnestischer
Aphasie.

Außer Depressionen finden sich gelegentlich auch
manische Bilder (wovon noch weiter unten die Rede sein
wird); auch paranoide Züge sind nicht ganz selten. Und nicht
ganz selten findet sich pathologisch gesteigerte, selbst wahn-
hafte Eifersucht. Darüber hinausgehende psychotische Bilder
sind wohl schon nicht mehr als einfach durch Durchblutungsstörungen und deren Folgen ausgelöst anzusehen
(siehe noch unten).

Absenzen sind keine Seltenheit; sie finden sich auch
schon in leichtergradigen Fällen zerebraler Gefäßerkrankung,
vollends natürlich bei schwererer Ausprägung; oftmals
handelt es sich gewiß nur um Synkopen; manche Absenz
mag aber auch Ausdruck epileptischer Manifestation sein.

Bei zerebral lokalisierter Endangiitis obliterans (sie ist
relativ selten) sind die Bilder ähnlich jenen bei der zerebralen
Arteriosklerose; nur kann es sich da natürlich auch um
jüngere Individuen handeln, und es können sich Claudicatio-
ähnliche Symptome auch in anderen Körperregionen finden.

Gröbere psychische Störungen erwachsen naturgemäß
häufig, sobald auf der Grundlage zerebraler Arteriosklerose
Insulte eingetreten sind; diese Störungen lassen sich
wiederum gliedern nach Art und Aetiologie der Insulte, nach
ihrer Lokalisation, der Ausbreitung der Hirnläsion, nach der
pathologisch-anatomischen Beschaffenheit der Herde, letztlich aber wohl auch je nach der Individualität der Be-
fallenen; auch an das Gesetz der Diaschisis im Sinne

Monakows darf nicht vergessen werden; die Anfangserscheinungen im Psychischen haben öfters ein anderes Gesicht als jene in späterer Folge. Linkshirnige Herde sind bei Rechtshändern naturgemäß meist folgenschwerer als rechtshirnige, auch was die psychischen Begleit- und Nacherscheinungen anlangt. Von vornherein muß gesagt werden, daß nach einem apoplektischen Insult, wenn er nicht solche Hirnpartien betrifft, in welchen auf engerem Raume ganz bestimmte psychische Funktionen repräsentiert sind, psychische Störungen — wenn wir von der Bewußtlosigkeit im Anfall und der Verwirrtheit nachher absehen — nicht obligat sein müssen; ja, es kann die seelische Persönlichkeit, insbesondere auch die geistige, als ohne jeden greifbaren Schaden davongekommen sich erweisen; Redlich weist da etwa auf das Beispiel Louis Pasteurs hin, und jeder von uns kennt genugsam gleichartige Fälle aus seiner eigenen Erfahrung. Was natürlich bleibt, ist die zerebrale Arteriosklerose und was — die Psyche anlangend — Folge derselben ist. — Vergessen wir keinesfalls der Tatsache des Vikariierenkönnens unterschiedliche Hirngebiete sowie überhaupt der Erkenntnisse der dynamischen, funktionalen, nicht also allzu streng anatomisch-lokalisatorischen Hirnphysiologie und Hirnpathologie von heute. Und allgemein: krankhafter Hirnprozeß und psychische Störung müssen nicht immer parallelgehen.

Manchmal kommt es zu Verwirrtheitserscheinungen oder stärkeren Erregungszuständen schon als Vorboten des Schlaganfalles; wir wissen aber, daß er, auch das Psychische anlangend, mit oder ohne körperliche Vorboten nur zu oft vollkommen „schlagartig" einsetzt; daher ja auch der Name. Ob es dabei zu Bewußtseinsverlust kommt, hängt nicht zuletzt von der Art und der Lokalisation ab; bei ausgedehnten Blutungen ist es ja wohl in der Regel der Fall. Wo es nicht der Fall ist, kann der Insult sich im wesentlich Psychischen äußern, etwa in Form einer Absenz oder irgend einer mehr weniger vorübergehenden asemischen Störung oder in einem kurzen Verworrenheitszustand.

Je weniger von den Gebieten, die mit psychischer Tätigkeit korrespondieren, betroffen sind, ferner je weniger ausgesprochen und verbreitet der Krankheitsprozeß in den Hirngefäßen, desto günstiger die Erwartung, daß die Psyche bei und nach den Anfällen nicht oder minder betroffen, desto günstiger, wenn psychische Erscheinungen eingetreten sind, deren Wiederherstellungsaussichten. In Fällen, wo die Psyche wenig oder nicht betroffen ist, wird es oft nicht leicht, namentlich weiblichen Patienten die erforderlichen Verhaltensmaßregeln prophylaktischer Natur, zumal zwecks Vermeidung weiterer Blutungen, plausibel zu machen. —

Uebrigens scheinen, von der „akuten" Erstphase abgesehen, die Aussichten auf Nichtbeteiligung der Psyche im allgemeinen einigermaßen günstiger zu liegen, wenn es sich um Blutungen — ausgedehnte ausgenommen — handelt als um Gefäßverschlüsse embolischer und thrombotischer Natur; allerdings sind die letzteren hauptsächlich darum, anlangend die Psyche, als infauster zu qualifizieren, weil es gerade auf dieser Grundlage häufiger zu einer — zeitlich verschieden distanzierten — Wiederholung solcher Geschehnisse und damit zu einer Multiplizität von Erweichungsherden kommt; allerdings kann dies auch nach wiederholten Blutungen der Fall sein. Auf Grund solcher mehrfacher encephalomalazischer Herde entsteht dann recht gewöhnlich das Bild der sogenannten Pseudobulbärparalyse, von welcher übrigens gilt, daß selbst bei ihr die psychische Schwäche oft erheblicher scheint, als sie de facto ist. Ebenso täuscht das Zwangsweinen hier vielfach eine psychische Depression vor, welche mindestens in diesem Ausmaße gar nicht besteht.

Vielleicht kann man ganz im allgemeinen sagen, daß zwar Hochdruck namentlich zu Blutungen in besonderem Maße zu disponieren scheint, daß aber Normdruck davor gewiß nicht schützt.

Die psychischen Veränderungen nach Insulten stellen im allgemeinen dem Bilde nach Steigerungen jener Bilder dar, wie wir sie bei stärker ausgeprägter zerebraler Arteriosklerose überhaupt sehen. Wie schon gesagt, gibt es freilich überhaupt Herdaffektionen, die das allgemein Psychische wenig berühren; hierher gehört etwa der berühmte klassische Apraxiefall Liepmanns und ein Fall Kraepelins, einen — übrigens jugendlichen — Herzkranken mit einer zerebralen Embolie betreffend, die zu einem lediglich vorübergehenden Agrammatismus und Pseudoinfantilismus geführt hatte, mit schließlich völliger Rückbildung und intakt gebliebener Intelligenz. Diesen Fällen gegenüber stehen aber wieder andere; so sei etwa an die Beobachtungen Antons, Redlichs und Bonvicinis u. a. erinnert, mit Fehlen der Selbstwahrnehmung der Defekte. Im Allgemeinpsychischen tritt auch bei Postapoplektikern nicht selten ein besonders starker Egozentrismus, ein Ausfall an ethischen Hemmungen (auch die sexuelle Triebsphäre anlangend), eine besonders starke Reizbarkeit und Aggressivität zutage. Auch zu Verwirrtheitszuständen und Wahnbildungen kann es kommen. Nach Auffassung Redlichs wären die von Wagner-Jauregg und Pilcz sowie von anderen (so von Cl. Neisser und von mir) beschriebenen Fälle periodisch-manischer Erkrankung nach Hirnherdaffektionen ebenfalls zu den postapoplektischen Störungen zu zählen und gehörten nicht eigentlich dem manisch-depressiven Formenkreise an.

Das Ende der postapoplektischen psychischen Dauer-
störungen ist schließlich häufig ein mehr minder ausgreifen-
der seelischer Gesamtdefekt, in dessen Rahmen die Herdsymptome auf die Genese hindeuten. Manchmal unterlaufen
auch delirante Verwirrtheitszustände und stärkere ver-
worrene Erregungen, auch Korsakoff-ähnliche Bilder
(Runge). Es werden auch Fälle mit stürmischerem Verlauf
gemeldet. — Das Fazit ist schließlich immer irgendwie vor-
zeitiger Exitus letalis. — Fälle nach Art der von Bins-
wanger, Alzheimer u. a. beschriebenen Encephalitis sub-
corticalis mit schweren psychotischen und Herdsymptomen
bei schließlich tiefer Verblödung sind selten; häufiger dagegen Kombinationen mit seniler Demenz auch bei Postapoplektikern.

Unter meinem Krankengut aus den letzten 4 Jahren
waren alles in allem zirka 15% Herdfälle (siehe oben); sie
zählen somit gewiß zu den häufigeren Vorkommnissen.

Natürlich finden sich in allen den Fällen, die hier behandelt worden sind, auch Kombinationen mit andersartigen
Psychosen, so mit dem präsenilen Beeinträchtigungswahn,
aber auch mit Spätanfällen des manisch-depressiven Irre-
seins, mit den Ausläufern einer schon von früher her
datierenden schizophrenischen Erkrankung, mit alkoholisch
bedingten Psychosen, gelegentlich sogar mit einer paralytischen Erkrankung u. a. m. Daraus können sich manchmal
diagnostische Schwierigkeiten ergeben; sie sind aber für
unser engeres Thema nicht spezifisch.

Im ganzen bietet sich nach alledem bei den zerebralen
Durchblutungsstörungen und deren Folgeerscheinungen eine
bunte Palette gestörten seelischen Geschehens, deren Kenntnis
naturgemäß auch das therapeutische Handeln des Arztes bestimmen, insbesondere aber, wie ersichtlich, nicht selten die
Mitarbeit des Psychiaters erfordern wird, ja in nicht wenigen
Fällen sogar die Verbringung des Kranken in eine mehr
minder geschlossene Anstaltsbehandlung, gerade weil, falls
überhaupt eingreifendere therapeutische Maßnahmen als
Schockbehandlung oder energischere Sedativbehandlungen
erforderlich und erlaubt wären, bei so beschaffenen Individuen in diesem Alter gewissenhafteste, demnach stationäre
Beobachtung mindestens vorübergehend nur zu oft als un-
abdingbar sich erweist. So auch: ganz dürfen wir auch
hier, wo der Persönlichkeitskern so lange wenigstens in letzten
Resten noch erhalten sein kann, an das Gebot psychothera-
peutischer Betreuung nicht vergessen: in den Anfangsstadien
oft klinisch indizierte Notwendigkeit, wird sie für die späteren
Stadien ein unabdingbares Anliegen ärztlich-ethischer
Verpflichtung. Hier sei an die Richtlinien Reisners erinnert.

Wir dürfen aber noch weniger daran vergessen, daß auch in diesen Belangen gilt: Vorbeugen ist noch besser als Heilen. Neben den aufs Somatische zielenden prophylaktischen Maßnahmen steht jedoch auch die Obsorge um eine möglichst lange und optimale Aktivhaltung der intakten oder potentiell intakten seelischen Funktionen, nicht zuletzt in Gestalt rationellen, zustandsangepaßten produktiven Arbeitens alternder und alter, also gerade auch gefäßalternder Menschen, ein Postulat, für welches ich seit einer ganzen Reihe von Jahren schon kämpfe und das nun auch bei uns zu Lande seiner Verwirklichung entgegenreift.

Aus der 1. Neurologischen Abteilung
der Wiener städtischen Nervenheilanstalt Rosenhügel
(Vorstand: Professor Dr. H. Reisner)

Rehabilitation beim zerebralen Insult

Von Herbert Reisner

Um die Wichtigkeit von Behandlungsmaßnahmen beim zerebralen Insult zu unterstreichen, seien einleitend Zahlen über die Häufigkeit dieses Krankheitsgeschehens angeführt. Auf Grund der Statistik der Jahrbücher der Stadt Wien 1955 bis 1958, bzw. den C-Berichten der Wiener Krankenanstalten, wurden in diesen 4 Jahren 20.336 Kranke mit verschiedenen Formen des Gehirnschlages in den Wiener Spitälern aufgenommen. Von diesen wurden 13.199 mit Restsymptomen unterschiedlichen Grades entlassen, 7137 verstarben an direkten oder indirekten Folgen des Insultes im Krankenhaus. Die Gesamtzahl der an dieser Krankheit in den Jahren 1955 bis 1958 in Wien Verstorbenen beträgt 12.747. Bei der Gesamtzahl von rund 100.000 Todesfällen in dem genannten Zeitraum ist die Mortalität des Gehirnschlages mit fast 13% aller Todesfälle eine besonders hohe.

Die folgenden Ausführungen sind das Resultat eigener Erfahrungen auf Basis eines Krankengutes von 2775 Patienten, welche an der Apoplektikerstation der Wiener städtischen Nervenheilanstalt Rosenhügel in der Zeit vom 2. Januar 1952 bis 1. Juli 1959, also im Verlauf von 7½ Jahren aufgenommen, beobachtet und behandelt wurden. Im Frühjahr 1959 erforschten Felger und Scherzer das weitere Schicksal von 1000 entlassenen Patienten, die in den Jahren 1952 bis 1956 aufgenommen waren. Von diesen trafen die Untersucher 519, das sind 52%, lebend an, 145 davon, entsprechend

14·5%, waren psychisch und körperlich intakt, 38 von ihnen berufstätig, der Rest Rentner oder Pensionisten.

Da die Rehabilitation schon wenige Tage nach Eintritt des Gehirnschlages einsetzen muß, ist die Wiederherstellungstherapie prinzipiell von der Behandlung des frischen Schlaganfalles nicht zu trennen. Aus Gründen der Uebersichtlichkeit wird es aber angezeigt sein, die Therapie des frischen Insultes gesondert von der Nachbehandlung der Folgeerscheinungen dieses Leidens zu besprechen.

I

Während bei der Rehabilitation im engeren Sinn die Differentialdiagnose des akuten Krankheitsgeschehens in Richtung intrazerebraler Massenblutung bzw. Hirnerweichung irrelevant ist, muß dieser für die Therapie des frischen Insultes größte Bedeutung zugemessen werden. Es sei betont, daß es in der überwiegenden Mehrzahl der Fälle möglich ist, die Diagnose der Massenblutung klinisch zu stellen und es bei einer erklecklichen Anzahl gelingt, auch den pathologischen Vorgang am Hirngefäß zu klären, welcher zur Encephalomalazie führt. Es läßt sich hierbei die Trennung zwischen mechanischem Gefäßverschluß (Thrombose, Embolie, arteriosklerotischer Verschluß) und funktionellem Geschehen (zerebrale vaskulare Insuffizienz, Angiospasmus) meist erbringen. Will man den Effekt der therapeutischen Bemühungen sowohl im akuten als auch im chronischen Stadium des zerebralen Insultes kritisch beurteilen, müssen folgende Tatsachen zur Kenntnis genommen werden: Die natürliche Rückbildungstendenz ist oft eine überraschend gute und es dürfen nicht alle Besserungen, die nach einem therapeutischen Eingriff auftreten, ursächlich auf diesen zurückgeführt werden. Wir sehen immer wieder spontane Besserungen, ja sogar Abheilung ohne jede Therapie. Dies hört man anamnestisch von überstandenen und nicht behandelten zerebralen Insulten leichten Grades und kann es in der Klinik beobachten, wenn man den Mut aufbringt, Patienten mit frischen Insulten unbehandelt zu lassen. Es wird daher eine objektive Beurteilung der therapeutischen Wirksamkeit einer Behandlungsmethode nur an großem Material und bei laufendem Vergleich mit unbehandelten Kontrollfällen möglich sein. Wir haben im Lauf der Jahre beim frischen zerebralen Insult alle in der Literatur angegebenen Behandlungsmethoden in größeren Reihen vergleichend mit Kontrollfällen durchprobiert und insbesondere in der Therapie der Durchblutungsstörungen alle Mittel, denen eine hirngefäßerweiternde Wirkung zugesprochen wird, untersucht. Es wurden auch die verschiedenen Applikationsarten per os, intramuskulär, intravenös, per infusionem und intrakarotideal durchgeführt.

Wenn wir hierbei in Uebereinstimmung mit anderen Autoren, allen voran S c h e i d, zu dem Schluß gekommen sind, daß die Wirkung der Vasodilatantien auf den Ablauf des frischen zerebralen Insultes sicher überschätzt wird, meinen wir doch, daß deren Anwendung berechtigt ist, da sie zumindest in vereinzelten Fällen einen der Kritik standhaltenden Erfolg erkennen lassen.

Ein therapeutischer Effekt ist vor allem bei den Formen des Insultes zu erwarten, welche durch funktionelle Vorgänge, nämlich die zerebrale vaskuläre Insuffizienz (P u t n a m) und den Angiospasmus zustande kommen. Die Ursache des ersteren ist im Nachlassen der Herzkraft, Absinken des Blutdruckes, Versagen des Kreislaufes, Reduktion des Minutenvolumens des Herzens (B o d e c h t e l) und Blutverlust zu suchen. Die Therapie muß daher auf eine Stärkung der Herzkraft, Regulierung des Blutdruckes und Tonisierung des Kreislaufes hinzielen. Da klinisch die Differentialdiagnose gegenüber dem Angiospasmus unmöglich, gegenüber dem Gefäßverschluß durch Thrombose und Embolie nicht immer möglich ist, wird es angezeigt sein, zusätzlich Vasodilatantien oder therapeutische Eingriffe, die gefäßerweiternd wirken, in Anwendung zu bringen. Wichtig vor allem ist der Zeitpunkt des Einsetzens der Therapie, wobei womöglich innerhalb der ersten halben Stunde nach Auftreten der ersten Erscheinungen die Behandlung einsetzen soll. Maßgeblich für diesen Umstand sind die Untersuchungen von O p i t z und S c h n e i d e r über Hirndurchblutung bei Sauerstoffmangel. Es hat sich gezeigt, daß es keine therapeutische Maßnahme bzw. kein Medikament gibt, welches anderen Methoden unbedingt vorzuziehen wäre. Am großen Material gesehen ist auch die Stellatumblockade den üblichen Vasodilatantien nicht überlegen und wird wegen ihrer doch beachtlichen technischen Schwierigkeit und Gefährlichkeit beim frischen Insult bei uns nicht mehr angewendet. Ueber die Wirksamkeit der Beatmung mit Kohlensäure laufen Untersuchungen. Von gefäßerweiternden Medikamenten haben sich nach unserer Erfahrung — vor allem auch im Hinblick auf schädelrheographische Untersuchungen (S p u n d a) und Untersuchungen am Augenhintergrund (F a n t a) — die Nikotinsäurepräparate am besten bewährt. Das von M a i n z e r empfohlene Euphyllin hat keine Wirkung auf die Hirngefäße, wohl aber auf die Koronararterien und deswegen über seine Herzwirkung einen Einfluß auf die bessere Durchblutung des gesamten Organismus und somit auch des Gehirns. Der Effekt von Cortisonpräparaten ist vorwiegend ein euphorisierender. Die Gabe von Antikoagulantien beim frischen Gehirnschlag haben wir verlassen, da ein therapeutischer Effekt nie gesehen werden konnte und die Gefahr ihrer Anwendung darin besteht, daß man wohl in der Regel zwischen Blutung und Erweichung, kaum aber zwischen roter und weißer Malazie klinisch differenzieren kann. Bei ersterer wäre aber die Applikation der genannten Medikamente höchst gefährlich. Unbedingt abzulehnen, ja als Kunstfehler zu bezeichnen, ist bei allen zerebralen Durchblutungsstörungen der Aderlaß. Er kann einen zerebralen Insult auslösen oder einen bestehenden verschlechtern, eine Tatsache, die durch zahlreiche Beispiele belegt werden kann.

Die Standardtherapie des frischen zerebralen Insultes, dessen Ursache in einer zerebralen Durchblutungsstörung besteht, ist an der Apoplektikerstation der Nervenheilanstalt Rosenhügel in Wien derzeit folgende: Absolute Bettruhe durch mindestens 10 Tage, auch wenn der Insult als leicht beurteilt wird, da eine Progredienz der Symptome oder ein Rezidiv in kurzer Zeit immer möglich sind. Der Kranke erhält durch 3 Tage $1/_4$ mg Strophanthin — eventuell mit Euphyllin und 60 bis 100 ccm hochprozentiger Dextrose oder Lävulose intravenös. Ueber diese Zeit hinaus werden herzwirksame Medikamente nur dann verordnet, wenn es der Herzbefund erfordert. An Vasodilatantien werden bei Blutdruckwerten unter 140 mm Hg 2- bis 3mal im Tag Nikotinsäurepräparate (Ronicol, Direktan, Niconacid oder ähnliche) intramuskulär oder eine Dosis davon intravenös verabreicht. Vom vierten Tag an 1mal täglich intramuskulär und vom siebenten Tag an 3mal 1 Tablette durch 2 bis 3 Wochen. Die Applikation größerer Mengen der Nikotinsäurepräparate in Infusionen zeitigte keinen besseren Erfolg als die angegebene Verabreichungsform. Bei Blutdruckwerten unter 140 mm Hg wird anfänglich 2mal im Tag, vom vierten Tag an 1mal täglich Dihydroergotamin intramuskulär, später 3mal 10 bis 3mal 15 Tropfen gegeben. Ist der Druck abnorm niedrig oder wird bekannt, daß er nach dem Insult sehr stark abgesunken ist, erhält der Kranke 3mal im Tag Kreislaufmittel in Form von Sympatol oder Effortil intramuskulär, später per os. Von größter Bedeutung ist vor allem bei Patienten, die schwer benommen oder gar bewußtlos sind, die Prophylaxe gegen Pneumonie, Cystitis und Dekubitus. Man muß sich bemühen, die Atemwege freizuhalten, den Schleim mechanisch zu entfernen und die Aspiration desselben zu verhindern. Unter Umständen ist eine Tracheotomie angezeigt. Manchmal bewährt sich ein Aufenthalt des Kranken im Sauerstoffzelt. Die Blasenfunktion muß laufend kontrolliert werden, peinliche Körperpflege und Stuhlregulierung ist vonnöten. Bei schlechter Durchatmung oder Beeinträchtigung der Bewußtseinslage werden abends immer Chinin-Kampfer und kombinierte Penicillin-Streptomycin-Präparate injiziert.

Die medikamentöse Therapie der intrazerebralen Massenblutung hat derzeit keinerlei Aussicht auf Erfolg; die einzige sinnvolle Aktion ist neben den eben erwähnten pflegerischen und prophylaktischen Maßnahmen die Anwendung dehydrierender Medikamente, welche das die Blutung begleitende Hirnödem und die Hirnschwellung beeinflussen. Sie wird wieder in Gaben großer Mengen hochkonzentrierter Zuckerlösung und Euphyllin bestehen, eventuell in der Verordnung von Diamox oder Chlothride. Der Wert der verschiedenen Styptika und der Vitamine C und K ist höchst problematisch. Die chirurgische Therapie der Hirnblutung steht im Beginn der Entwicklung, zeigt aber Ansätze, welche zu Hoffnungen berechtigen. Auch die von uns vor kurzem begonnene tiefe Hibernation der frischen Massenblutung hat sich bisher vielversprechend angelassen.

Die Prognose kann beim frischen Insult nur mit größter Vorsicht gestellt werden. Es ist oft überraschend, wie rasch und gut sich Patienten erholen, die man für verloren hält und umgekehrt, wie plötzlich Verschlechterungen bzw. ein neuer Insult ein anfänglich harmloses Krankheitsbild nach der negativen Seite hin beeinträchtigen. Die Prognose der Blutung ist immer schlechter zu stellen als die der Enzephalomalazie.

II

Wie schon eingangs erwähnt, beginnt die Rehabilitation des Kranken bereits wenige Tage nach dem Schlaganfall. Von Bedeutung ist anfänglich bei Extremitätenlähmungen die richtige Lagerung. Der Arm muß im Schultergelenk durch Einschieben einer Rolle oder eines kleinen Kissens leicht abduziert, der Ellenbogen leicht gebeugt, Hand- und Fingergelenke in Mittelstellung auf einem Polster gelagert werden. Es besteht nämlich im Schultergelenk die Tendenz zu Adduktion und in Hand- und Fingergelenken die Neigung zu Beugekontrakturen (Wernicke-Mannsche Kontraktur). Anderseits dürfen die Streckstellung von Hand und Fingern nicht dauernd beibehalten werden, Wechsel der Lagerung zwei- bis dreimal im Tag ist vonnöten. An den unteren Extremitäten besteht spontan bei Lähmungen die Tendenz zu Außenrotation im Hüftgelenk und Spitzfußstellung bei leicht gebeugtem Knie. Auch hier müssen Gegenmaßnahmen durch entsprechende Lagerung, besonders Stützung des Fußes durch ein Kistchen getroffen werden. Es sei hier auf die ausgezeichnete Darstellung der Rehabilitation in „Die Behandlung der Hemiplegie" von Steinmann und Imhoff hingewiesen. Bereits vom dritten Tag an wird neben der beschriebenen Lagerung passive Bewegung aller Gelenke mehrmals im Tag angeordnet, um der Versteifung entgegenzuarbeiten. Sind aktive Bewegungsreste vorhanden, muß der

Kranke zu selbständigen Bewegungen angehalten werden. Am Beginn der zweiten Woche setzt noch im Bett die Eelektrotherapie mit Schwellstrom ein. Unbedingt kontraindiziert ist die Faradisation der gelähmten Gliedmaßen, da diese tonussteigernd wirkt (Rollenfaradisation). Der Schwellstrom muß an der oberen Extremität die Trizepsfunktion bzw. die Funktion der Hand- und Fingerstrecker auslösen, an der unteren Extremität Dorsalflexion des Fußes bewirken (K l a r e). Falls infolge Auftretens von Stromschleifen ein Effekt auf die antagonistischen Beuger zustande kommt, verliert die Schwellstrombehandlung ihren Sinn. Ebenfalls in der zweiten Woche nach dem Insult beginnt im Bett neben der passiven Bewegung der Gliedmaßen, deren Massage. Sie muß so dosiert werden, daß der Patient nicht erschöpft wird. Auch die Sprachbehandlung bei Aphasien setzt zur gleichen Zeit ein. Bei leichten Insulten wird der Kranke nach dem zehnten Tag, bei schwereren anfangs der dritten Woche mobilisiert. Ueberlebende Hirnblutungen sollen erst dann aus dem Bett gebracht werden, wenn der Liquor nicht mehr xanthochrom ist, was in der Regel drei bis vier Wochen dauert. Die Mobilisierung beginnt mit kurzfristigem Sitzen im Querbett, dann in einem Lehnstuhl. Während dies dem Kranken anfänglich nur einige Minuten bis zu einer Viertelstunde zugemutet wird, kann die Belastung bei guter Verträglichkeit im Laufe einer Woche auf mehrere Stunden täglich gesteigert werden. Heilgymnastik im Bett setzt in der Regel anfangs der dritten Woche nach dem Insult ein; gegen Ende dieser Woche auch die für den Patienten besonders zuträgliche und von den meisten als sehr angenehm empfundene Unterwassertherapie. Sie wird in der Regel überraschend gut vertragen. Obwohl die Internisten mit der Indikationsstellung zu dieser Behandlungsmethode anfänglich eher zurückhaltend waren, haben wir bisher noch keinen Zwischenfall erlebt. Sie wird zuerst im Bottich, dann im Bassin durchgeführt. Falls der Kranke, was sehr selten vorkommt, die Behandlung ablehnt oder Angst vor dem Wasser hat, soll man ihn nicht dazu zwingen. Drei Wochen nach dem Insult beginnen Gehübungen, wobei der Patient erst von einem oder zwei Heilgymnasten geführt wird und dann in die Gehschule kommt. Jeder Gehimpuls muß möglichst ausgenützt werden. Genau so wie übertriebene Angst vor der Bewegung des Kranken, die zur Versteifung der Gelenke führt, schadet, kann auch zu vehemente Aktivität des Behandlers sich nachteilig auswirken, wenn der Patient durch diese zu sehr erschöpft und ermüdet wird. Es ist günstiger, öfter und kürzer, als nur einmal am Tag und zu lange zu behandeln. Die besprochenen Rehabilitierungsmaßnahmen werden täglich durchgeführt und wenn der Kranke mobilisiert ist, so dosiert, daß an einem Tag Unterwasserbehandlung und Gymnastik, am anderen Schwellstrom und Massage, oder einmal Unterwassertherapie und Massage, das andere Mal Gymnastik und Schwellstrom appliziert werden. In der Regel kann man nach wenigen Wochen entsprechend der Rückbildungstendenz der Lähmungen eine Prognose für die Zukunft stellen. Die Insulte, welche ihre Genese in funktionellen Durchblutungsstörungen des Gehirns haben, zeigen eine gute Rückbildungstendenz, während solche, die durch Thrombose oder andersartige Verschlüsse größerer Gefäße bedingt sind, kaum eine solche erkennen lassen. Der Spitalsaufenthalt bei den ersteren wird in der Regel ein bis zwei Monate dauern, in welcher Zeit 10 bis 20 Behandlungen der oben geschilderten Art durchgeführt werden. Bleiben Restsymptome, soll zwei- bis dreimal im Jahr durch zirka einen Monat so lange in der geschilderten Art behandelt werden, bis eine Aenderung durch die Therapie nicht mehr erwartet werden kann.

Es sei hier betont, daß die therapeutische Beeinflußbarkeit der Lähmungserscheinungen beim zerebralen Insult vorwiegend von ihrer Rückbildungstendenz abhängt, daß die Therapie also nur eine unterstützende Wirkung auf den natürlichen Heilungsprozeß ausübt. Trotzdem ist die Anwendung aller zur Verfügung stehenden therapeutischen Maßnahmen indiziert, da bei fehlender oder zu laxer Nachbehandlung reversible Schäden irreparabel werden und den Patienten zu einem Versorgungsfall machen, wo es gar nicht notwendig wäre.

Im folgenden soll auf die Symptomkomplexe eingegangen werden, welche, neben dem schon besprochenen Syndrom der Hemiplegie, als Folge eines zerebralen Insultes am häufigsten zur Beobachtung kommen. Sie sind in vielen Fällen mit Lähmungserscheinungen verschieden schweren Grades kombiniert. Im Anschluß an die Darstellung der therapeutischen Beeinflußbarkeit dieser Syndrome wird dann gemeinsam die medikamentöse Nachbehandlung des zerebralen Insultes an sich besprochen werden.

Aphasische Störungen sind bei linkshirnigen Herden von Rechtshändern sehr häufig und haben ihre Ursache in verschieden lokalisierten Krankheitsherden im Stromgebiet der Arteria cerebri media. Einer Behandlung zugänglich sind nur solche Aphasien, welche ein erhaltenes Sprachverständnis haben und die gut nachsprechen. Es sind dies vor allem motorische Aphasien. Ist das Sprachverständnis höhergradig beeinträchtigt oder fehlt es, wie dies bei den sensorischen Aphasien der Fall ist, können mit einer Sprachbehandlung Erfolge nicht erzielt werden. Die Behandlung muß von geschulten Logopäden durchgeführt werden und erfordert viel Geduld, ist aber in einer beträchtlichen Anzahl von Fällen von Erfolg gekrönt. Auch Schreib- und Lesestörungen sind durch Uebungsbehandlung oft günstig beeinflußbar; ebenso dysarthrische Störungen.

Häufig bestehen bei Kranken, deren zerebraler Insult schon lange zurückliegt, sehr starke Schmerzen in den paretischen Extremitäten. Diese Schmerzen können verschiedene Ursachen haben: Ist der Patient nicht entsprechend behandelt worden, kommt es zur Versteifung der Gelenke bzw. zu schmerzhaften Kontrakturen der Muskulatur. Die Kranken halten dann bewußt und reflektorisch die Extremitäten vollkommen ruhig und eventuelle Bewegungsreste werden durch die Schmerzhemmung zunichte gemacht. Das Auftreten derartiger Kontrakturen und Schmerzen zu verhindern ist mit Aufgabe der oben näher beschriebenen Behandlung von Lähmungserscheinungen. Die sinnvolle Therapie dieser Störungen deckt sich daher mit jener, wobei aber betont sei, daß hier vor allem Bewegungsübungen, Gymnastik und Unterwasserbehandlung und weniger die Elektrotherapie von Bedeutung sind. Von letzterer kann eventuell absteigende Galvanisation spasmolytisch wirken. Sind die Schmerzen in den verkrampften Gelenken sehr stark, ist es oft nötig, durch Infiltrationen mit Procain oder anderen Anaestheticis um das Gelenk, diese zu erleichtern. In manchen Fällen bewährt sich hier die Gabe von Cortisonpräparaten, eventuell auch lokal appliziert. Zusätzlich — vor allem auf das Schultergelenk — Wärmebehandlung. Eine weitere Ursache von Schmerzen in den paretischen Extremitäten kann in der Läsion sensibler Bahnen in der inneren Kapsel oder subkortikaler sensibler Zentren gesucht werden. Sie äußert sich neben verschiedenen Formen von Parästhesien eben auch in Schmerzen, die verschieden beschrieben werden: brennend, juckend, bohrend usw. Sie lassen sich in der Regel durch Analgetika beeinflussen und sollen in ähnlicher Art behandelt werden wie es oben bei Kontrakturschmerzen besprochen wurde. Manchmal bewährt sich hierbei die Applikation von Procain intravenös oder von gefäßerweiternden Mitteln wie Nikotinsäurepräparaten, Hydergin, Priscol und ähnlichem in Form von Injektionen oder Infusionen. Sind keine motorischen Lähmungen, sondern nur Parästhesien und Schmerzen halbseitig vorhanden, kann mit faradischem Strom oder Hochfrequenz behandelt werden, welche Behandlungsart diese Symptome bisweilen günstig beeinflußt. Die dritte Art von Schmerzen, die nach Insulten auftreten können, ist thalamischer Natur. Sie sind medikamentös kaum beeinflußbar und bewirken in der Regel eine Aenderung der gesamten Persönlichkeit des Kranken;

er ist nur auf den Schmerz konzentriert und von diesem erfüllt. Man versucht, diese zentralen Schmerzen in der bisher besprochenen Art zu behandeln, ohne aber je wirkliche Erfolge zu sehen. Wir machen stationär Largactil-Schlafkuren durch 10 bis 14 Tage, oder geben durch einige Wochen kleine Dosen Insulin, um durch die Hypoglykämie — analog der Behandlung von Kausalgie und lanzinierenden Schmerzen der Tabes dorsalis — die quälenden Zustände zu beeinflussen. Selten hilft eine Röntgenbestrahlung des Thalamus. In manchen Fällen ist man gezwungen, den Kranken einer präfrontalen Leukotomie zuzuführen. Außer den bisher geschilderten Schmerzursachen muß bedacht werden, daß bei postapoplektischen Zuständen Schmerzen, vor allem in den distalen Extremitätenenden, ihre Ursache auch in peripheren Durchblutungsstörungen haben können. Es wird daher immer angezeigt sein, eine oszillometrische und rheographische Untersuchung der Gefäße an den Extremitäten durchführen zu lassen und dann, wenn nötig, gefäßerweiternde Mittel applizieren (Vaskulat, Nikotinsäurepräparate, Venostasin, Hydergin u. ä.).

Sehr häufig treten, vor allem wenn schon mehrere Insulte abgelaufen sind, Symptome einer Pseudobulbär-Paralyse bzw. eines Parkinsonismus in Erscheinung. Es ist verständlich, daß diese beiden sich häufig gemeinsam manifestieren, da sie durch kleine, symmetrische Herde im Knie der inneren Kapsel bzw. deren Umgebung in den Stammganglien zustande kommen. Bei der Bulbärparalyse ist es bisweilen möglich, durch bestimmte Stau- und Stoßübungen (Hoenig) die Sprache und den Schluckakt etwas zu verbessern. Ebenso gelingt es in etlichen Fällen, durch Injektion von ein bis zwei Ampullen Prostigmin, eine halbe Stunde vor den Hauptmahlzeiten, das Schlucken zu erleichtern. Wird dadurch zu viel Speichel erzeugt, fügt man $^1/_2$ mg Atropin der Injektion hinzu. Die Fütterung von Bulbärparalytikern muß sehr vorsichtig mit einem kleinen Löffel und flüssigbreiiger Nahrung erfolgen. Die Einnahme einer kleinen Mahlzeit dauert oft eine Stunde. Ist es nicht möglich, den Kranken mit Hilfe der geschilderten Maßnahmen zu ernähren, muß zur Sondenfütterung ein- bis zweimal im Tag gegriffen werden. Zeigt die Schluckstörung über Monate hinaus keine Rückbildungstendenz, kann unter Umständen das Anlegen einer Witzel-Fistel nötig werden. Ist ein Parkinson-Syndrom, also Tremor, Rigor und Akinese vorhanden, wird wieder entsprechende Uebungs- und Bädertherapie neben der Verabreichung eines Parkinsonmittels vonnöten sein. Die Behandlung deckt sich dann mit der des Parkinsonismus an sich, wobei, mit kleinen Dosen beginnend, allmählich ansteigend, je nach Verträglichkeit und Erfolg Skopolamin,

Parpanit, Parsidol, Artane, Akineton, Aturban und ähnliche
als Dauermedikation gegeben werden. Neben den erwähnten Bewegungsstörungen pyramidalen
und extrapyramidalen Ursprungs, können als Folge eines
zerebralen Insultes durch Läsion bestimmter Teile des Großhirns oder Kleinhirns bzw. der fronto-ponto-zerebellaren
Bahn Störungen der Koordination bzw. eine Gang-
apraxie auftreten. Diese Störungen sind nur durch entsprechende Gymnastik und Uebungsbehandlungen beeinflußbar. Bei frontalen Gangstörungen ist diese Form der Therapie aber oft dadurch erschwert, daß ein frontales Psychosyndrom die entsprechende Mitarbeit des Kranken verhindert. Sehr häufig klagen Patienten über Schwindel in der
Folge oder als Restsysmptom eines Gehirnschlages. Hierbei
werden unter diesem Ausdruck einerseits Gleichgewichtsstörun-
gen und anderseits tatsächlich Anfälle von Drehschwindel
verstanden, aber auch Absenzen, passagere Zustände von Benommenheit und Kopfdruck oder vorübergehende Obnubila-
tionen mit dem Wort „Schwindel" belegt. Die Beeinflussung
dieser Zustände, die eine genaue Differenzierung erfordern,
ist schwierig und wird, wenn überhaupt, nur durch die unten
zu besprechenden allgemeinen medikamentösen Maßnahmen
erzielbar sein. Eine spezifische Behandlung dieser Symptome
ist — abgesehen von den Absenzen — nicht möglich. Aehnliches gilt für den Kopfschmerz des Apoplektikers. Bei
diesem soll immer daran gedacht werden, daß er auch Ausdruck eines Zervikalsyndroms sein kann, welches mit Ex-
tensionen in der Glissonschlinge und lokalen Procaininfiltra-
tionen behandelbar ist. Reichen Analgetika neben der All-
gemeinbehandlung zur Bekämpfung des post-apoplektischen
Kopfschmerzes nicht aus, bewähren sich oft Serien von hoch-
prozentigen Traubenzuckerinjektionen, eventuell mit Noval-
gin, Infusionen mit Ronicol, Irgapyrin und Procain in 500 ccm
5% Zucker intravenös, lokal am Schädel subkutan, je nach
der Schmerzlokalisation Infiltrationen mit halb- bis ein-
prozentigem Procain, Novoxanthin, Novanaesth und anderen
lokal anästhesierenden Mitteln. Manchmal wirkt bei Hypertonikern der Blutentzug am Schädel durch Ansetzen von
Blutegeln an das Mastoid bzw. die seitlichen Halspartien
günstig auf Kopfschmerz und Benommenheit. Das nicht seltene Auftreten symptomatischer epileptischer Mani-
festationen als Folge eines Insultes, muß Veranlassung
zur Einleitung einer zweckmäßigen antiepileptischen Therapie geben. Die allgemeine medikamentöse Therapie der
Rehabilitation deckt sich mit den Erfordernissen des
internen Befundes. Es wird bei einer Reihe von Patienten

nötig sein, durch lange dauernde oder periodische Gaben von herzwirksamen Medikamenten das Herz zu stützen bzw. blutdrucksenkende und gefäßerweiternde Medikamente zu verabreichen. In anderen Fällen wieder muß versucht werden den Blutdruck zu heben. Im allgemeinen soll der Apoplektiker in ständiger Kontrolle des Internisten bleiben und, wenn von diesem nicht anders angeordnet, intermittierend im Jahr zwei- bis dreimal durch einige Wochen gefäßerweiternde Mittel wie Ronicol, Direktan, Hydergin, DHE, Perskleran usw. nehmen. Dies genügt in der Regel durch per-os-Medikation, wird aber manchmal durch Serien von zehn Injektionen zu ersetzen sein. Bisweilen sind mehrere intravenöse Infusionen mit einigen Ampullen eines der erwähnten Mittel in Ringerlösung oder fünfprozentiger Zuckerlösung vorteilhaft. Auch Stellatumblockaden, wechselnd links und rechts gesetzt, acht- bis zehnmal verabreicht, zeigen bei alten Insulten oft günstige Resultate. Von gutem Einfluß sind unter Umständen Gaben von Diureticis: Drei Tage dreimal eine halbe Tablette Diamox oder vier bis sieben Tage täglich ein bis zwei Tabletten Chlotride.

Analog der vorübergehenden Ausschaltung des Sympathikus durch die Stellatumblockade, ist vereinzelt durch die Dopplersche Operation bzw. periarterielle Sympathektomie an der Karotis ein gewisser Erfolg zu erzielen. Sinnvoll ist die Gabe von Jodpräparaten entweder in Form von 1 g Kaliumjodat täglich durch mehrere Wochen oder Mirioninjektionen. Frühestens ein halbes Jahr nach dem Insult ist der Aufenthalt in einem Jodbad, allen voran Bad Hall in Oberösterreich, zu empfehlen. Kuren in Gastein sind nicht indiziert.

Die diätischen Maßnahmen decken sich im wesentlichen mit den Erfordernissen der jetzt modernen Diätetik bei der Arteriosklerose, sollen aber nicht in Tyrannei ausarten. Es muß bedacht werden, daß das Verbot aller dem Patienten liebgewordenen Eßgewohnheiten einen derart ungünstigen psychischen Effekt auslösen kann, welcher für den Gesundheitszustand des Kranken schädlicher ist als der oft fragliche Erfolg übertriebener Diätvorschriften. Selbstverständlich müssen spezielle Kostformen wie Diabetes- oder Gallendiät streng eingehalten werden. Nikotinentzug und Reduktion des Alkoholkonsums auf ein Minimum ist nötig.

Von großer Bedeutung für die Rehabilitation ist der psychische Zustand des Patienten. Dieser wird nach gehäuften Insulten oder bei solchen, die zu großen Zerstörungsherden im Gehirn geführt haben, besonders wenn sich diese im Stirnhirn oder an der dominierenden Hemisphäre lokalisieren, meist deutlich beeinträchtigt sein. Ist der Patient nicht imstande, willensmäßig mitzuarbeiten, ist er antriebs-

12

arm, interesselos oder höhergradig dement, kann man die entsprechende Rehabilitation nicht durchführen, da er sie entweder nicht versteht oder gar ablehnt. Dasselbe gilt für Kranke, welche sich nach dem Insult in einer depressiv-hypochondrischen Verstimmung befinden. Bei allen diesen wird die Prognose sogar betreffs einer teilweisen Restitution mit großer Zurückhaltung gestellt werden müssen.

Aus den bisherigen Ausführungen ist ersichtlich, daß die Wiederherstellungsbehandlung von Kranken nach Gehirnschlag eine komplexe ist und viel Erfahrung beim Therapeuten voraussetzt. Sie bringt nur dann Erfolge, wenn durch konsequente Zusammenarbeit verschiedener medizinischer Disziplinen, am besten in einem Rehabilitationszentrum, die verschiedenen Behandlungsverfahren koordiniert werden. Im Hinblick darauf und auf die eingangs gegebenen Zahlen, welche die große Menge der an zerebralen Insulten und deren Folgen leidenden Kranken aufzeigen, ist für eine zweckdienliche Wiederherstellungsbehandlung dieser Menschen die Schaffung von Rehabilitationszentren unbedingt nötig. Nur dort kann es gelingen, den optimalen Behandlungseffekt zu erzielen.

Literatur: F o l e y, W. T.: Geriatrics, 10 (1955). — M a i n z e r, F.: Therapie in Klinik und Praxis (1954), S. 313. — M u f k a, P. und R u p p r e c h t, A.: Wien. Z. Nervenhk., 13 (1956), S. 1—2. — O p i t z, E. und S c h n e i d e r, M.: Ueber die Sauerstoffversorgung des Gehirnes und den Mechanismus von Mangelwirkungen. Erg. Physiol., 46 (1950), S. 125. — O p i t z, E.: Mosb. Coll, Chemie und Stoffwechsel des Nervengewebes. Berlin 1952. — R e i s n e r, H.: Wien. med. Wschr., 103 (1953), S. 28. — D e r s e l b e: Klin. Med., 8 (1953), S. 9. — D e r s e l b e: Wien. Z. Nervenhk., 9 (1954), S. 1—2. — D e r s e l b e: Paracelsus, Fasc. 4 (1954). — D e r s e l b e: Prakt. Arzt, 8 (1954). S. 87. — D e r s e l b e: Wien. med. Wschr., 105 (1955), S. 47. — D e r s e l b e: Ciba sympos., 3 (1956), S. 188. — D e r s e l b e: „Roche" Literatur-Eildienst 1957, S. 4. — D e r s e l b e: Wien. klin. Wschr., 69 (1957), S. 24. — D e r s e l b e: Zschr. Alternsforsch., 12 (1958), S. 2. — S c h n e i d e r, M.: Kreislauf und Gehirn, Darmstadt 1951. — D e r s e l b e: Mosb. Coll, Chemie und Stoffwechsel des Nervengewebes, Berlin 1952. — S t e i n-m a n n, B. und I m h o f, P.: Bern: Med. Verlag Hans Huber. 1955. — Z ü l c h, K. J.: Zbl. Path., 90 (1953), S. 402. — D'e r-s e l b e: Dtsch. Z. Nervenhk., 172 (1954), S. 81. — D e r s e l b e: Therapiewoche, 5 (1954/55), S. 211—214. — D e r s e l b e: Medizinische (1955), S. 569—571. — D e r s e l b e: Wien. med. Wschr., 105 (1955), S. 50.

Aus der Psychiatrisch-Neurologischen Universitätsklinik
Graz
(Suppl. Vorstand: Prof. Dr. H. Bertha)

Klinisch-experimenteller Beitrag zur Diagnose und Behandlung zerebraler Durchblutungsstörungen

Von O. Eichhorn

Mit 1 Abbildung

Der außerordentlichen Häufigkeit gefäßabhängiger Prozesse bei Erkrankungen des Zentralnervensystems steht zweifellos eine gewisse Unsicherheit in der diagnostischen Objektivierung gegenüber. Während beim typischen Schlaganfall die vaskuläre Genese in der Regel ohneweiters angenommen werden kann, fehlen bei den chronisch verlaufenden zerebralen Durchblutungsstörungen sehr häufig sichere objektive Hinweise und die Diagnose wird vielfach aus dem Vorliegen von subjektiven Beschwerden wie Kopfschmerzen, Schwindel usw. gestellt. Wie oft werden anderseits in der Praxis Medikamente verwendet, die als gefäßerweiternd und durchblutungsfördernd gelten, von denen wir aber nicht sicher wissen, ob sie indiziert sind und wenn, ob sie dann den gewünschten Effekt tatsächlich bewirken.

Um dieser Forderung nach Objektivierung zu entsprechen, haben wir vor mehr als 3 Jahren begonnen, eine Methode zu entwickeln, die die zerebrale Hämodynamik auf möglichst einfache Weise darzustellen vermag. Die Einfachheit der Methode scheint uns einerseits mit Rücksicht auf die große Zahl der Hirngefäßkranken und anderseits wegen der Umständlichkeit der bisher hauptsächlich verwendeten Verfahren, wie das der Kontrastmittelangiographie und der Stickoxydulmethode, ein besonderes Kriterium für ihre Anwendung im klinischen Routinebetrieb.

Bei dem von uns verwendeten Verfahren handelt es
sich um eine g r a p h i s c h e Registrierung r a d i o a k t i v e r
S u b s t a n z e n während ihrer Passage durch das Gehirn,
das wir daher als z e r e b r a l e Radiozirkulo-
g r a p h i e (RCG) bezeichnet haben. Unter anderen Voraussetzungen und mit anderen Methoden haben bisher auch
N y l i n und B l ö m e r, v a n d e n B e r g h, G r e i t z und
in der letzten Zeit B i r k m a y e r die Isotope Na[24], J[131],
Krypton[79] und Thorium B zur Messung der Hirndurchblutung benützt.

Nach einer Reihe von Modellversuchen und meß-
technischen Modifikationen haben wir den U n t e r -
s u c h u n g s v o r g a n g auf folgende Weise standardisiert:

Das radioaktive Material — wir benützen relativ weiche
Strahler mit einer γ-Energie von etwa 0·1—0·3 MeV — wird
intravenös, in Ausnahmefällen auch intrakarotideal injiziert. Die
Strahlung des im Blut gemischten Isotops wird durch ein außen
am Schädel genau über dem C o n f l u e n s s i n u u m montierten
Szintillationszählrohr aufgenommen und über eine Ratemeter-
einheit auf einem Linienschreiber als Kurve registriert. Die
Dosierung des Isotops — wir verwenden in der Hauptsache P[32]
und Cr[51] — berechnen wir aus einer Formel, die Körpergewicht
und Körpervolumen gleichermaßen berücksichtigt.

Zur A n a l y s e der Kurve haben wir Modellversuche,
Absorptionsmessungen und schließlich die Auswertung von
jetzt fast 500 Kurven bei Gesunden und Kranken herangezogen. Die Differenzierung erfolgt nach Strömungszeit
und Blutmenge innerhalb der arteriellen, kapillären und
venösen Phase aus einem etwa kegelförmigen Gehirn-
abschnitt. Bei der Normalkurve erfolgt nach etwa 8 bis
11 Sekunden nach intravenöser Injektion ein plötzlicher
steiler Anstieg, der durch das Eintreten der strahlenden
Substanz in die basalen großen Hirnarterien zustande
kommt. Am Beginn des oberen Kurvendrittels tritt ein
deutlicher Knick in der Kurve ein, der einen relativen Abfall
der gemessenen Intensität bedeutet und dadurch hervorgerufen wird, daß das Isotop aus den Arterien in das
Kapillargebiet übertritt, wobei die Strahlungsquelle sich
von einer engbegrenzten in eine diffuse umwandelt. Diese
charakteristische Phase ist nur bei Verwendung eines
w e i c h e n Strahlers erkennbar, denn bei harten γ-Strahlern
ist sie durch den entstehenden Summationseffekt überdeckt.
Der folgende rasche Anstieg zum Scheitelpunkt der Kurve
ist durch das Maximum der Strahlung bedingt, das durch die
Passage des Isotops im zählrohrnahen Gebiet der venösen
Abflüsse zustande kommt. Man kann also eine a r t e r i e l l e
Phase, die 2·5 bis 3·0 Sekunden, eine k a p i l l ä r e, die

etwa 1'0 bis 1'5 Sekunden und eine v e n ö s e, die 3'0 bis 4'0 Sekunden dauert, unterscheiden. Diese Zeiten entsprechen übrigens — unter Berücksichtigung der Trägheit des Linienschreibers — den von S c h i e f e r und T ö n n i s, u. a. angiographisch gemessenen Kreislaufzeiten. Bedeutungsvoll ist ferner eine relativ rasche Abnahme der Aktivität mit tiefem Endpunkt der Kurve.

Die Befunde in p a t h o l o g i s c h e n Fällen stimmen mit den bereits bekannten pathophysiologischen Daten bei Hirnkreislaufstörungen gut überein, so daß bei einiger Er-

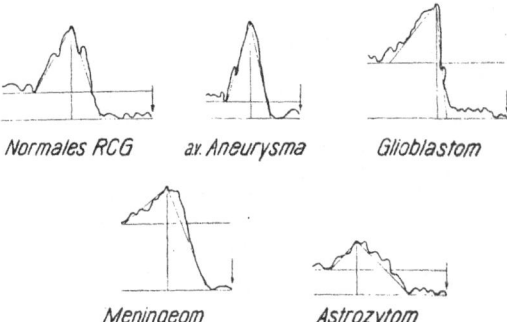

Normales RCG   av. Aneurysma   Glioblastom

Meningeom   Astrozytom

Abb. 1. Darstellung von Veränderungen der zerebralen Hämodynamik im Radiozirkulogramm

fahrung diagnostische Rückschlüsse aus der Form der Kurve möglich sind.

Eine typische Kurve zeigt das arterio-venöse Aneurysma, die entsprechend der Größe der Fistel durch einen raschen An- und Abstieg der Kurvenschenkel ohne den typischen „kapillären Knick" gekennzeichnet ist. Aehnlich stellen sich das Angiom und andere sehr gefäßreiche Tumoren dar, deren absteigender Kurventeil allerdings im Gegensatz zum Aneurysma durch das Nachströmen des Blutes aus den gefäßreichen Tumorbezirken allmählicher verläuft. Tumore mit erheblichem Hirndruck haben durch verlängerte Kreislaufzeiten und verringertes Blutvolumen flacher verlaufende Kurven.

Weitere wichtige diagnostische Befunde liefern arteriosklerotische und andere stenosierende Gefäßerkrankungen des Gehirns, die an der bedeutenden Verlängerung der arteriellen Kreislaufzeit sowie Vermehrung des Strömungswiderstandes erkennbar sind. Hypertonische Hirnkreislaufschäden stellen sich in der Regel besser als die hämodynamischen Mangeldurchblutungen. Man kann daraus schließen.

daß die Hirndurchblutung im höheren Lebensalter fast nur mehr d r u c k p a s s i v reguliert wird und Eigenregulationen fast kaum mehr wirksam werden.

Diese letztere Beobachtung leitet auf t h e r a p e u - t i s c h e Folgerungen über, die sich aus unseren Ergebnissen herleiten. Da bekanntlich die Mehrzahl der Schlaganfälle aus einem hämodynamischen Mangeldurchblutungssyndrom heraus entstehen, ergibt sich die von uns bereits seit langem geforderte S t i m u l i e r u n g d e s z e r e b r a l e n R e s t - k r e i s l a u f e s als Notwendigkeit, für die wir seinerzeit als Prototyp eines solchen Mittels das P e r i p h e r i n vorgeschlagen haben.

Im übrigen ist die Beurteilung der Wirkung von sogenannten v a s o a k t i v e n Substanzen recht problematisch. Eine große Zahl von Untersuchungen mit der Thermosondenmethode beim Tier und der Stickoxydulmethode beim Menschen hat ergeben, daß mit Ausnahme des Papaverins es praktisch kein Mittel gibt, das die Hirndurchblutung signifikant steigert. Man muß allerdings dazu bemerken, daß Untersuchungen beim Tier nur einen geringen Aussagewert haben, da die für den Menschen typischen Gehirngefäßerkrankungen nicht untersucht werden können und die Kety-Methode nur einen B r u t t o w e r t liefert, der die Nutrition im Kapillargebiet, die für die Durchblutungsverbesserung allein entscheidend ist, nicht direkt berücksichtigt.

Die Resultate der mit der Radiozirkulographie bisher durchgeführten Medikamententeste sind schwierig zu beurteilen, weil die Wirkung der Mittel von Fall zu Fall verschieden ist und offenbar von der Art der Störung und ihrer jeweiligen Reversibilität abhängt. Ein positiver Effekt einer einzigen intravenösen Injektion einer vasoaktiven Substanz scheint darnach nur ausnahmsweise möglich, während nach einer Behandlungsserie eine Verbesserung der Hirndurchblutung häufiger erkennbar gewesen ist, wenngleich wir eine völlige Normalisierung der Kurve bisher in keinem Fall gesehen haben. Das Hauptgewicht der Behandlung stenosierender Hirngefäßerkrankungen, insbesondere der arteriosklerotischen Durchblutungsschäden, liegt nach unseren Beobachtungen vorwiegend auf der L a n g z e i t t h e - r a p i e und auf der rechtzeitigen Prophylaxe, wobei vielleicht Präparaten, die aktive Phospholipide enthalten und die eine Normalisierung pathologischer Lipoidspektren im Serum bewirken sollen, in Hinkunft immer mehr Bedeutung zukommen dürfte.

Zusammenfassend kann man sagen, daß der Wert der Radiozirkulographie darin liegt, daß auf einfache Art ein U e b e r b l i c k über die zerebrale Hämodynamik gewonnen werden kann. Differentialdiagnostisch sind die Kurven von Aneurysmen, gefäßreichen Großhirntumoren und von stenosierenden Gefäßerkrankungen gut gegeneinander abgrenzbar. Die Geringfügigkeit des Eingriffes und seine kurze Dauer von etwa 3 Minuten erlauben eine große Zahl von Untersuchungen. Sie liefern vor allem brauchbare Hinweise für das weitere diagnostische und therapeutische Vorgehen. Die genaue Differenzierung der kapillären Phase, die nur unter Verwendung weicher Strahler möglich ist, ist für die Beurteilung der Kurve von besonderer Wichtigkeit.

Aus der I. Chirurgischen Universitätsklinik in Wien
(Vorstand: Prof. Dr. L. Schönbauer)

Unsere arteriographischen Erfahrungen bei zerebralen Durchblutungsstörungen

Von H. Brenner und K. Huber

Mit 6 Abbildungen

Es gibt eine Reihe neurochirurgischer Erkrankungen des Gehirns, bei denen die zerebrale Durchblutung gestört sein kann. Diese Störungen lassen sich arteriographisch nachweisen, sind mitunter indirekte Zeichen der jeweils vorliegenden Grundkrankheit und beeinflussen die chirurgische Indikationsstellung.

Zu jenen Durchblutungsstörungen zählen wir in erster Linie die arterio-venösen Kurzschlüsse, denen wir hauptsächlich bei drei Krankheiten begegnen:

Als erstes ist das angeborene arterio-venöse Aneurysma ein Leiden, das jahrzehntelang beschwerdefrei ablaufen kann oder nur uncharakteristische Hirnleistungsschwäche mit sich bringt (Olivecrona und Ladenheim). Um das 30. bis 40. Lebensjahr pflegt es sich mit schwerer Migräne, epileptischen Anfällen oder apoplektiformen Insulten zu manifestieren. Während das Luftfüllungsbild bestenfalls einen raumfordernden Prozeß anzeigt, vermag die Serienangiographie sowohl die Diagnose zu klären als auch die Richtlinien für den einzuschlagenden Operationsweg zu geben (siehe Abb. 1). Es gelingt, unter kontrollierter Blutdrucksenkung, auch ohne größeren Blutverlust die gesamte Mißbildung zu entfernen und die pathologischen Zirkulationsverhältnisse zu normalisieren.

Eine zweite Form eines arterio-venösen Kurzschlusses ist die Fistelbildung zwischen der Art. carotis interna und dem Sinus cavernosus (siehe Abb. 2), die wir als Folge schwerer Schädelverletzungen beobachten konnten (Brenner und Huber). Hier ist es weniger die aneurysmatische Ausweitung des Sinus und der einmündenden Vena ophthalmica als insbesondere die Abflußbehinderung des Hirnvenenblutes und der Verlust an arteriellem Blut für die

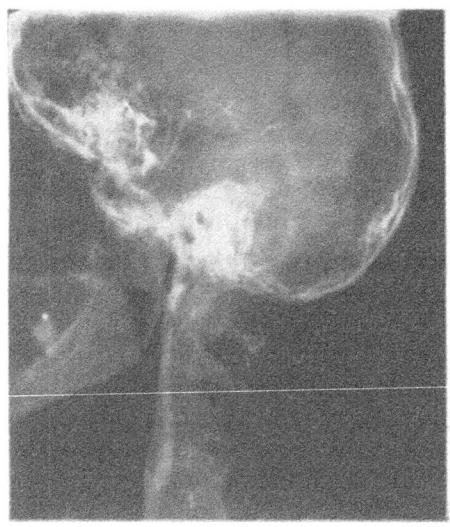

Abb. 1. Großes frontales, von der Art. cerebri anterior gespeistes, arteriovenöses Aneurysma. 3 Sekunden später zeigte sich das Gehirn bereits frei von Kontrastmitteln

betreffende Hemisphäre. Auch bei dieser in letzter Zeit immer häufiger werdenden posttraumatischen Läsion wird operiert und die Ausheilung durch einen oder mehrere Eingriffe an der Schlagader erreicht.

Die dritte Möglichkeit eines arterio-venösen Shunts besteht beim Vorliegen eines Glioblastoms. Dieser bösartige Hirntumor verhält sich sowohl anatomisch als auch angiographisch recht verschieden, kann als zystische, gefäßarme Bildung das eine Mal, zum anderen als äußerst blutgefäßreiche, einem arterio-venösen Angiom ähnelnde Geschwulst imponieren. Neben den Folgen des gesteigerten Hirndruckes und des toxischen Einflusses auf das umgebende Hirngewebe ist zweifelsohne der auf diese Weise gestörten Hirndurch-

blutung große Bedeutung für das manchmal so schlechte Befinden der Gliomkranken beizumessen (siehe Abb. 3).
Der Mangel an arterieller Versorgung ist auch bei
manchen Patienten die Folge einer Hirndrucksteigerung an
sich, insbesondere einer akuten Druckvermehrung. Am deutlichsten fällt die verzögerte Durchströmung verbunden mit

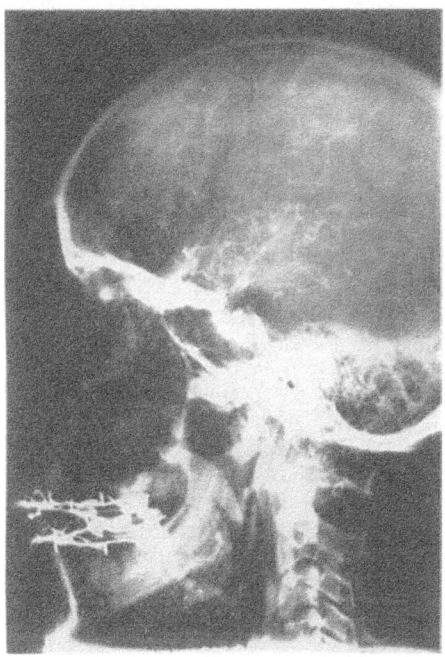

Abb. 2. Typisches Karotis-Cavernosus-Aneurysma. Schon während
der Karotisfüllung Auftreten der Venendarstellung

schwachkalibrigen Gefäßen bei einzelnen Patienten mit hochgradigen Stauungspapillen auf, vornehmlich infolge intraventrikulärer Tumoren. Daß diese gleichsam schlechten
Arteriogramme keine Zufallsbefunde sind, ergibt sich erstens
aus der Bestätigung bei Kontrollfüllungen und zweitens aus
dem normalen morphologischen Gefäßbild nach Entfernung
des Tumors und Beseitigung des Hirndruckes. Eine besondere
Ursache einer mit zerebralen Durchblutungsstörungen einhergehenden Hirndrucksteigerung ist das subdurale Hämatom
(siehe Abb. 4). Ohne an dieser Stelle auf die so interessante
Problematik des Leidens näher eingehen zu können, muß
festgehalten werden, daß hier die gestörte Durchblutung

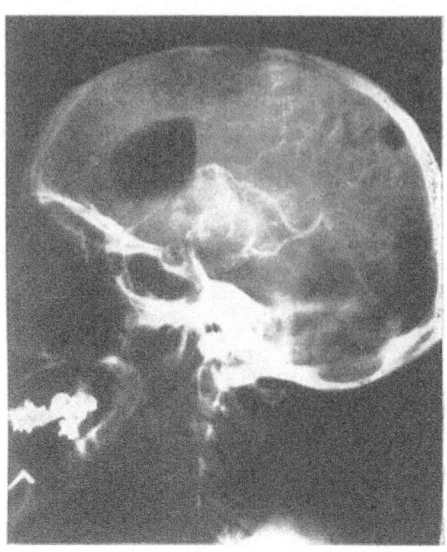

Abb. 3. Glioblastom des Thalamus. Schon während der Füllungsphase der peripheren Arterien Darstellung der V. cerebri interna und basalis, sowie der V. Galeni und des Sinus rectus

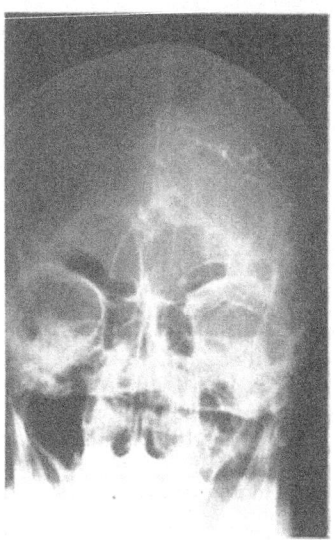

Abb. 4. Typisches subdurales Hämatom. Keine Seitenverdrängung der medianen Gefäße: daher Verdacht auf Doppelseitigkeit des Blutergusses

nicht nur als Folge, sondern auch als Ursache der Erkrankung aufscheinen kann (Pachymeningitis haemorrhagica).
Es gibt auch funktionelle Störungen der Hirngefäße auf
Basis einer neurochirurgischen Erkrankung, so vor allem die
bei Aneurysmablutungen auftretenden Vasospasmen. Während
Aneurysmen ohne frische Blutung meist gut darstellbar sind
und auch sonst eine kräftige Gefäßdarstellung zustande kom-

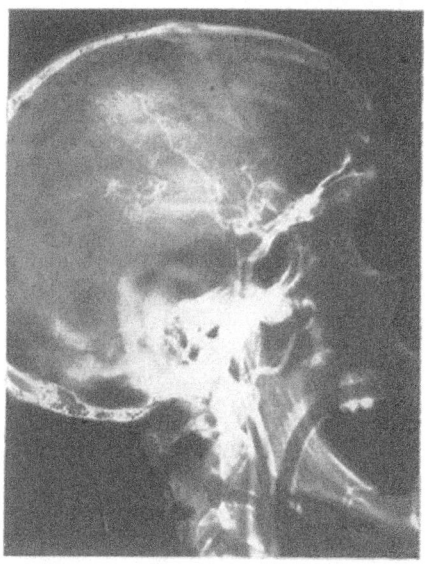

Abb. 5. Aneurysma der Art. communicans posterior. Spastische
Gefäße im Zustand nach Subarachnoidalblutung. Nach der Angiographie schlagartiges Schwinden des Kopfschmerzes dieser Seite

men lassen, ist es im Stadium der frischeren Blutung mehrmals vorgekommen, daß das Aneurysma überhaupt nicht und
die Hirngefäße eng, spärlich und blaß abgebildet waren (siehe
Abb. 5). Es ist uns aufgefallen, daß solche Patienten oft
schlagartig in der arteriographierten Schädelhälfte ihre
Kopfschmerzen verlieren; sicherlich ein positiver Effekt des
Kontrastmittels auf die Gefäßwand und ein Beweis der Beteiligung der Hirngefäße am Zustandekommen gewisser Formen
des Kopfschmerzes.
Bei den schwersten Gefäßschädigungen, den arteriellen
Thrombosen, können Verschlüsse kleinster Hirngefäße infolge
der vielen Variationsmöglichkeiten der arteriographischen
Darstellung entgehen. Sind größere Arterien obturiert, so

6

gelingt der vasographische Beweis regelmäßig. Während jene Gefäßverschlüsse immer mit einer schweren Symptomatik einhergehen, ist das klinische Bild der Carotisthrombose uneinheitlich (siehe Abb. 6). Es wechselt, abgesehen von der bekannten Tatsache, daß plötzliche Verschlüsse sich schwerwiegender auswirken als allmählich auftretende. Je nach stark ausgeprägter oder insuffizienter Kollateralversorgung

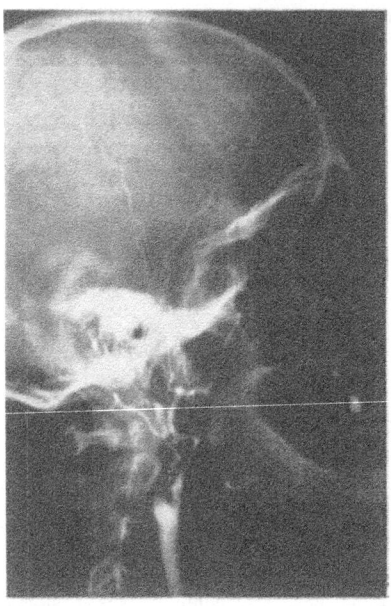

Abb. 6. Thrombose der Art. carotis interna an typischer Stelle

sind vom uncharakteristischen Kopfschmerz bis zur Hemiplegie und zum rasch tödlich verlaufenden „Schlaganfall" alle Zwischensyndrome möglich. Jedenfalls ist bei den günstig gelagerten Fällen die Thrombose auf die Halsschlagader beschränkt und pflegt erfahrungsgemäß knapp oberhalb der Karotisgabelung am Internabeginn aufzutreten. Dieses Gebiet ist chirurgisch leicht erreichbar.

Dieser kurze Ueberblick soll zeigen, daß es schwere Erkrankungen des Gehirns gibt, bei denen die zerebrale Durchblutung gestört ist und bei denen erst auf Grund der serienangiographischen Erkennung des Leidens die notwendige operativ neurochirurgische Behandlung eingeleitet werden kann.

Literatur: Brenner, H. und Huber, K.: Wien. klin.
Wschr., 71 (1959), S. 744. — Dandy, W. E.: Ann. Surg., 102
(1935), S. 916. — Huber, K.: Wien. med. Wschr., 108 (1958),
S. 953. — Lindgren, E.: Handbuch der Neurochirurgie von
Olivecrona und Tönnis. Bd. II. Berlin: Springer-Verlag. 1954. —
Olivecrona, H. und Ladenheim, J.: Arteriovenous
aneurysms of the carotid and vertebral arterial systems. Berlin:
Springer-Verlag. 1957. — Richter, H. und Krayenbühl, H.:
Die zerebrale Angiographie. G. Thieme-Verlag. 1952. — Tön-
nis, W. und Schiefer, W.: Zirkulationsstörungen des Gehirns
im Serienangiogramm. Berlin: Springer-Verlag. (Im Erscheinen.) —
Triska, H.: Wien. Z. Nervenhk. u. d. Grenzgebiete (1955),
S. 221.

Die Bedeutung
der zerebralen Serienangiographie

Von A. Gund, Bad Ischl

Die zerebrale Angiographie, 1927 von M o n i z einge-
führt, gewann erst durch zwei wichtige technische Fortschritte ihre heutige umfassende diagnostische Bedeutung:
die p e r k u t a n e P u n k t i o n machte den Eingriff auch
für die Hand des Nichtchirurgen erlernbar, die S e r i e n -
a n g i o g r a p h i e erschloß der Diagnostik den ganzen
Bereich der zerebralen Durchblutung.

Es gibt viele Methoden der zerebralen Serienangiographie, angefangen vom manuellen Plattenwechsel mit
höchstens 4 Aufnahmen bis zum Bewegungsfilm. An der
Bundesstaatlichen Krankenanstalt für Neurochirurgie in Bad
Ischl verwenden wir die O d e l c a - C a m e r a. Sie arbeitet
nach dem Prinzip der Schirmbildphotographie mit einer
Spiegelreflexkamera und erlaubt bis zu 5 Aufnahmen pro
Sekunde im Format 7 × 7 cm oder 10 × 10 cm. Diese Bildgröße genügt, um am frisch entwickelten Film Aufschlüsse
über Sitz und Größe eines zu operierenden Prozesses zu
erhalten; Einzelheiten der Durchblutung studiert man besser
mit der Lupe in einem besonderen Betrachtungsgerät. Für
die praktischen Erfordernisse der Neurochirurgie genügt
meist eine Bildfolge von zwei, für die auslaufende venöse
Phase von einer Aufnahme pro Sekunde, so daß routinemäßig insgesamt 20 Bilder in 12 Sekunden auf einem
Streifen belichtet werden. Die zu Verfügung stehende Zeit
erlaubt leider nicht, Ihnen ein Beispiel vorzuführen, ich bin
aber gerne bereit, anschließend allfälligen Interessenten
einige Streifen zu zeigen.

Zur Vorbereitung geben wir Phenergan-Dolantin, im Gegensatz zu B r e n n e r punktieren wir die Karotis weiterhin in Lokalanästhesie, bei besonders unruhigen Patienten kann eine intravenöse Kurznarkose notwendig sein. Der Eingriff belastet so wenig, daß wir bei einer allfälligen Wiederholung noch nie eine Weigerung des Patienten erlebten.

Im neurochirurgischen Alltagsbetrieb nimmt die Diagnose r a u m b e e n g e n d e r P r o z e s s e den ersten Platz ein. Wie zahlreiche Arbeiten aus der Tönnis'schen und anderen Kliniken ergeben haben, sind es in erster Linie die G l i o b l a s t o m e (88%) und M e n i n g e o m e (75%), weiterhin M e t a s t a s e n (66%) verschiedener Herkunft, die sich charakteristisch „anfärben"; in unserem Krankengut sind es 81%. Die Eigenart dieser Anfärbung und vor allem ihre verschieden lange Durchblutungszeit im Vergleich zur Hirndurchblutung ermöglicht im Serienangiogramm eine gewisse Artdiagnose. Seltene uncharakteristische Anfärbungen kommen auch bei gutartigen Gliomen — Astrozytomen, Ependymomen und Oligodendrogliomen — vor, sind aber meist doch Hinweise auf deren malige Entartung.

Ganz undenkbar ist die Operation eines a r t e r i o v e n ö s e n H ä m a n g i o m s ohne Serienangiogramm geworden. Es zeigt uns nicht nur die genaue Lage der Zu- und Abflüsse, sondern auch den Grad der Mangeldurchblutung des übrigen Gehirns und damit die Dringlichkeit des Eingriffes.

Ebenso ist die Operation eines s a c k f ö r m i g e n A n e u r y s m a s ohne Serienangiographie nicht mehr zu verantworten. Die genaue beiderseitige arteriographische Untersuchung unter Kompression der jeweils gegenseitigen Karotis liefert uns wichtige Aufschlüsse über die Möglichkeiten des Kollateralkreislaufes, so daß wir uns schon vor der Operation über erlaubte Gefäßunterbindungen orientieren und den Operationsplan dementsprechend aufstellen können.

Eine große Rolle im neurochirurgischen Krankengut spielen die t r a u m a t i s c h e n B l u t u n g e n. Selbstverständlich wird man in typischen Fällen bei bedrohlichen Symptomen nach wie vor ohne Angiographie ein Bohrloch anlegen und die Blutung auf schnellstem Weg entleeren. Aber atypische Blutungen mit ungewöhnlicher Vorgeschichte sind gar nicht so selten. Gerade bei akuten Hämatomen ist der Hirndruck oft so stark erhöht, daß die arterielle Durchblutung dadurch schwerstens behindert wird. Das Einzelarteriogramm zeigt dann nur eine Füllung der Karotis bis zum Siphon oder eventuell noch der Anfangsabschnitte ihrer Aeste, lokalisatorische Schlüsse lassen sich daraus nicht ziehen. Erst durch das Serienangiogramm wurde es möglich, auch den weiteren Verlauf der Füllung zu studieren — die Verlangsamung betrifft vor allem die arterielle Phase! — und die Diagnose eines epiduralen, subduralen oder intrazerebralen Hämatoms zu stellen.

Besonderes Interesse wird in letzter Zeit den i n t r a - z e r e b r a l e n sogenannten „s p o n t a n e n" B l u t u n g e n und ihrer operativen Behandlung gewidmet. Das Angiogramm zeigt hier in erster Linie Zeichen der Raumverdrängung, in zweiter solche einer zerebralen Hyalinose. Die Operation der apoplektischen Massenblutung bei Hypertonikern in höherem Alter wird bekanntlich von den meisten Neurologen und Neurochirurgen abgelehnt. Anders verhält es sich mit Blutungen bei jüngeren Patienten ohne ausgesprochenen Hochdruck. Das Serienangiogramm kann uns hier in einzelnen Fällen die Indikation erleichtern 1. durch das Fehlen arteriosklerotischer Veränderungen, 2. durch den Nachweis von Gefäßanomalien, kleinen Aneurysmen oder Hämangiomen, die — wenn überhaupt — oft nur auf einzelnen Bildern der Serie zu sehen sind, aber nicht allzu selten derartige Blutungen verursachen. Unsere Folgerung lautet daher: a p o p l e k t i f o r m e B l u t u n g e n b e i g u t e m A l l g e m e i n z u s t a n d, n i c h t z u h o h e m A l t e r u n d ohne p r ä m o r b i d e n H o c h d r u c k s o l l e n b e i v o r h a n d e n e r R a u m v e r d r ä n g u n g o p e r i e r t w e r d e n! Allerdings wird man dann auch gelegentlich einen e n z e p h a l o m a l a z i s c h e n H e r d freilegen, dessen arteriographische Diagnose leider nicht eindeutig möglich ist, besonders da wir nicht so glücklich waren, den von K l a u s b e r g e r und G o s p a v i c beschriebenen Randschleier in der kapillaren Phase beobachten zu können.

Wichtig ist die Serienangiographie auch für den Nachweis einer zerebralen V e n e n - u n d S i n u s t h r o m b o s e. Während die arterielle Phase bis auf geringe Verdrängungserscheinungen infolge von Oedem und roter Erweichung unauffällig ist, läßt sich die Diagnose leicht auf Grund des atypischen Verlaufes und der Verlängerung der venösen Phase stellen: es fehlen die Vv. ascendentes sowie der Sinus long. sup. oder aber die inneren Hirnvenen bzw. die zum Sinus transversus, sigmoideus und cavernosus ziehenden Venen zusammen mit diesen Blutleitern.

Auch das Wissen um den Kollateralkreislauf bei G e f ä ß v e r s c h l ü s s e n hat durch die Serienangiographie eine umfassende Bereicherung erfahren. Ich weise nur auf die corticalen Anastomosen zwischen der A. cer. ant. und media oder auf Verbindungen der Aa. anteriores beider Seiten untereinander hin. Damit ist die Rolle der Hirnarterien als anatomische Endarterien ausgespielt und es ist ver-

4

ständlich, wenn je nach Ausbildung dieser Anastomosen die gefürchtete Unterbindung der A. cer. ant. oberhalb des Abganges der Communicans ohne Folgen ,bleiben kann. Relativ häufig sind Fälle mit neurologischen Herdzeichen, die als Tumorverdacht eingewiesen werden, bei der Durchuntersuchung aber keinen Hinweis auf einen raumverdrängenden Prozeß ergeben. Oft finden sich bei ihnen im Angiogramm erhebliche Zeichen einer Arteriosklerose: Starke Schlängelung der Karotis mit Doppelsiphon, Kaliberschwankungen, starre intrakranielle Gefäße und scharfer Knick der A. pericallosa. Im Serienangiogramm sieht man eine beträchtliche Verlängerung der arteriellen Phase und damit der gesamten Durchblutung gegenüber gesunden Vergleichspersonen. Bei solchen Befunden wird man vor allem an einen enzephalomalazischen Herd denken müssen. Sie bilden aber auch eine Brücke zum Verständnis der sogenannten funktionellen Durchblutungsstörungen, die meiner Meinung zum Teil durch solche Durchblutungsverzögerungen auf Grund vaskularer Veränderungen oder aber von Störungen des Allgemeinkreislaufes zustande kommen. Auch die Existenz eines Gefäßspasmus kann man nach Kenntnis serienangiographischer Befunde nicht durchwegs ablehnen. Spasmen der Hirngefäße beobachtet man z. B. nach Aneurysmablutungen oder nach fehlerhafter Karotispunktion. Die Auswirkungen eines intramuralen KM-Depots sind bekannt: Spasmen der distalen Gefäßabschnitte und Verlangsamung des Blutstromes bis zur Vortäuschung eines Gefäßverschlusses. Das gilt auch für den Externakreislauf. So konnten wir bei einem sicheren Internaverschluß beobachten, wie sich nach teilweiser paravasaler Injektion des KM die Externagefäße nur langsam füllten und durch alle 20 Aufnahmen der Serie sichtbar blieben, während sie bei einer späteren Wiederholung nach 2½ Sekunden wieder entleert waren. Warum sollen ähnliche Vorgänge nicht auch auf Grund endogener, chemischer oder reflektorischer Reize auftreten?

Meine Damen und Herren! Ich hoffe, Ihnen damit einen Ueberblick über die Leistungen der zerebralen Serienangiographie in der Neurochirurgie gegeben zu haben und möchte nur noch betonen, daß ihr weiterer Ausbau und die zunehmende Erfahrung mit ihr zusammen mit den übrigen erwähnten Methoden zum Studium der Hirndurchblutung noch manchen Fortschritt auch auf dem Gebiet der zerebralen Durchblutungsstörungen erwarten lassen.

Aus der Chirurgischen Universitätsklinik Graz
(Vorstand Prof. Dr. F. Spath)

Rheographie und Hirndurchblutung

Eine Möglichkeit der fortlaufenden Beobachtung zerebrovaskularer Veränderungen

Von F. L. Jenkner

Die Untersuchung der Hirndurchblutungsveränderungen und Hirngefäßveränderungen ist bislang durch das Prinzip der angewandten Methoden auf Beobachtungen während eines relativ kurzen Zeitraumes (Angiographie) oder sogar auf Augenblicksmessungen (Blutgasanalyse und radioaktive Methoden) beschränkt. Versuche, eine fortlaufende Beobachtung von Gefäßveränderungen mittels indirekter, elektrischer Methoden durchzuführen, sind schon seit 1921 bekannt. Jedoch erst 1937 hat Mann eine positive Korrelation zwischen dem Volumen der peripheren Zirkulation und den graphisch registrierten elektrischen Leitfähigkeitsmessungen feststellen können. Zur Anwendung am Schädel schien die Rheographie (Holzer, Polzer und Marko) von den eingeschlagenen Wegen der günstigste zu sein. Diese, zur Untersuchung peripherer Gefäße an Arm und Bein bereits vielfach verwendete Methode wurde von Polzer und Schuhfried erstmals am Schädel verwendet. Bei der Rheographie wird ein mittelfrequenter Wechselstrom (20.000 bis 30.000 Hz) von geringer Stromstärke (unter 10 mA) und Spannung (unter 1 Volt) durch den Patienten als einen Zweig einer Wheatstoneschen Brücke geleitet. Die pulssynchron auftretenden Schwankungen der Leitfähigkeit führen nach Abgleichung und kleiner Verstimmung der Brücke zu Ausgangsspannungsschwankungen, die nach entsprechender Verstärkung mit einem Direktschreiber graphisch registriert werden. Zum Abgreifen der

Veränderungen in beiden Schädelhälften scheint eine symmetrische Elektrodenlage (Glabella — Mastoid je rechts und links) unter Verwendung zweier Brückenschaltungen angezeigt. Bei dieser Elektrodenlage findet man nun beim Normalen eine Kurve, die recht charakteristisch ist. Nach relativ steilem Anstieg zum ersten Gipfel folgt eine Inzisur, ein zweiter, etwas niedrigerer Gipfel und der detailarme langsamere Abfall. Bei streng einseitigen Veränderungen der Durchblutungsverhältnisse findet man die Kurvenänderung eindeutig und klar: bei Hemisphärektomien ist die Seite der entfernten Hemisphäre durch eine flache Linie gekennzeichnet. Somit erscheint auch der Einfluß des Durchströmungsgebietes der A. carotis externa auf diese Registrierungsart minimal. Bei der erwähnten Elektrodenlage ist dies auch für den Einfluß der A. vertebralis anzunehmen. Weitere Beobachtungen (unter insgesamt über 4600 untersuchten Patienten) sprechen ebenfalls dafür, daß der Hauptanteil der Kurve dem Durchströmungsgebiet der A. carotis interna entspricht. Es wird daher die Kurve kurz als REG (Abkürzung für Rheoencephalogramm) bezeichnet.

Während beim normalen kein stärker komprimierbarer Körper im Schädelinneren anzutreffen ist, ist bei einem einseitigen posttraumatischen Pneumatocephalus ein Luftpolster als Druckkörper vorhanden, der es dem Gefäßbett gleichsam erlaubt, nachzuschwingen. Dadurch scheint der exzessiv pulsierende Kopfschmerz des Patienten erklärbar. Diese Erklärung wurde durch das Rheogramm nahegelegt, welches eine dritte Nachschwankung zeigt, bei etwas niedrigerer Amplitude der Seite der Luftansammlung. Befindet sich im Schädelinneren Flüssigkeit in örtlich umschriebener pathologischer Ansammlung, z. B. als Subduralhämatom oder -hygrom, so komprimiert diese das Gehirn lokal und der periphere Gefäßwiderstand wird erhöht. Das REG zeigt einen sehr verlangsamten Anstieg, niedrige Amplitude und sehr wenige Details. Nach operativer Entfernung einer solchen Flüssigkeitssammlung nimmt die Kurve sofort fast völlig normale Formen an. In diesem Zusammenhange muß erwähnt werden, daß die Arteriographie der A. carotis die zerebrovaskularen Verhältnisse ganz wesentlich beeinflußt (Jenkner). Höhere Amplitude, steilerer Anstieg und ein höherer zweiter Gipfel kennzeichnen das REG nach einer Angiographie, und diese Veränderungen sind noch 24 Stunden nach einer solchen nachweisbar. Im Aussehen zwischen dem REG des Normalen und des REG bei Ligatur der A. carotis interna liegend, findet man die Kurvenform bei Gefäßsklerose. Der Anstieg ist wenig abgeflacht, Detailverarmung und oft Uebergang des ersten in den zweiten Gipfel durch

eine Art Plateau. Als letztes sei noch ein Beispiel einer längerdauernden Beobachtung des Hirndurchblutungsgeschehens
gezeigt. Bei der intravenösen Injektion von 0'1 g Histamin
kann man Veränderungen im REG beobachten, wie sie meines
Erachtens mit keiner anderen klinischen Methode möglich
scheinen. Ich habe mir erlaubt, Ihnen in kurzen Umrissen über die
Rheoencephalographie zu berichten. Wenn diese Methode
auch erst im Entwicklungsstadium ist, so erlauben doch die
bisherigen Erfahrungen die Feststellung, daß diese Methode
eine Möglichkeit bietet, zerebrovaskulare Veränderungen fortlaufend zu beobachten.

Literatur: Holzer, W., Polzer, K. und Marko,
A.: Rheokardiographie. Wien 1945. — Jenkner, F. L.:
Rheoencephalography. Confin. neurol., 19 (1959), S. 1—20. —
Mann, H.: Study of peripheral circulation by means of alter-
nating current bridge. Proc. Soc. exper. Biol. a. Med., 36 (1937),
S. 670—673. — Polzer, K. und Schuhfried, F.: Rheo-
graphische Untersuchungen am Schädel. Wien. Z. Nervenhk.,
3 (1950), S. 295—299.

Aus der Neurologischen Abteilung
des Alterskrankenhauses der Stadt Wien-Lainz
(Vorstand: Prim. Dozent Dr. W. Birkmayer)

Die Messung der zerebralen Durchblutung mit Radioangiographie

Von W. Birkmayer

Jeder Kliniker, der ein großes Krankengut von zerebralen Vasopathien übersieht, wird bei der Obduktion häufig von der Diskrepanz zwischen seiner vom klinischen Eindruck gewonnenen Vorstellung über die zerebralen Gefäße und deren tatsächlicher Morphologie überrascht sein. So sieht man bei Fällen mit massiven klinischen Herderscheinungen oder diffusen Abbausyndromen oft zarte dünnwandige Gefäße und anderseits massive morphologische Gefäßwandveränderungen, die man klinisch nicht erwartet hätte. Diese Differenz zwischen klinischem Verhalten und pathologischem Bild ließ daran denken, daß die dynamischen Faktoren der Durchblutung stärker das Leistungsniveau des Parenchyms beeinflussen als die Morphologie des Gefäßbaumes.

Welche Methoden stehen nun zur Beurteilung der Dynamik der zerebralen Durchblutung zur Verfügung?

1. Die Arteriographie mit einem Kontrastmittel.
2. Die Rheoangiographie.
3. Die Radioangiographie.

Die Angiographie mit einem Kontrastmittel gewährt zweifellos die beste Einsicht, wenngleich durch den Eingriff, den Schmerz die psychische Erregung und durch das Kontrastmittel die Reaktion beeinflußt wird. Die Rheoangiographie, die aus dem wechselnden Widerstand einen Rückschluß auf die Durchblutungsverhältnisse zieht, ergibt bei der zerebralen Durchblutung noch keine allgemeingültigen Regeln.

Angeregt durch die Untersuchungen von Payling-Wright und Mitarbeiter sowie von O. Eichhorn haben wir die dynamischen Durchblutungsverhältnisse des Gehirns durch Injektion eines Radioisotopes untersucht. Während Eichhorn 200 uc P^{32} intravenös injiziert hat, verwenden wir mit J^{131} markiertes Humanalbumin, und zwar 50 uc. Der Vorteil des Gammastrahlers liegt in der hohen Zählrate, die über dem confluens sinuum mit Hilfe eines Szintillationszählers registriert wird. Die statistischen Schwankungen sind dabei wesentlich geringer als bei P^{32}, da die Empfindlichkeit des Szintillationszählers auf die Bremsstrahlung von P^{32} gering ist. Grundsätzlich sind aber die Kurven von P^{32} und J^{131} die gleichen, wie wir in einigen Fällen, die beide Substanzen verabreicht bekommen hatten, und im Vergleich mit den Kurven Eichhorns feststellen konnten. Welche Werte können nun aus den erhaltenen Kurven abgelesen werden?

1. Die Zeit der Durchblutung von der A. carotis bis zum confluens sinuum. (Zu diesem Zweck wurde ein Szintillationszähler an der A. carotis, der zweite am confluens sinuum angelegt.)

2. Aus der Höhe der Zählrate der Impulse (Aktivitätsmaximum) der relative Wert der Blutmenge.

3. Aus der steilen oder flachen Form des Kurvenanstieges kann auf den Gefäßwiderstand bzw. die Gefäßelastizität geschlossen werden.

Flacher Kurvenanstieg bedeutet großen Widerstand bzw. geringe Elastizität (Abb. 1 und 2).

Während die Punkte 2 und 3 infolge Unvollkommenheit der Technik auch bei der gleichen Versuchsperson größere Schwankungen zeigten, wiesen die Durchblutungszeiten nur geringe statistische Schwankungen auf, was auch den Ergebnissen Eichhorns entspricht.

Bei der vorläufigen Auswertung standen uns 165 Untersuchungen von 92 Patienten zur Verfügung. 11 normale Fälle, 18 Grenzfälle und 57 Fälle mit zerebralen Gefäßsyndromen.

Die Zeitspanne der normalen Fälle beträgt 15 bis 20 Sekunden, die der pathologischen Fälle 22 bis 35 Sekunden (Extremwert 74 Sekunden). Ganz allgemein sind Werte über 20 Sekunden als pathologisch anzusehen. Unsere Werte liegen damit etwas höher als die von Rausch-Schiefer und Stuck angegebenen Werte, die sie mit der Kontrastmittelarteriographie gefunden hatten. Das liegt entweder an der Applikationsart oder an der Differenz des injizierten Mittels.

Jedenfalls kann man eine verlängerte Durchblutungszeit mit Sicherheit als pathologischen Befund der zerebralen Durchblutung werten. Desgleichen sind Kurven mit flachem Anstieg pathologisch, was auch Eichhorn betont. Das Aktivitätsmaximum, d. h. die Zahl der über dem confluens sinuum registrierten Impulse, ist vorläufig noch unsicher bezüglich der Verwertung, da nur eine geringe Verschiebung des Szintillationszählers an der Kopfhaut eine differente Registratur bewirkt. Unser Physiker Dr. Hawliczek ist bemüht, durch Abschirmungsvorrichtungen und durch Vergrößerung des Szintillationskristalles diese Fehlerquellen auszuschalten.

Es kann somit aus einer verlängerten Durchblutungszeit und aus dem flachen Anstieg der Kurve mit Sicherheit auf eine pathologische Hirndurchblutung geschlossen werden, ohne Hinweis auf deren Aetiologie. Diese Methode eignet sich weiters, um den pharmakodynamischen Effekt eines Medikamentes zu objektivieren. So sehen wir u. a. bei Hesotin (Mittel zur maximalen Gefäßerweiterung) eine Verlängerung der Durchblutungszeit, was mit einer Zunahme des Strömungsquerschnittes zu erklären ist (Abb. 3 und 4).

Eine weitere Frage, die technisch noch nicht zu lösen ist, besteht darin, festzustellen, welche Menge des vom Kreislauf angebotenen Blutes vom Parenchym des Gehirns tatsächlich verwertet wird. Diese entscheidende Frage der Blut-Hirnschranke, die derzeit nur mit der umständlichen Kety-Schmidt-Methode zu untersuchen ist, kann wegen der kurzen Halbwertszeit von Sauerstoff mit der Radioangiographie noch nicht angegangen werden. Es ist aber nur eine Frage der technischen Vervollkommnung, bis es uns möglich sein wird, auch meßtechnisch zu objektivieren, welche Menge des zugeführten Sauerstoffes und Traubenzuckers tatsächlich ins Parenchym gelangt. Diesen Schritt halten wir für sehr wesentlich, da der Mangel dieser beiden Substanzen letzten Endes zum klinischen Bild der allgemeinen Desintegration der zerebralen Leistung führt, wie sie für die zerebralen Vasopathien charakteristisch ist.

Literatur: Eichhorn, O.: Verhandlung der deutschen Gesellschaft für innere Medizin. 64. Kongreß (1958). — Hawliczek, F., Langner, E. und Seemann, D.: Zur Frage der zerebralen Angiographie (im Druck). — Kety, S. S. und Schmidt, C. F.: J. clin. Invest., 27 (1948), S. 476. — Payling-Wright, H. und Mitarbeiter: Lancet, 255 (1948), S. 767. — Rausch, F., Schiefer, W. und Stuck, G.: Fschr. Neur., 9 (1956), S. 512.

Aus der Psychiatrisch-Neurologischen Universitätsklinik
Wien
(Vorstand: Prof. Dr. Hans Hoff)

Ueber Medikamenteneinwirkungen
auf die Hirngefäße

Darstellung durch den Bewegungsfilm

Von K. Gloning und E. M. Klausberger

Mit 4 Abbildungen

Die vielseitige Verwendung der Bildverstärkerröhre kennzeichnet neue Möglichkeiten der röntgenologischen Diagnostik. Besondere Bedeutung erlangt dieses technische Verfahren für die Untersuchung pathologischer Veränderungen am zerebralen Gefäßapparat. Die Serientechnik der zerebralen Angiographie konnte wohl befriedigende Resultate bei vorwiegend räumlichen Verlagerungen geben, war aber nicht imstande, ein kontinuierliches, abgeschlossenes Bild vom Kontrastmittel (KM)-Durchlauf in den Hirngefäßen zu erstellen. Die begrenzten diagnostischen Möglichkeiten der Serientechnik machten sich besonders unangenehm bemerkbar beim Nachweis zerebraler Aneurysmen. Lebensbedrohliche, akute intrakraniale Blutungen werden fallweise von kleinen Aneurysmen verursacht, die nur in seltenen Fällen auf einzelnen Bildern einer angiographischen Serie zur Darstellung gelangten. Wesentlich häufiger konnten diese pathologischen Veränderungen durch die bisher übliche Serientechnik nicht erfaßt werden, da die Aneurysmen oft sehr klein sind und nur eine flüchtige Füllung durch das KM aufweisen. Diese flüchtige Füllung ist meistens von einer Zeitdauer, die unter der Zeitdistanz zwischen zwei Serienbildern liegt und somit bei der

Exposition der Aufnahme nicht erfaßt werden kann. Seit der Einführung des Bewegungsfilmes zur zerebralen Angiographie an unserer Klinik im Jahre 1956 konnten wir immer wieder bei Patienten mit intrakranialen Blutungen kleine Aneurysmen, die meistens für die Erkennung ungünstig liegen, darstellen, die bei der routinemäßig zuerst durchgeführten Serienangiographie nicht zur Beobachtung gelangten. Vor allem die Möglichkeit, die KM-Passage in ihrem zeitlichen Ablauf geschlossen darzustellen, führte dazu, Untersuchungen mit dem Bewegungsfilm in größerem Umfang bei den sogenannten „funktionellen Untersuchungen" an Hirngefäßsystemen einzusetzen. Die KM-Einspritzung in die A. carotis communis bzw. A. carotis int. schafft wohl Verhältnisse, die von physiologischen Gegebenheiten abweichen. Unsere Erfahrungen der letzten Jahre mit dieser Untersuchungsmethode führten jedoch dazu, verwertbare Resultate durch vergleichende Beobachtungen zu erreichen. Die interessanten Ergebnisse von Untersuchungen über die Einwirkung verschiedener gefäßwirksamer Medikamente auf das zerebrale Gefäßsystem ließ erkennen, daß ein Vergleich des zerebralen Angiogrammes vor und nach der Applikation eines Medikamentes bei sonst vollständig gleichen technischen Voraussetzungen meßbare und vor allem für die Beurteilung funktioneller Vorgänge auch interessante, verwertbare Resultate lieferte. Tatsächlich konnte nicht nur eine Verlängerung oder Verkürzung der Passagezeit in den einzelnen Phasen oder in der Gesamtheit des KM-Durchganges entsprechend den verschiedenen pathologischen Veränderungen erhoben werden, sondern es kamen auch markante, meßbare Kaliberschwankungen an Gefäßstämmen und Aesten verschiedener Gefäße zur Darstellung.

Die Darstellung der bisher beschriebenen, im Bild festgehaltenen Vorgänge, hatte jedoch eine ständige Verbesserung der Filmtechnik zur Voraussetzung. Zahlreiche Serienuntersuchungen der verschiedenen Filmarten, reihenmäßige Einstellungen der röntgentechnischen Expositionsdaten und stufenweise Aenderung des Abstandes von Bildwandler und Röhrenfokus führten nun nach mehrjährigen Versuchen zur Erlangung zufriedenstellender Ergebnisse. Eine interessante Verbesserung der Gefäßdetailzeichnung und deren Kontrastdichte wurde in letzter Zeit durch ein Objektiv erzielt, das den einzelnen Filmkader in einem größeren Durchmesser ausnützt und somit eine Bildgröße erreicht, die es gestattet, das Einzelbild des Bewegungsfilmes direkt als Diapositiv von Kleinbildformat zu verwenden. Dadurch gelingt es, für die Beurteilung von Veränderungen im Bereiche kleiner und kleinster Aeste eine brauchbare Vergrößerung durchzuführen, wobei die Projektion des Diapositiv außerdem eine genügend lange

Beobachtungszeit gestattet. Die Beurteilung des Bewegungsfilmes stellt an den Diagnostiker größere Anforderungen, da
die Ablaufzeit des Filmes der natürlichen Passagezeit des
KM-beladenen Blutes in den Hirngefäßen entspricht und
im Durchschnitt zwischen 5 und 15 Sek. beträgt.

Wohl kann ein Zeitlupenverfahren zur Anwendung gelangen, doch hat dies den Nachteil vermehrter Kosten und durch
die Erhöhung der Bildanzahl von 25 auf 60 Einzelbilder
pro Sek. kann in ungünstig gelagerten Fällen die Schärfe der
Zeichnung etwas leiden.

Ein großes Arbeitsgebiet der letzten Jahre befaßte sich
mit den physiologischen Umbau- und pathologischen Abbau-
erscheinungen beim alternden Menschen und deren Bekämpfung. Von besonderem Interesse erschienen in dieser Hinsicht
die Beobachtungen am zerebralen Gefäßapparat. Ueber die
bisher bekannten Möglichkeiten hinaus, die die zerebrale
Angiographie mittels der Serientechnik liefern konnte,
scheint nun die KM-Darstellung der Hirngefäße durch den
Bewegungsfilm weitere diagnostische Wege zu erschließen.
Die Beobachtungen über die Einwirkung von Hesotin auf das
zerebrale Gefäßsystem der Patienten verschiedenen Alters
und einzelner pathologischer Veränderungen sollen nach-
stehend zur Besprechung gelangen.

Chemie und Pharmakologie:

Wir untersuchten in der vorliegenden Arbeit die Wirkung von Hesotin* auf die zerebralen Endgefäße in der im
folgenden Kapitel beschriebenen Versuchsanordnung.

Das Präparat wurde von Prof. Dr. A. Pongratz und
Prof. Dr. Dr. K. L. Zirm[3, 4] entwickelt und enthält als Wirkstoff 7-Hydroxytheophyllinnikotinsäureester. Seine Struktur-
formel lautet:

Die Löslichkeit in Wasser bei Zimmertemperatur ist
gering (1 : 1000), dagegen gut in einem Phosphatpuffergemisch.
Die im Handel befindlichen Ampullen enthalten 15 mg Hesotin,

---

* Ein Präparat der Lannacher Heilmittel Ges. m. b. H.,
Lannach, Oesterreich. Die notwendigen Versuchsmengen wurden
zur Verfügung gestellt.

die entsprechende Puffersubstanz und ad 2'00 Aqua dest. Seine Toxizität ist sehr gering, die LD_{50} beträgt 900 mg bei subkutaner und 3750 mg bei peroraler Verabreichung pro kg Mausgewicht. Dagegen beträgt die entsprechende LD_{50} subkutan für Theophyllin 184 mg/kg und für Theophyllin-Aethylendiamin 186 mg/kg. Die diuretische Wirkung ist im Tierversuch deutlich, steht aber nicht im Vordergrund. Sie ist größer als die Wirkung von Theophyllin-Aethylendiamin unter gleichen Bedingungen. Die Erhöhung der Harnausscheidung bei Mäusen und Ratten betrug 85 bis 156%, die Gesamtchlorausscheidung stieg fast auf das Doppelte. Am Langendorff-Herz zeigt Hesotin eine Erweiterung der Coronargefäße und eine geringe Steigerung der Herzfrequenz. Der periphere Gefäßwiderstand wird herabgesetzt. Im Blutdruckversuch an der Ratte kommt es selbst nach 6 mg/300 g intravenös zu keiner meßbaren Blutdrucksenkung. Weiters konnte an der A. vertebralis von Katzen durch das Präparat eine deutliche Verbesserung der Hirndurchblutung festgestellt werden.

Ueber die Einzelheiten dieser Versuche weisen wir auf die Originalarbeit hin (Pongratz und Zirm[4]).

Beim Menschen kommt es bei intravenöser Applikation zu einer Erhöhung des Schlag-Minutenvolumens bei Verminderung des peripheren Gefäßwiderstandes. Die intraarterielle Injektion in die A. femoralis wurde beschwerdefrei vertragen und brachte eine Erhöhung der Oszillometerwerte. Auch die abrupte Erweiterung der Hautgefäße durch reine Nikotinsäure oder deren Salze, die oft vom Patienten unangenehm empfunden wird, tritt bei Hesotingabe nicht ein (Pongratz und Zirm[4]). Komplikationen durch das Präparat wurden bisher weder im Tierversuch noch nach Anwendung beim Menschen beobachtet.

Methodik:

Wir versuchten die Wirkung von Hesotin auf die Hirngefäße des Menschen angiographisch festzuhalten.

Dazu führten wir zuerst die Angiographie ohne Medikament durch, gaben dann 15 mg Hesotin intravenös, wobei die Nadel in der Halsschlagader liegen blieb und wiederholten die Angiographie nach einer Pause von 2 Min. Da die Angiographien unter möglichst gleichen Bedingungen durchgeführt wurden, sind die erhaltenen Resultate miteinander vergleichbar.

Der Eingriff wurde durchwegs mit perkutaner Punktion der A. carotis communis in einer Narkothion-Lachgas-Lysthenon-Kurznarkose vorgenommen. Zur Darstellung der zerebralen Gefäße verwendeten wir pro Injektion 8 ccm 50%iges Triurol Lundbeck. Nur bei einem 2jährigen Kind (Fall 15)

gaben wir nur 5 mg Hesotin intravenös und nahmen 2mal
6 ccm 33%iges Triurol zur Angiographie. Jeder Kontrastmittel-(KM)-Durchlauf wurde durch
12 Sek. mit der Philips-Bildverstärkerröhre und einer daran
gekoppelten 35 mm-Arriflex-Kamera gefilmt.
Eine ausführliche Beschreibung dieser Methodik findet
sich in zwei vorhergehenden Arbeiten (G l o n i n g und K l a u s-
b e r g e r[1, 2]). Weitere Einzelheiten betreffend weisen wir darauf hin.

Auswertung der Ergebnisse:
Wir ließen die Filmkamera mit einer Frequenz von
25 Einzelbildern pro Sek. laufen. Der zeitliche Abstand der
Bilder beträgt daher 0'04 Sek. und ergibt damit ein sehr
genaues Bild des KM-Durchlaufes durch die einzelnen Gefäßabschnitte des Gehirns. Der Zeitpunkt der Füllung bzw. der
Entleerung des Karotissiphons, der großen Arterien, der
kleinen Arterien und der Venen läßt sich exakt bestimmen.

Wie in den vorher zitierten Arbeiten schon erwähnt
(G l o n i n g und K l a u s b e r g e r[1, 2]), lassen sich angiographisch
mit unseren bisher bekannten Methoden die kleinsten Arterien.
die Arteriolen, die Kapillaren, die Venolen, die kleinsten
Venen und die arterio-venösen Anastomosen nicht darstellen.
Indirekt läßt sich durch den Film dieses funktionell wichtigste Gebiet erfassen.

Nach A. L i n d n e r* ist die Zeitdauer des Verweilens des
KM in den Endgefäßen (VD) ein Maß für den Gesamtwiderstand und damit für die Funktion dieses Stromgebietes. Die
VD wird im Angiogramm durch den Zeitpunkt des Ein-
treffens des ersten KM in den kleinsten angiographisch noch
darstellbaren Arterien und dem Zeitpunkt ihrer völligen Entleerung von dem KM begrenzt. Eine Verkürzung der VD bedeutet eine Herabsetzung des Widerstandes der zerebralen
Endgefäße, eine Verlängerung eine Steigerung. Es ergibt sich
damit ein Bild der Gesamtfunktion des zerebralen Endstrom-
gebietes, jedoch keines des Verhaltens der einzelnen Abschnitte desselben.

Auch hier verweisen wir aus Gründen der Platzersparnis
auf Vorarbeiten[1, 2].

In der folgenden Tabelle geben wir die Wirkung von
Hesotin intravenös auf die Verweildauer des KM in den zerebralen Endgefäßen bei unserer Versuchsreihe wieder (s. Tab. 1).

Zu Tab. 1:
Rubrik 1 enthält die Zeitspanne in Sek., von der Füllung
der unteren Schlinge des Karotissiphons bis zur Füllung (erste

---

* Persönliche Mitteilung.

Tabelle 1

	1	2	3
1. F. Anna, 46 Jahre, Incip. zerebraler Gefäßprozeß? .	0·48—2·64 0·44—2·28	1·08—5·60 1·00—5·40	14·8%
2. G. Franz, 28 Jahre, Symptomatische Epilepsie? ..	0·60—2·08 0·52—1·72	0·84—4·44 0·76—3·92	19·0%
3. R. Leopold, 59 Jahre, Arteriosklerosis cerebri, Syndrom d. A. chorioidea ant.	0·88—3·32 0·84—2·92	1·12—5·76 1·08—5·20	14·8%
4. M. Josefa, 54 Jahre, Luetischer Gefäßprozeß, Aneurysma d. A. cerebri med.	0·76—3·20 0·72—2·76	1·12—5·20 0·96—5·00	16·4%
5. W. Mathias, 47 Jahre, Zerebraler Gefäßprozeß (Endangitis obliterans)	0.60—2·80 0·60—2·56	1·08—5·20 1·00—5·08	10·9%
6. P. Josef, 53 Jahre, Suprasellarer Tumor?	0·52—3·20 0·48—2·44	1·12—6·00 1·04—5·60	26·7%
7. H. Kurt, 35 Jahre, Epilepsie (post. Encephalitis?)	0·64—3·16 0·44—2·60	0·96—4·92 0·92—4·80	14·3%
8. Z. Sophie, 64 Jahre, Zystisches Gliom parietal re.	0·44—2·56 0·48—2·04	1·00—5·08 0·96—4·92	26·4%
9. D. Peter, 52 Jahre, Cerebraler Gefäßprozeß (Endangitis obliterans?)	0·40—2·48 0·40—2·00	0·96—5·64 0·88—5·56	23·0%
10. B. Franz, 37 Jahre, Hirnatroph. Prozeß	0·48—2·96 0·44—2·64	1·12—4·80 0·92—4·72	11·3%
11. G. Maria, 49 Jahre, St. p. Insult (zerebrale Thrombose?)	0·60—2·32 0·56—2·00	1·08—5·00 1·12—4·40	16·3%
12. M. Angela, 32 Jahre, Encephalitis	0·60—2·08 0·60—1·92	0·80—5·00 0·76—4·92	10·8%
13. S. Franz, 67 Jahre, Arteriosklerosis cerebri, partieller Mediaverschluß	A. c. a.[1] 0·24—2·56 A. c. m. 0·36—2·72 A. c. a. 0·24—2·32 A. c. m. 0·32—2·40	1·08—5·40 1·00—5·32	A. c. a. 10·3% A. c. m. 11·9%
14. S. Monika, 18 Jahre, Kryptogenet. Epilepsie	0·44—2·80 0·44—2·36	1·12—6·04 1·00—5·48	19·0%
15. K. Reinhard, 2 Jahre, Zerebralschaden (pränatal?)	0·20—1·12 0·20—0·96	0·36—2·00 0·36—1·80	17·4%[2]

Zahl) bzw. Entleerung (zweite Zahl) der kleinsten, angiographisch noch darstellbaren Arterien.

Die Rubrik 2 die Zeitspanne in Sek., von der Füllung der unteren Siphonschlinge bis zur Füllung (erste Zahl) der zerebralen kleinen Venen bzw. Entleerung (zweite Zahl) der großen Venen und Sinus.

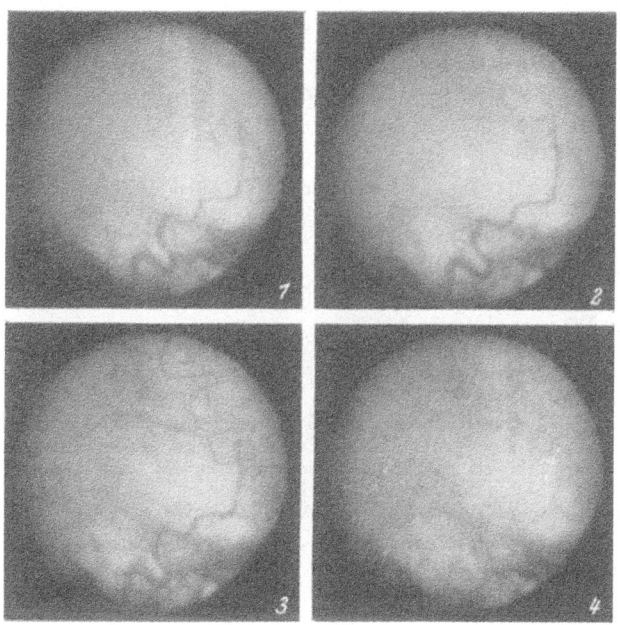

Abb. 1.—4. Josefa M., 54 Jahre (Fall 4). Angiographie der rechten A. carotis

Abb. 1. 0·76 Sekunden nach Eintritt des Kontrastmittels in den Karotissiphon. Die A. cerebri media ist nicht gefüllt, die A. cerebri ant. und ihre kleinen Aeste sind gerade dargestellt: Beginn der Füllung der Endgefäße

Abb. 2. Die gleiche Zeit nach Hesotingabe. Die kleinen Gefäße kommen etwas besser zur Darstellung

Abb. 3. 2·60 Sekunden nach Eintritt des Kontrastmittels in den Karotissiphon. Es sind alle arteriellen Gefäße außer der A. cerebri media gefüllt, ebenso schon zahlreiche kleine Venen

Abb. 4. Die gleiche Zeit nach Hesotingabe. Es findet sich noch etwas Kontrastmittel in der A. pericallo·a und ihren kleinen arteriellen Aesten. (Knapp vor Entleerung der Endgefäße, die hier bei 2·76 Sekunden stattfindet.) Zahlreiche oberflächliche und tiefe Venen

8

Das erste Zahlenpaar in jeder Querrubrik ist ohne Medikament, das zweite nach intravenöser Gabe von Hesotin.

Rubrik 3 enthält die Verkürzung der „Verweildauer des KM in den Endgefäßen" in Prozent nach Hesotingabe.

1. A. c. a. kleinste, angiographisch noch darstellbare Arterien des Bereiches der A. cerebri ant., a. c. m. des Bereiches der A. cerebri media.

2. Andere Versuchsbedingungen, siehe Text!

Aufgliederung der einzelnen Fälle:

1. Zerebrale Gefäßerkrankungen.

Hierher gehören die Fälle 1, 3, 4, 5, 9, 11 und 13 unserer Versuchsreihe.

F a l l 1: Anna F., 46 Jahre. Seit April 1958 anfallsweise Parästhesien in der rechten Hand und kurzdauernde motorische Aphasie. Augenhintergrund, Schädelröntgen, Liquor, Encephalographie und Arteriographie ohne Befund. An den peripheren Gefäßen sehr schlechte Fußpulse, sonst ohne Befund. Klinisch wahrscheinlich beginnender zerebraler Gefäßprozeß. Verkürzung der VD nach Hesotin 14·8%.

F a l l 3: Leopold R., 59 Jahre. Hypertonie durch mehrere Jahre, vor der Aufnahme Insult, Syndrom der A. chorioidea ant. Im Schädelröntgen Verkalkungen im Karotissiphon beiderseits. An den Fundi Gefäßsklerose, im Encephalogramm hirnatrophischer Prozeß. Im Angiogramm kleine Füllungsdefekte am Karotissiphon, starke Schlängelung und Kaliberschwankungen der zerebralen Gefäße. Diagnose: Zerebrale Gefäßsklerose, Syndrom der A. chorioidea ant. Verkürzung der VD: 14·8%.

F a l l 4: Josefa M., 54 Jahre. 1936 wegen progressiver Paralyse Malariakur, Defektheilung. Zunehmende Demenz in den letzten Jahren, Aufnahme mit einer Subarachnoidealblutung. Monoparese der rechten unteren Extremität. Im Serum und Liquor WaR positiv, Liquor sonst negativ. Die beiderseitige Angiographie zeigt starke Kaliberschwankungen der Gefäße, starke Schlängelung, enges Kaliber. Rechts ist die A. cerebri media hochgradig eingeengt und zeigt eine Defektfüllung. Links ein linsengroßes Aneurysma der A. cerebri media knapp nach der Karotisgabel. Diagnose: Defektgeheilte P. P., Aneurysma der A. cerebri media links, Endangitis luetica mit Arteriosklerose (letztere ist meist auf luetische Gefäßprozesse aufgepfropft). Verkürzung der VD 16·4%.

F a l l 5: Mathias W., 47 Jahre. Seit Ende 1957 insgesamt 5 fokalepileptische Anfälle, in der linken Hand motorisch beginnend, zuletzt passagere Monoparese linker Arm. Organische Demenz. Fundi ohne Befund. Schädelröntgen bis auf Falxverkalkung ohne Befund. In der Luftfüllung mäßige diffuse Atrophie im Angiogramm, sehr dünne Gefäße, die A. cerebri media rechts extrem dünn, nur strichförmig, mit stark verzögerter Füllung. Nikotinabusus, fehlende Fußpulse, oszillometrisch schwere arterielle Durchblutungsstörung. EEG flach, diffus abnorm. Diagnose:

Zerebraler Gefäßprozeß, wahrscheinlich Endangitis obliterans. Hier Verkürzung der VD nach Hesotin 10·9%.

F a l l 9: Peter D., 52 Jahre. Seit Dezember 1958 Jackson-anfälle, linksseitige, motorische, später auch Grand mals. Zu-nehmende organische Demenz. Insulte mit passageren Hemi-paresen rechts und links wechselnd. Relativ gute Rückbildungs-tendenz. Fußpulse sehr undeutlich, sonst periphere Gefäße ohne Befund. Fundi, Schädelröntgen ohne Befund. Im Encephalogramm deutliche diffuse Hirnatrophie, im EEG fehlender α, niedrige ϑ links temporal. Im Angiogramm dünne Gefäße mit starken Ka-liberschwankungen. Diagnose: Zerebraler Gefäßprozeß, Endang-itis obliterans. Verkürzung der VD 23·0%.

F a l l 11: Maria G., 49 Jahre. Seit Jahren labile Hypertonie, 1956 Insult ohne Bewußtlosigkeit mit anschließender motorischer Hemiparese rechts, amnestisch-aphasischer Sprachstörung, meh-rere Grand mals. Im Schädelröntgen frontale Enostosen, sonst ohne Befund, an den Fundi Hypertonie, in der Luftfüllung lokali-sierte Atrophie links temporo-parietal. Im Angiogramm Kaliber-schwankungen der zerebralen Gefäße, dünne A. gyriangularis. Diagnose: Hypertonie, st. p. Encephalomalacie links temporo-parietal. (Thrombose?) Verkürzung der VD nach Hesotingabe 16·3%.

F a l l 13: Franz S., 67 Jahre. Hypertonie, 1958 Insult mit Hemiplegie rechts und Totalaphasie. An den Fundi und den peri-pheren Gefäßen Zeichen von Sklerose, in der Luftfüllung atro-phischer Prozeß. Das Angiogramm zeigt einen partiellen Ver-schluß der A. cerebri media links. Diagose: Arteriosklerosis cerebri, partieller Mediaverschluß links. Verkürzung der VD im Anteriorbereich 10·3%, im Bereich der noch dargestellten Media-äste 11·9%.

2. Fälle ohne nachweisbare zerebrale Gefäßerkrankung.

Hierher gehören die Fälle 2, 6, 7, 8, 10, 12, 14 und 15.

F a l l 2: Franz G., 28 Jahre. Seit Jänner 1958 mehrere Grand mals ohne Aura. Neurologisch ohne Befund, dysrhythmi-sches EEG, im Encephalogramm atypische Form der Cella media des rechten Seitenventrikels. Angiographie beiderseits ohne Be-fund. Kein Anhalt für Gefäßprozeß. Diagnose: Symptomatische (?) Epilepsie, die Luftfüllung vielleicht nur Anomalie oder doch Frühzeichen eines Tumors? Zur Kontrolle bestellt. Verkürzung der VD hier 19·0%.

F a l l 6: Josef P., 53 Jahre. Bitemporale Hemianopsie, Sella und übriges Schädelröntgen ohne Befund. Keine Luftfüllung des Ventrikelsystems zu erzielen, etwas offener Karotissiphon im Angiogramm, sonst dieses ohne Befund. Suspekt auf suprasellaren Prozeß, Ventrikulographie abgelehnt. Verkürzung der VD hier 26·7%.

F a l l 7: Kurt H., 35 Jahre. 1942 Encephalitis, 1958 Grand mal. Neurologisch ohne Befund. Fundi, Schädelröntgen, periphere Gefäße ohne Befund. Im Encephalogramm Hydrocephalus int. und ext. Angiogramm ohne Befund. Diagnose: Epilepsie nach Ence-phalitis. Verkürzung der VD nach Hesotin 14·3%.

F a l l 8: Sophie Z., 64 Jahre. Oktober 1958 mehrere fokal-epileptische Anfälle, in der linken Hand mot. beginnend. Organisches Psychosyndrom, Monoparese linker Arm, später auch sensibel. Schädelröntgen, Fundi ohne Befund. Im Angiogramm rechts parietal raumverdrängender Prozeß ohne Anfärbung. Operativ zystisches Gliom. Verkürzung der VD 26·4%.

F a l l 10: Franz B., 37 Jahre. 1955 Commotio cerebri. dann völlig beschwerdefrei. Seit Sommer 1958 zunehmende frontale Zeichen, leichte Halbseitenzeichen links. Schädelröntgen, Fundi ohne Befund. Periphere Gefäße ohne Befund. Im Encephalogramm deutlicher Hydrocephalus, frontal betont, nach 3monatiger Kontrolle Zunahme der Atrophie. Angiographie ohne Befund. Diagnose: hirnatrophischer Prozeß. Präsenile Demenz? Verkürzung der VD hier 11·3%.

F a l l 12: Angela M., 32 Jahre. März 1959 Fieber, mehrere sensible Jackson rechts, Stauungspapillen beiderseits von zirka 2 Dioptrien. Schädelröntgen ohne Befund. Im Angiogramm raumverdrängender Prozeß links parietal mit schleierartiger „Anfärbung". Ventrikulographie nach 14 Tagen: völlig normales Bild. Stauungspapillen gingen nach einigen Wochen völlig zurück. Eine Encephalitis mit lokalem Oedem ist am wahrscheinlichsten. Verkürzung der VD nach Hesotin 10·8%.

F a l l 14: Monika S., 18 Jahre. Seit dem 12. Lebensjahr Absencen, fragliche psychosensorische Anfälle. EEG abnorm, asymmetrisch, rechts temporal-hochfrontal ϑ. Schädelröntgen, Encephalographie, Arteriographie ohne Befund. Diagnose: Kryptogenetische Epilepsie. Anamnestisch keine Geburtstraumen, keine Encephalitis usw. Verkürzung der VD 19·0%.

F a l l 15: Reinhard K., 2 Jahre. Entwicklungsrückstand, schwerer Zerebralschaden. Schädelröntgen und Luftfüllung zeigt Hydrocephalus. Die Angiographie dünne Gefäße, rhythmisch wechselnde Füllung, wie sie wahrscheinlich durch Spasmen der Karotis an der Punktionsstelle entsteht. Das Kind erhielt im Gegensatz zu den Erwachsenen nur 2mal je 6 ccm 35% Triurol bei der Angiographie und nur 5 mg Hesotin. Die Verkürzung der VD betrug hier 17·4%.

Bei keinem der so durchgeführten Versuche gab es eine Komplikation.

Für die Beurteilung der Hirngefäßfunktion scheint uns die Zeit der Füllung bzw. Entleerung der Venen unmaßgeblich. Diese hängt großteils von extrazerebralen Faktoren, wie von der Saugwirkung der großen Venen und des Herzens und vom Thoraxdruck, ab.

Die Wirkung des KM-Durchlaufes allein auf die Hirngefäße kann vernachlässigt werden. Frühere Versuche haben gezeigt, daß sich die einzelnen Durchströmungszeiten bei Verwendung von Triurol nach wiederholten KM-Injektionen nicht signifikant verändern (G l o n i n g und K l a u s b e r g e r[1]).

Bei allen 15 Versuchspersonen zeigte die intravenöse Hesotingabe nach 2 Min. eine deutliche Verkürzung der VD und damit eine Herabesetzung des Widerstandes der zerebralen Endstrombahn. Sie betrug von 10˙3 bis 26˙6%. Ein wesentlicher Unterschied bei Patienten mit nachweisbaren zerebralen Gefäßerkrankungen und bei Patienten ohne solche besteht nicht (Gefäßerkrankungen: 10˙3 bis 23˙0%. 10˙8 bis 26˙6%: keine sichere Gefäßerkrankung; alle Patienten waren aber zerebral geschädigt).

Bei 1 Fall mit Gefäßschädigung der A. cerebri media[13] ist die Hesotinwirkung hier größer als im Bereich der A. cerebri anterior (11˙9 zu 10˙3%).

Verkürzung der VD über 20% fanden wir nur bei Personen, die älter als 50 Jahre waren.

Auch bei einem 2jährigen Kind mit Zerebralschaden war die Hesotinwirkung sehr deutlich (17˙4%).

Zusammenfassung: In der vorliegenden Arbeit wurde die Wirkung von Hesotin intravenös (7-Hydroxytheophyllinnikotinsäureester) auf die zerebralen Endgefäße des Menschen geprüft. Die Versuche wurden so durchgeführt, daß bei liegender Punktionsnadel ein Karotisangiogramm gemacht und die Angiographie nach Gabe von 15 mg Hesotin intravenös wiederholt wurde. Jeder Kontrastmittel-(KM)-Durchlauf wurde mit einer Frequenz von 25 Bildern pro Sek. gefilmt. Es wurden aus den Filmen die Zeiten des Füllungsbeginnes bzw. der Entleerung der kleinsten noch darstellbaren Arterien bestimmt. Diese ergaben die Verweildauer (VD) des KM in den Endgefäßen und damit nach Lindner ein Maß für den Gesamtwiderstand dieses Stromgebietes. Hesotin verkürzte bei allen 15 Patienten im Alter von 2 bis 67 Jahren die VD (um 10˙3 bis 26˙7%). Die stärkste Verkürzung ergab sich bei Patienten über 50 Jahren. Ein wesentlicher Unterschied zwischen Patienten mit nachgewiesenen zerebralen Gefäßerkrankungen und anderen konnte nicht gefunden werden, doch handelte es sich durchwegs um zerebral geschädigte Kranke.

Literatur: [1] Gloning, K. und Klausberger, E. M.: Wien. klin. Wschr., 70 (1958), S. 145. — [2] Dieselben: Wien. med. Wschr., 108 (1958), S. 561. — [3] Pongratz, A. und Zirm, K. L.: Monh. Chem., 88 (1957), S. 330. — [4] Zirm, K. L. und Pongratz, A.: Arzneimittelforsch. (Im Druck).

Die Differentialdiagnose
zwischen dem gefäßbedingten zentralen und labyrinthären Schwindel

Von A. Riccabona und A. Jezek

Immer häufiger ist das Symptom „Schwindel" der Grund, warum ein Patient den Arzt aufsucht. Es ist selbstverständlich, daß diesem Symptom nicht immer dieselbe Erkrankung und nicht immer dieselbe Ursache zugrunde liegt. Da beim Fahnden nach dieser Ursache auch an das Gleichgewichtsorgan gedacht werden muß, werden diese Fälle auch immer dem Otologen zur Begutachtung zugewiesen. Sehr häufig erfolgte diese Zuweisung unter der Diagnose „Menière" oder Menièrescher Symptomenkomplex.

Das von Menière 1861 beschriebene Krankheitsbild wurde später wohl allgemein zitiert, aber wie Franz Altmann sagt, ebenso mißverstanden. Die Folge davon ist, daß die mannigfachsten Zustände als Menière bezeichnet wurden, wenn sie nur ein Symptom, Schwindel, aufwiesen. Es ist leicht einzusehen, daß dies zu einer Verwirrung der Nomenklatur führte, die auch heute noch keineswegs ganz beseitigt ist.

Wir würden daher vorschlagen bis zur Klärung der Ursache, wie beim Ikterus, der ebenfalls nur ein Symptom ist, den Patienten unter der Symptomdiagnose „Vertigo" weiterzuleiten, die ebenfalls über die Ursache noch nichts bestimmtes aussagt, aber besonders bei Begutachtungsfällen nicht diese Dignität hat.

Denn der Definition der Menièreschen Erkrankung, der pathologisch-anatomisch immer ein Hydrops des Innenohres zugrunde liegt, entspricht klinisch die Symptomentrias Schwindel, Schwerhörigkeit und Ohrgeräusche. Sie geht mit in Abständen auftretenden Anfällen einher und kann zu einem bleibenden Hörverlust führen. Der Schwindel ist im Anfall immer durch einen spontanen Nystagmus gekennzeichnet und zeigt alle Merkmale des labyrinthären Schwindels. Die kalorische Prüfung kann eine Unerregbarkeit bis Uebererregbarkeit aufweisen, ohne daß die Art der pathologischen Reaktion typisch wäre. Die Hörstörung muß immer vorhanden sein und muß immer eine Rezeptionsschwerhörigkeit mit positivem Rekruitment, pathologischer Adaptation und einer Diskrepanz im Hörverlust für reine Töne und Sprachverständnis aufweisen, und zwar werden reine Töne relativ besser gehört als die Sprache. Der Verlauf der Kurve im Audiogramm ist aber nicht typisch. Die Hörstörung geht nach mehreren Anfällen meist in eine dauernde über. Ohrensausen ist im Anfall ebenfalls immer vorhanden, das Geräusch ist immer um 4000 Hertz, manchmal besteht zusätzlich ein tiefes Rauschen zwischen 700 bis 800 Hertz. Beide sind in einer Stärke von 20 bis 25 Dezibel maskierbar.

Im Intervall ist der Patient subjektiv schwindelfrei, objektiv läßt sich eine vestibuläre Labilität feststellen. Durch die Zahl der Anfälle wird die Hörstörung auch im Intervall zunehmend deutlicher. Diese Symptomentrias muß objektiv im Anfall nachweisbar sein, aber erst der anamnestische Hinweis, daß dem vorliegenden Anfall schon analoge Anfälle ein- oder mehrmals vorausgegangen sind, kann die Diagnose Menière bestätigen. Nur so können wir das monosymptomatische Geschehen, welches manchmal von einem echten Menièreanfall nicht zu trennen ist, abgrenzen.

Die Otologen sind der Meinung, daß es sich beim Menière um eine Dystonie des Vegetativums handelt, die von verschiedenen Seiten ausgelöst werden kann, und die im Innenohr hydropische Veränderungen von fluktuierendem Charakter hervorruft. Als Ursache dieser Dysregulation werden in erster Linie Gefäßstörungen spastischer oder dilatatorischer Art angeführt. Unbeantwortet bleibt aber die Frage, warum einmal Symptome der Menièreschen Erkrankung, ein andermal aber Herz-, Kreislauf- oder Darmsensationen im Vordergrund der Symptomatik der Vegetativgestörten zu finden sind, wenn auch, wie z. B. beim Herzinfarkt, gelegentlich deutliche vestibuläre Symptome nachweisbar sind.

Die Trennung des monosymptomatischen Zustandsbildes, welches ebenfalls zum gefäßbedingten labyrinthären Schwindel zu zählen ist, von der Menièreschen Erkrankung ist, wie schon oben angedeutet, manchmal mit großen Schwierigkeiten verbunden. Die Aetiologie kann dieselbe sein, nur der zeitliche Ablauf der Symptome, nach denen mit kriminalistischer Genauigkeit und Konsequenz gefahndet werden muß, kann zur Klärung der Diagnose beitragen. Im wesentlichen unterscheidet sich das monosymptomatische Zustandsbild kaum von einem Menièreanfall, bleibt aber ein einmaliges Geschehen, ohne sich in Abständen, wie wir es vom Menière verlangen, zu wiederholen. Wir denken dabei an jene Fälle, die cochleo-vestibulare Symptome zeigen. Die Diagnostik der Nurcochlearis- oder Nurvestibularisstörungen dürfte einfacher sein, wenn auch die Aetiologie manchmal problematisch ist. Demnach ist die Dysregulation im Vegetativum bei der Menièreschen Krankheit und dem monosymptomatischen Zustandsbild ein übergeordneter Begriff.

Von diesen beiden lassen sich aber auch andere gefäßbedingte Schwindelzustände abgrenzen, bei denen der Patient die Ursache in das Ohr verlegt und daher den Ohrenarzt aufsucht. In diesen Fällen besteht eine Vasoneurose ohne einen pathologischen Organbefund am Ohr. Es ist in diesen Fällen immer eine allgemeine Vasolabilität nachweisbar, die aber gegenüber den subjektiven Ohrsymptomen in den Hintergrund tritt. Allerdings läßt sich dieser Schwindel mit unseren Untersuchungsmethoden reproduzieren und damit objektivieren. Selbstverständlich wird bei all diesen Fällen nach spontan-vestibularen Zeichen gefahndet. Der unregelmäßige Lage-Nystagmus, mit subjektivem Schwindelgefühl verbunden, gilt schon als Beweis. Wir haben schon früher darauf hinweisen können, daß bei den vegetativ gestörten Fällen durch die übliche mikrokalorische Vestibularisreizung eine vegetative Antwort neben der gewohnten somatischen Reaktion ausgelöst wird. Diese läßt sich in der Blutdruckkurve, in der Pulsfrequenz sowie auch in der Atmungsfrequenz oft sehr eindrucksvoll festhalten. Diese vegetative Antwort ist nach Montandon Folge der sekundären sympathischen Gegenregulationen, welche die gleichzeitig oder auch später auftretenden subjektiven Beschwerden objektivieren können. Es scheint uns, als ob, im Gegensatz zum Menière, der Vestibularapparat keine veränderte Erregbarkeit aufweist, sondern daß seine Reizschwelle unter dem Einfluß der vegetativen Dysregulation gesenkt wird. Es führen daher schon physiologische Reize zu subjektiven Beschwerden, die objektiv nachweisbar sind. So hat es sich auch beim Prüfen des optokinetischen Nystagmus gezeigt, daß, wie bei der mikrokalorischen Reaktion, ein Reiz, der für den Normalen noch keine oder nur eine geringe Reaktion auszulösen vermag, bei Vegetativgestörten eine heftige oder außergewöhnlich lang dauernde vegetative Antwort hervorruft. Zur Illustra-

4

tion, was wir unter geringer Reaktion und außergewöhnlich lang dauernder vegetativer Antwort verstehen, siehe folgendes Beispiel:

Nach einer kalorischen Prüfung mit 5 ccm 30°igem Wasser läuft beim Normalen die normale somatische Reaktion in zirka 3 Minuten ab, bei einem vegetativ Gestörten kann derselbe kalorische Reiz einen bis 24 Stunden dauernden subjektiven Schwindel auslösen, und zwar so, daß ein zusätzlicher Reiz innerhalb dieser 24 Stunden zu heftigen vegetativen Symptomen führen kann. Z. B. eine Straßenbahnfahrt mehrere Stunden nach der durchgeführten Untersuchung führt zu heftigem Erbrechen.

Da es sich, wie schon betont, in all diesen Fällen um vegetativ Gestörte handelt, führen auch andere Untersuchungsmethoden, die imstande sind, die wesentlichen Symptome der vegetativen Dysregulation aufzuzeichnen, zu einem Ergebnis.

In dem Bestreben, die allgemeine Vasoneurose zu manifestieren, haben wir einen leicht modifizierten Schellongtest, der die Aenderung der Blutdruckamplitude und der Pulszahl aufzeichnet, als brauchbar gefunden. Die subjektiven Schwindelgefühle können gelegentlich auch auf diese Art zur Auslösung gebracht werden, besonders in den Fällen, in denen die rein vestibulären Untersuchungen keine pathologische Reaktion ergaben.

Auf der anderen Seite ist es wiederum die Anamnese, die uns wertvolle Hinweise auf die Art des subjektiv geklagten Schwindels liefert. Es ist zwar naheliegend, daß wir Otologen uns in erster Linie mit dem vestibularen Schwindel befassen, doch haben wir oft gesehen, daß z. B. auch ein nach Schädelverletzungen auftretender Schwindel für diese Methoden zugängig ist und durch sie objektiviert werden kann, auch dann, wenn die kalorische Reaktion symmetrisch und normal ist. Diese Methoden können daher für Begutachtungszwecke von Interesse sein. Von diesen mehr oder weniger funktionellen Störungen kann schließlich der arteriosklerotische Schwindel abgegrenzt werden, der im Wesen des Wirkungsmechanismus nichts wesentlich anderes darstellt. Es handelt sich hier um orthostatische Schwindelerscheinungen, die sich leicht beim Prüfen des Lage-Nystagmus durch den auslösbaren vertikalen Nystagmus objektivieren lassen. Durch Kopf-Hängelage etwa.

Dieser Schwindel ist oft auch mit Ohrensausen und Presbyakusis verbunden, welche teilweise auch auf Alteration des Innenohres zurückzuführen sind.

Wir wollten mit diesen Ausführungen darauf hinweisen, daß verschiedene zerebrale Durchblutungsstörungen mit Schwindel einhergehen. Von diesen kann die Menièresche

Erkrankung und das monosymptomatische Syndrom durch
den faßbaren Nachweis eines pathologischen Geschehens
im Labyrinth von den anderen Formen abgeteilt werden.
Aber auch für diese Formen des subjektiven Schwindels,
bei denen ebenfalls das gestörte Vegetativum im Vordergrund steht, läßt sich mit unseren Methoden der subjektive
Schwindel oft objektivieren.

Ansäuerung bei Zyklusstörungen

Von W. Michalica und A. Rockenschaub, Wien

Der ungarische Gerichtsmediziner F a z e k a s hat in zahlreichen Tierversuchen eine Reihe anorganischer und organischer Verbindungen an 1 Monat lang abgesonderte weibliche
Kaninchen verfüttert, um die ansäuernde Wirkung auf das
endokrine System der Versuchstiere — unter Berücksichtigung der NN — zu untersuchen und eine eventuelle Funktionssteigerung derselben zu erzielen.

Er verwendete dazu Ammoniumchlorid, -sulfat, -karbo-
nat, Na-Ammoniumphosphat, -azetat, -laktat, Kalziumchlorid,
25%/oige Salzsäure, konzentrierte Milchsäure, Essigsäure, Na-
dihydrophosphat und Ammoniumhydrophosphat. Durch
diese Verabreichung wurde, ohne eine Azidose hervorzurufen,
das Säure-Basen-Gleichgewicht der Tiere periodisch in die
Säurerichtung verschoben, da nach dreiwöchiger Verabreichung immer eine Woche ausgesetzt wurde.

Der Wirkstoff wurde in 100 bis 150 ccm Trinkwasser
gelöst, die Dosierung betrug 0˙1 bis 0˙2 g/kg Körpergewicht.

Versuchs- und Kontrolltiere wurden nach 5 Monaten
durch Luftembolie getötet und bei der Sektion fanden sich
die Ovarien der Versuchstiere im Vergleich zu denen der
Kontrolltiere größer und schwerer und schon mit freiem
Auge waren vergrößerte reife und blutige Follikel oder
Corpora lutea zu sehen. Der Mittelwert der Gewichtszunahme
rangierte zwischen 63˙57% und 229˙35%. Histologisch war dies
auf eine Hyperplasie der Marksubstanz mit vermehrter
Lipoideinlagerung einerseits und auf vergrößerte Follikel,
bzw. vermehrte Corpus luteum-Bildung anderseits zurückzuführen. Es ist hervorzuheben, daß es sich dabei um eine
echte Hyperplasie, also eine Vermehrung der Zellzahl und

nicht nur um eine bedeutende Zunahme des Lipoidgehaltes
der Zellen handelt.

Aber auch die Uteri der Versuchstiere waren gegenüber
denen der Kontrolltiere vergrößert und wiesen eine Gewichtszunahme auf. Die Vergrößerung resultierte aus einer Verdickung des Myometriums und des Endometriums und einer
Erweiterung des Cavum uteri. Die Verdickung des Myometriums erwies sich histologisch als Zunahme der Muskelzellen an Größe und Zahl und war 5 bis 16 Monate nach Ver-
suchsbeginn nachweisbar, sowie auch noch nach einer drei-
monatigen Pause, was auf den dauernden Charakter der Veränderungen hinweist. Die Verdickung des Endometriums ist
eine Folge der zyklischen Veränderungen, man konnte entweder eine Proliferation oder eine Sekretion feststellen. In
einigen Fällen befand sich das Endometrium im Ruhezustand,
das Myometrium aber war auch in diesen Fällen erheblich
dicker als das der Kontrolltiere.

Außer den geschilderten Veränderungen an Ovarien und
Uterus fand sich bei der Sektion der Versuchstiere eine
Hypertrophie der NNR, deren Lipoidgehalt stark vermehrt
war. Die Zellen waren größer, die Kerne chromatinreicher
und in allen drei Schichten fanden sich Mitosen, also Zeichen
einer gesteigerten Funktion.

Dies läßt nach F a z e k a s Rückwirkungen auf die Funktion des Ovars erwarten, da wir umgekehrt wissen, daß bei
ovarieller Insuffizienz oft eine Hypofunktion der NNR nachweisbar ist.

Gewicht und Größe von Ovarien, Uterus und NN der
Versuchstiere nahmen proportional der Ansäuerungsdauer zu.

Im HVL fand sich histologisch eine Vermehrung der
basophilen Zellen gegenüber den Kontrolltieren.

Bei der Erklärung der ansäuernden Wirkung gehen wir
mit F a z e k a s konform, der durch die periodische Verschiebung des Säure-Basen-Gleichgewichtes in die Säurerichtung
eine Stimulation der Hypophyse annimmt, die entweder über
den Hypothalamus oder direkt auf den HVL wirkt. Von
seinen Zellen aus erfolgt dann eine gesteigerte Gonadotropin-
bildung mit folgender Follikelreifung und Corpus luteum-Bildung sowie eine gesteigerte Bildung von Corticotropinen mit
NNR-Hypertrophie und Funktionssteigerung, die ihrerseits
eine Funktionssteigerung der Ovarien bewirkt.

S e l v e und H e r l a n t beobachteten ebenfalls bei der
„Alarmreaktion" durch intravenös verabreichte Salzsäure
neben Vermehrung der basophilen Zellen des HVL auch eine
NNR-Hypertrophie und Follikelreifung.

S t i e g l i t z und K i m b l e gaben 67 weißen Frauen mit
prämenstruellen Beschwerden (Reizbarkeit, Brustvergröße-

rung, Kopf- und Kreuzschmerzen) 1 g Ammoniumnitrat 3mal täglich, ohne Diät, mit antianämischer Kost als Unterstützung. 91% besserten sich deutlich. Häufig wurde das Maximum des Wohlbefindens erst im zweiten oder dritten Behandlungsmonat erreicht. Sie sahen 6 Versager.

F a z e k a s selbst behandelte 10 Frauen mit Ammoniumchlorid 3 Monate lang periodisch. Verlängerte oder verkürzte Intervalle wurden normalisiert, Dysmenorrhoen verschwanden, Polymenorrhoen wurden günstig beeinflußt, 4 Patientinnen wurden von ihrer Frigidität befreit. 2 Aerzte im Selbstversuch stellten einen deutlichen Anstieg der Potentia coeundi für 1 bis 4 Wochen fest.

Der Analogieschluß, daß mit einer Ansäuerung hypoplastische Uteri auch bei Frauen zu normaler Größe gebracht und dadurch befruchtungs- und zum Austragen fähig gemacht werden könnten, liegt nahe.

Auf Grund der beiden skizzierten Anfänge einer periodischen Ansäuerung von Frauen, bei der die therapeutische Wirkung den Ergebnissen der Tierversuche entspricht, haben wir uns zu einer Behandlungsserie entschlossen.

Schon S c h r o f f empfiehlt 1856 in seinem Lehrbuch der Pharmakologie das Ammonium chloratum depuratum als „auflösendes" Mittel der Ovarien und des Uterus sowie bei Menostasie (= Amenorrhoe), und gibt an, daß es bei langem Gebrauch zur Abmagerung führt.

Wir kombinierten nun das alte offizinelle Ammoniumchlorid mit Na-Ammoniumphosphat, das besonders uteruswirksam ist, nach exakter Klärung der Toxizität in einem bestimmten Mischungsverhältnis und verabreichten diese Mischung in einer Tagesdosis von 6 g in Oblatenkapseln, als Liquor und dünndarmlösliche Dragees an 100 Patientinnen aus dem laufenden Krankengut der Hormonambulanz der I. Universitäts-Frauenklinik in Wien.

Es wurden Patientinnen mit Zyklusstörungen jeder Art (Tempoanomalien, Proio-, Opsomenorrhoen, intermittierenden und sekundären Amenorrhoen, Zwischenblutungen, Menorrhagien, funktionellen Blutungen, prämenstruellem Syndrom usw.) behandelt, vorwiegend jedoch juvenile Zyklusstörungen und solche, die mit Adipositas kombiniert waren. Als Kontraindikationen werteten wir Gastritiden, Ulcera ventriculi et duodeni, Kolitiden, Nierenaffektionen jeder Art und natürlich den Diabetes mellitus.

Wir konnten in 59 Fällen bei durchschnittlich fünfmonatiger Behandlung, in einigen Fällen schon nach 1 Monat eine Normalisierung des Zyklus erreichen, die Abstände der Blutungen wurden regelmäßig, die Blutungen normal stark. 3 Patientinnen wurden im Anschluß an die Behandlung

gravid. Bei der sekundären Amenorrhoe traten zuerst gewöhnlich Regeläquivalente auf, in 1 Fall trat nach zehn-
monatiger Amenorrhoe schon nach 1 Monat eine normale
Blutung auf. 2 Patientinnen mit Barba virilis, die sich zwei-
täglich rasieren mußten, gaben an, daß dies nur mehr
wöchentlich notwendig wäre. Zwischenblutungen hörten auf,
Menorrhagien und funktionelle Blutungen kamen zum Stillstand, prämenstruelle Beschwerden verschwanden. Die
meisten Patientinnen gaben an, wesentlich leistungsfähiger zu
sein, die Symptome der ovariellen Insuffizienz (Wallungen,
Parästhesien, Kälteempfindlichkeit und Obstipation) besserten
sich sofort nach Behandlungsbeginn und verschwanden endgültig im Laufe der Behandlung.

Bei 2 Patientinnen mußten wir wegen Nebenerscheinun-
gen, wie Pyrosis, Nausea und starkem Durstgefühl, trotz Erfolges in Behandlung der Zyklusstörungen die Ansäuerung
abbrechen.

In fast allen Fällen war zusätzlich eine deutliche Gewichtsabnahme, die zwischen 1 kg und 14 kg betrug, zu ver-
zeichnen.

17 von den restlichen Fällen werteten wir als echte Versager, obwohl bei allen eine gewisse Besserung der Symptome
zu registrieren war, 24 Patientinnen waren bei der Ein-
berufung teils unbekannt verzogen, teils aus äußeren Gründen nicht erschienen.

Bei den 59 erfolgreich behandelten Fällen überblicken
wir einen Zeitraum von ungefähr 2 Jahren, in dem der
Zyklus der Patientinnen normalisiert blieb und die Patientinnen selbst subjektiv beschwerdefrei waren.

Wir glauben deswegen, daß die Ansäuerung bei leichten
Zyklusstörungen zuerst versucht werden sollte, ehe man sich
zur Stimulation mit kleinsten Hormondosen oder gar zu einer
Substitutionstherapie entschließt. Denn die Ansäuerung stellt
— gestatten Sie uns das Paradoxon — eine Hormontherapie
ohne Hormone dar.

Ergänzend zu den ausgezeichneten Arbeiten Fazekas'
möchten wir abschließend bemerken, daß die komplexe Wirkung der Ansäuerungstherapie auf drei Ursachen basieren
dürfte: 1. auf der bereits abgehandelten allgemeinen Stimulation des Endokriniums, 2. auf der Tatsache, daß die tropen
Hormone des HVL ihr Wirkungsoptimum vorwiegend im
sauren p_H-Bereich entfalten und 3. darauf, daß die mit der
Ansäuerung in vielen Fällen einhergehende Gewichtsabnahme
im Depotfett inaktivierte Oestrogene dem Organismus zusätzlich zur Verfügung stellt.

Kursorisch dürfen wir hinzufügen, daß wir auch bei
Hypogalaktien ansäuern und bis heute auf 24 Wöchnerinnen,

die die volle Stilleistung erreichten, nur ein Versager kam. Die Untersuchungen in dieser Richtung sind noch nicht abgeschlossen. So ist, meine sehr geehrten Damen und Herren, die Ansäuerung bei Zyklusstörungen und bei Hypogalaktie wieder einmal mehr ein Beweis dafür, daß die Empirie der alten Praktiker der modernen vorurteilslosen Klinik noch so manche wertvolle Anregung zu geben vermag.

Aus der II. Medizinischen Universitätsklinik in Wien
(Vorstand: Prof. Dr. K. Fellinger)

Der Kupferstoffwechsel der Erythrozyten

Von E. Gisinger

Mit 1 Abbildung

Neben dem Hämoglobin, das etwa 35% — auf das Trockengewicht bezogen 95% — ausmacht, und dem Stroma, das aus Glykoproteiden und Lipiden besteht, enthalten die kernlosen Erythrozyten des Menschen und der Säugetiere eine ganze Reihe von Fermenten, wovon unter anderen die Carboanhydrase, die bei der Abgabe von Kohlensäure in der Lunge eine Rolle spielt, die Cholinesterase, die Azetylcholin hydrolytisch spaltet, die Phosphatase, Atmungs- und Gärungsfermente erwähnt seien. Bei einem Teil dieser chemischen Körper sind Metalle ein wesentlicher Bestandteil des Fermentmoleküls: beim Hämoglobin Eisen, bei der Carboanhydrase Zink, beisder Phosphatase wahrscheinlich meistens Magnesium. In den Erythrozyten findet sich nun auch Kupfer, dessen Funktion daselbst noch nicht sicher feststeht. Wir sind daher während unserer Beschäftigung mit dem Kupferstoffwechsel, mit dem Kupfergehalt von Serum, Liquor und anderen physiologischen und pathologischen Körperflüssigkeiten bei Normalpersonen und bei verschiedenen Erkrankungen[1], mit der Bedeutung des Serumkupfers im Zusammenhang mit dem Serumeisen vorwiegend bei hämatologischen Krankheitsbildern[2], auch eingehender dem Kupfergehalt der Erythrozyten nachgegangen. Dies schien uns geboten, da die bisher über das Erythrozytenkupfer vorliegenden Angaben[3] nur jeweils immer an wenigen Untersuchungen gewonnen wurden und sich zum Teil widersprechen. Nicht zuletzt ging es uns darum, zu klären, ob die Bestimmung von

Blut- und Erythrozytenkupfer diagnostischen oder prognostischen Wert besitzt und somit — wie schon längst die Serumeisen- und Serumkupferbestimmung — für die Klinik von Interesse ist. Bezüglich Methodik und weiteren Untersuchungen darf ich auf eine in Druck befindliche, größere Arbeit[4] verweisen. Für heute sei davon nur ein kleinerer Teil kurz beleuchtet.

Eingangs sei auf das von mir vor 2 Jahren an der gleichen Stelle hier demonstrierte Verhalten des Serumkupfers bei verschiedenen Krankheitsgruppen erinnert[5]. Es wurde damals gezeigt, daß neben Gravidität und Puerperium vorzüglich die Infekte, Neoplasmen und Hämoblastosen durch eine signifikante Serumkupfererhöhung ausgezeichnet sind und dadurch die Serumkupferbestimmung ein nützliches diagnostisches Hilfsmittel darstellt.

Unsere Untersuchungen des Erythrozytenkupfers an einem größeren Material sind in Abb. 1 zusammengestellt. Wir entnehmen daraus, daß bei Normalpersonen (I) Kupfer in den Erythrozyten annähernd in der gleichen Größenordnung vorkommt wie im Plasma. Ein signifikanter Unterschied zwischen Männern und Frauen findet sich nicht. Auch die Erythrozyten der Eisenmangelanämie (II) haben einen normalen Kupfergehalt. Während nun, wie schon erwähnt, Infekte und Neoplasmen eine deutliche Serumkupfererhöhung zeigen, finden sich aber bei diesen Zuständen in den Blutzellen eine Kupferverminderung (III).

Bei hämolytischen Zustandsbildern sind die Erythrozytenkupferwerte erhöht, so bei unbehandelter perniziöser Anämie (IV) und besonders deutlich bei den Fällen von erworbener hämolytischer Anämie (V). Der gleiche Befund wurde auch bei einer paroxysmalen nächtlichen Hämoglobinurie gefunden. Aus dieser auffälligen Tatsache der Erythrozytenkupfererhöhung bei hämolytischen Zuständen aber einen pathogenetischen Zusammenhang zur Hämolyse ableiten zu wollen, wäre verfrüht und noch fehl am Platz, zumal bei Infekt- und Tumoranämien, die bekanntlich auch eine verkürzte Erythrozytenlebensdauer aufweisen, eine deutliche Verminderung des Erythrozytenkupfers festzustellen war. Es scheint uns aber auf jeden Fall sinnvoll, eventuellen Zusammenhängen des Kupferstoffwechsels mit Hämolyse intensiver nachzuspüren.

Nach der unserer Berechnung des Erythrozytenkupfers zugrunde liegenden Formel sind die anderen korpuskulären Elemente des Blutes, die Leukozyten und Thrombozyten, nicht abgetrennt, sondern erscheinen in dem für Erythrozytenkupfer angegebenen Wert eingeschlossen. Dies muß nun bei den nächsten Säulen der Abb. 1 berücksichtigt werden. A m a n n und W o l f f[6] haben bei zytochemischer und quantita-

tiver Untersuchung von Leukozytenkonzentraten gefunden,
daß Thrombozyten, Monozyten und Lymphozyten kein
Kupfer enthalten, die Leukozyten hingegen schon. Es überrascht uns daher nicht, bei myeloischer Leukämie (IV) das
korpuskuläre Kupfer erhöht und bei lymphatischer Leukämie (VII) erniedrigt zu finden. Für die Erniedrigung des
Erythrozytenkupfers bei Agranulozytose (VIII) scheint aber
weniger das Fehlen der Granulozyten verantwortlich zu sein
als die schon demonstrierte Erythrozytenkupfererniedrigung
bei Infekt.

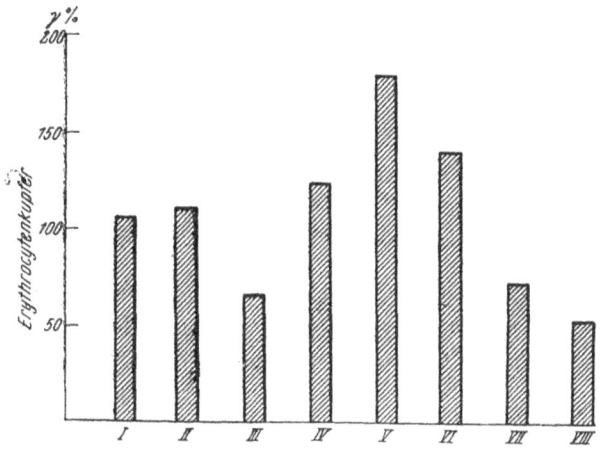

Abb. 1. Erythrozytenkupfer bei verschiedenen Krankheitsgruppen:
I Normal, II Eisenmangelanämie, III Infekte und Neoplasmen,
IV Perniziöse Anämie, V Hämolytische Anämie, VI Myeloische
Leukämie, VII Lymphatische Leukämie, VIII Agranulozytose

Obwohl nur ein Streiflicht in der kurzen mir zur Verfügung stehenden Zeit möglich war, hoffe ich, Sie, wenn auch
nur kursorisch, so doch prägnant informiert zu haben, daß
der normale Kupfergehalt der roten Blutzellen ungefähr der
Höhe des Serumkupfers entspricht — mit anderen Worten:
die Kupferkonzentration in Erythrozyten und Serum ist etwa
gleich hoch. Weiters darf aber nicht vorenthalten werden,
daß mit Ausnahme der Ergebnisse bei Normalpersonen die
Streubreite der Erythrozytenkupferwerte bei den einzelnen
Krankheitsgruppen sehr groß ist, wenn auch in der Ihnen
gezeigten statistischen Zusammenfassung eines großen Materials Hinweise für eine Abgrenzung mancher pathologischer
Zustände hervorgegangen sein mögen. Daher muß ich trotzdem mit dem Hinweis schließen, daß nach den bisherigen
Ergebnissen anderer Autoren und auch nach unseren Unter-

4

suchungen eine Bestimmung des Erythrozytenkupfers derzeit
für die Klinik noch von geringem Interesse ist. Es bedarf hier
noch etlicher Mühe der experimentellen und klinischen Forschung, mehr Licht in den Kupferstoffwechsel zu bringen.

Literatur: [1] Gisinger, E.: Wien. Zschr. inn. Med.,
36 (1955), S. 168. — [2] Derselbe: Der Krebsarzt, 13 (1958),
S. 105. — [3] Brenner, W.: Erg. inn. Med. N. _'. 4 (1953),
S. 806. — [4] Gisinger, E.: Wien. Zschr. inn. Med. (im Druck).
(Hier finden sich ausführliche Literaturangaben.) — [5] Derselbe: Wien. klin. Wschr., 70 (1958), S. 507. — [6] Amann, R.
und Wolff, H. P.: Zschr. exper. Med., 127 (1956), S. 281.

Aus der Urologischen Abteilung des Kaiser Franz Josef-Spitals
(Vorstand: Prof. Dr. B. Bibus)

Auflösung großer Uratsteine des Nierenbeckens durch konservative Maßnahmen*

Von B. Bibus

Mit 6 Abbildungen

Es ist bekannt, daß wir die Hoffnungen unserer Patienten mit großen, nicht abgangsfähigen Nierenbeckenkonkrementen, immer enttäuschen müssen, wenn wir gefragt werden, ob es ein Mittel gäbe, welches eine Auflösung der Steine bewirken könnte. Alle Medikamente, welchen eine derartige Wirkung zugeschrieben wurde, haben enttäuscht, angefangen von der herba saxifraga und der rubia tinctorum bis zur Hyaluronidase. Zwar werden von Zeit zu Zeit Fälle mitgeteilt, bei denen es zur spontanen Rückbildung von großen Konkrementen kommt. Dieses Ereignis ist jedoch außerordentlich selten und sicher nicht häufiger als die Beobachtungen über Spontanheilung von malignen Tumoren. In beiden Fällen sind ursächliche Momente in der Regel nicht zu finden. Hier wie dort erfolgte die Ausheilung völlig überraschend, scheinbar grundlos und gleichsam zufällig. Da jedoch jede Wirkung ihre Ursache hat, ist es notwendig, die Begleitumstände derartiger Ereignisse genau zu studieren, um den Mechanismus der scheinbaren Spontanheilung kennenzulernen.

Durch ein solches Vorgehen dürfte es gelungen sein, für einen Teil der Nierensteine eine Therapie zu entdecken, welche in manchen Fällen zu einer Auflösung der Konkremente führt und die Neubildung von bestimmten Steinen wirksam hintanhält. Es sei hervorgehoben, daß dies nur für Uratsteine gilt, welche ja bekanntlich nur etwa 15% aller

---

* Nach einer Demonstration am 30. Oktober 1959 in der Gesellschaft der Aerzte, Wien.

2

Nierenkonkretionen ausmachen. Auch hier scheint die
Therapie nicht immer wirksam zu sein. Nach den bisherigen
Erfahrungen spricht nur etwa die Hälfte der Uratsteine an.
Meist bleibt ein Erfolg in jenen Fällen aus, bei welchen
neben der uratischen Diathese noch ein zur Harnstauung
führendes Abflußhindernis etwa in Gestalt einer Ureter-
abgangsstenose vorhanden ist. Die in Rede stehende Therapie
ist hinsichtlich ihres Wirkungsmechanismus vollkommen
ungeklärt und so außerordentlich einfach, daß sie an und
für sich mit dem Odium der Unglaubwürdigkeit belastet
erscheint. Die nachfolgenden Krankengeschichten und die zu
demonstrierenden Röntgenbilder dürften jedoch eine Täuschung ziemlich ausschließen.

Zunächst einige Worte über die rein zufällige Ent-
deckung unserer Behandlungsmethode.

Vor vielen Jahren suchte mich eine ältere Frau mit der
Frage auf, ob sie sich der von einem anderen Kollegen ein
Jahr vorher dringendst empfohlenen Nierensteinoperation
wirklich unterziehen müßte. Da es sich dabei um einen
höchst angesehenen Wiener Urologen handelte, suchte ich sie
zunächst mit dem Hinweis, daß ein Irrtum nicht in Frage
käme, zur Vornahme der Operation zurückzuschicken. Die
Patientin jedoch, welche, wie sie sagte, völlig beschwerdefrei
war, bat dringend um eine urologische Untersuchung, welche
nunmehr völlig normale Ergebnisse zeigte (Sediment, Chromo-
zystoskopie, intravenöses und retrogades Pyelogramm).

Ich bat die Patientin, die vor einem Jahr anderwärts
angefertigten Röntgenbilder beizustellen. Diese zeigten eine
überkirschgroße, das ganze linke Nierenbecken ausfüllende,
für einen Uratstein typische Aussparung. Auf die höchst
erstaunte Frage nach der durchgeführten Therapie antwortete
sie, sie hätte nur aus eigener Initiative — warum wußte sie
eigentlich selbst nicht — täglich 1 bis 2 Zitronen genommen,
sonst keinerlei Behandlung gehabt.

Die außerordentlich beweisenden Bilder dieser Patientin
gingen verloren, da ich anfangs der gemachten Wahrnehmung
keine Bedeutung beimaß und glaubte, irgend einer Täuschung
zum Opfer gefallen zu sein. Erst bei einem 73jährigen Uratsteinträger, bei welchem die Operation ein unverhältnismäßig
großes Risiko dargestellt hätte, erinnerte ich mich dieser
Begebenheit und verordnete diese einfache Therapie. Zu
meinem größten Erstaunen erwies sie sich als wirksam. Es
handelte sich bei dem Patienten um den ersten der zu
demonstrierenden Fälle.

Fall 1: Heinrich W. 73 Jahre, Altersrentner. Intensive
Hämaturie von rechts, besonders nach Bewegung. Koliken rechts
seit 3 Monaten.

Das intravenöse Pyelogramm zeigt eine Aussparung im rechten Nierenbecken von etwa 1 cm Durchmesser. Diese erweist sich als konstant, denn sie ist auch bei der retrograden Pyelographie etwa eine Woche später unverändert nachweisbar. Demnach offenbar Uratstein und kein Koagulum.

Konservative Behandlung durch 3 Monate (1—2 Zitronen täglich). Kontrolluntersuchung: Patient beschwerdefrei, Harn klar, eiweißfrei, Sediment o. B.

Intravenöses Pyelogramm: Bei mehreren Aufnahmen keine Aussparung, der Stein hat sich offenbar zurückgebildet..

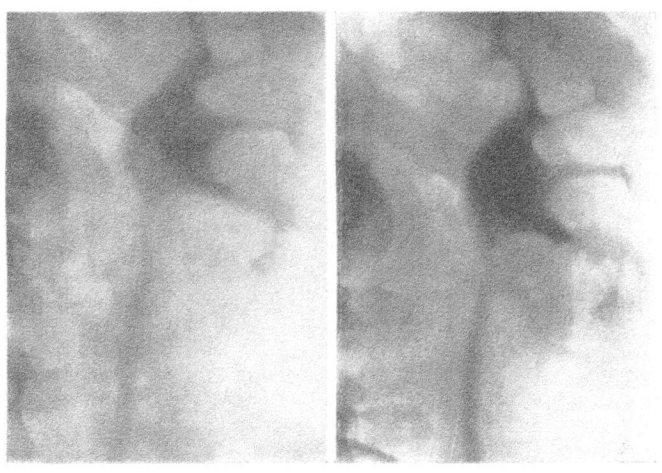

Abb. 1   Abb. 2

Abb. 1. Fall 3: Große, knapp über dem Ureterabgang liegende, einem Uratstein entsprechende konstante Aufhellung im linken Nierenbecken mit entsprechenden klinischen Erscheinungen

Abb. 2. Fall 3: Nachuntersuchung nach einem Jahr Zitronenbehandlung: Kein Stein mehr nachweisbar, beschwerdefrei

Fall 2: Josef V. 28 Jahre alt, Mechaniker. Koliken rechts seit mehreren Monaten, Mikrohämaturie, rechte Niere druck- und klopfempfindlich. Die retrograde und intravenöse Pyelographie zeigt rechts bei ap- und Schrägaufnahmen eine rundliche Aussparung von etwa 3 cm Durchmesser. Das Nierenbecken ist etwas vergrößert.

Konservative Therapie durch 3 Monate (1—2 Zitronen täglich).

Kontrolluntersuchung: beschwerdefrei. Sediment o. B.

Retrograde (und intravenöse) Pyelographie: Rechts keinerlei Steinaussparung mehr. Auf einer Aufnahme zeigt sich, daß nunmehr das Nierenbecken selbst wesentlich kleiner ist als der Steinschatten vor der Behandlung.

4

Fall 3: Franz N. 48 Jahre, Architekt. Seit längerer Zeit Abgang kleiner Uratsteine. Seit 2 Monaten wiederholt heftige Koliken links. Mäßige, jedoch makroskopisch wahrnehmbare Hämaturie nach Bewegung.

Intravenöse Pyelographie: Bohnengroße Aussparung knapp über dem Ureterabgang links, verursacht durch Nierenbeckenstein.

6 Wochen nach konservativer Behandlung (Zitronen, Piperazin) wird Patient beschwerdefrei. Piperazin wird abgesetzt, die Zitronenkur fortgesetzt. Kontrolluntersuchung nach 1 Jahr: Völlig beschwerdefrei, Sediment o. B. Völlig normales Pyelogramm. Keine Aussparung.

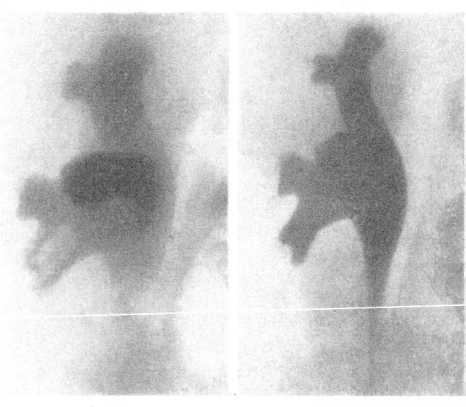

Abb. 3   Abb. 4

Abb. 3. Fall 5: Gut bohnengroße, einem Stein entsprechende Aufhellung im unteren Kelch der rechten Niere mit Erweiterung des Nierenbeckens

Abb. 4. Fall 5: Nach 4monatiger Zitronenbehandlung ist der Stein verschwunden, die konsekutive Erweiterung des Nierenbeckens ebenso wie die begleitende Harninfektion sind spontan zurückgegangen

Fall 4: Josef M. 46 Jahre alt, Ingenieur. Wiederholt Koliken rechts, beträchtliche Mikrohämaturie, namentlich nach Bewegung. Rechte Niere klopfempfindlich.

Intravenöse Urographie: Etwa kirschgroße Aussparung im rechten Nierenbecken.

Konservative Therapie (Zitronen, Piperazin). Es gehen zunächst mehrere auffallend unregelmäßig begrenzte, brüchige, kleine Uratsteine ab.

Kontrolluntersuchung nach 2 Monaten: Völlig beschwerdefrei, Sediment o. B. Vollkommen normales Pyelogramm, keine Steinaussparung.

F a l l 5: Rosa W. 56 Jahre alt, Hausfrau. Seit einigen Monaten wiederholt Koliken rechts. Hämatopyurie von rechts, starke Verzögerung der Blauausscheidung rechts.

Im retrograden (und intravenösen) Pyelogramm zeigt sich auf verschiedenen Aufnahmen bei wechselndem Füllungsgrad ein mäßig erweitertes Nierenbecken rechts mit einer konstanten, offenbar einem Uratstein entsprechenden Aussparung im unteren Kelch.

4 Monate konservative Therapie: Harndesinfektionsmittel und 2 Zitronen täglich. Nachher beschwerdefrei, Harn o. B. Bei der retrograden und intravenösen Pyelographie findet sich bei verschiedenen Füllungsstadien keinerlei Steinaussparung mehr. Auch die Folgen des Steines in Bezug auf die Nierenhohlräume, (Erweiterung und Harninfektion) waren nicht mehr nachweisbar.

F a l l 6: Anna S. 57 Jahre alt, Hausfrau. Beiderseits Koliken. Mikrohämaturie.

Nierenleeraufnahme: Wenig dichte Schatten beiderseits im Nierenhilusbereich, links von etwa 20 mm Durchmesser, rechts von 10 mm Durchmesser.

Ausscheidungsurographie: Links auf der Seite des großen Steines fast keine Ausscheidung, rechts gute Ausscheidung; der bei der Leeraufnahme beschriebene Steinschatten imponiert nun als Aussparung.

Die linke Niere wird als die stärker bedrohte operiert. Entfernung des großen Steines durch Pyelotomie. Chemische Analyse: Ammoniumurat.

Konservative Therapie durch 1 Jahr (689 Zitronen). Dann Kontrolle: Keine Beschwerden, Harn klar, Sediment o. B.

Nierenleeraufnahme: Weder auf der operierten Seite links, noch auf der nichtoperierten rechts ein Steinschatten nachweisbar. Bei der intravenösen Urographie zeigt sich, daß die linke (etwas geschrumpfte) Niere ihre Funktion wieder aufgenommen hat. Rechts normales Pyelogramm, keine Aussparung mehr nachweisbar. Der Stein hat sich demnach sicher spontan zurückgebildet.

Konnten wir bisher nur das völlige Verschwinden des Nierensteines zeigen, so möchte ich noch über zwei weitere Fälle berichten, bei welchen wir die Rückbildung des Steines, also sein Kleinerwerden, in einwandfreier Weise beobachteten. Wir glauben, daß gerade diesen Bildern besondere Beweiskraft zukommt.

F a l l 7: Katharina J. 49 Jahre alt, Hausfrau. Wiederholt schwerste Koliken links, begleitet von Hämaturie.

Intravenöse Pyelographie: Ovoide 10 × 20 mm messende Aussparung im linken Nierenbecken. Nichtschattengebender Stein.

Konservative Therapie durch 18 Monate, täglich 1—2 Zitronen. Schon am Beginn der Behandlung wird Patientin völlig beschwerdefrei.

Nachuntersuchung nach $1^1/_2$ Jahren, völliges Wohlbefinden, keine Koliken. Harn klar, eiweißfrei, im Sediment vereinzelt Erythrozyten. Im intravenösen Pyelogramm findet sich wohl noch eine sehr zarte Aussparung im linken Nierenbecken, diese ist jedoch wesentlich kleiner geworden. Sogar das Nierenbecken selbst ist jetzt nennenswert kleiner als die vor Beginn der Behandlung festgestellte Aussparung.

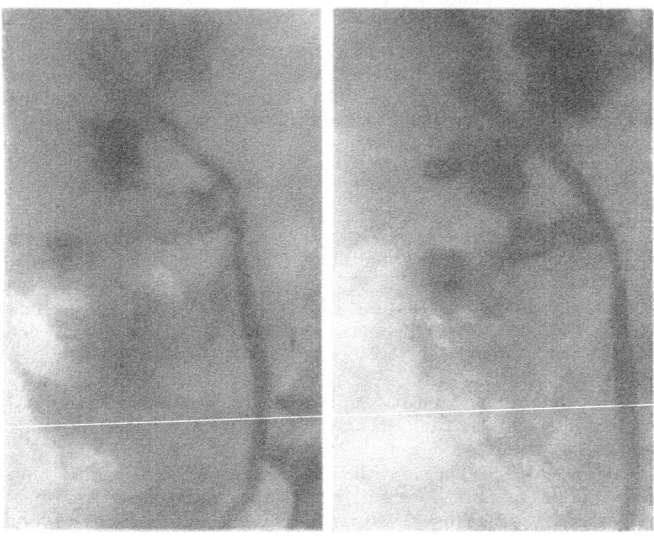

Abb. 5   Abb. 6

Abb. 5. Fall 8: Rechtsseitige Einzelniere. Im unteren Kelch ein massiver Ausgußstein, welcher zeitweise zur völligen Harnabflußsperre führte

Abb. 6. Fall 8: Nach 3monatiger Zitronenbehandlung ist der Stein nicht nur nennenswert schmäler, sondern auch kürzer geworden

Fall 8: Franz S. 56 Jahre alt, Landwirt. Großer, stark übergewichtiger Mann, Potator mit Myokardschaden und Arteriosklerose. Patient hat vor 15 Jahren die linke Niere wegen Steinkrankheit verloren.

Vor einigen Monaten erkrankte er neuerdings unter kolikartigen Schmerzen, verbunden mit Fieber, Pyurie und Uraturie. Er wurde mit kompletter Anurie in das Spital eingewiesen, welche durch das Einlegen eines Uretherkatheters behoben werden konnte.

Retrograde Pyelographie der rechtsseitigen Einzelniere. Große, unregelmäßig begrenzte, zirka 5 cm lange, 2 cm breite Aussparung des unteren Hauptkelches erster Ordnung. Offenbar großer Uratstein. Die dahinter liegenden Kelche stark ausgeweitet, der Stein reicht mit seinem medialen Anteil bis in das Nierenbecken und führt so zu einer Abflußbehinderung des oberen Kelches. Eine Operation des intrarenalen Steines bei einer Einzelniere wäre außerordentlich riskant gewesen. Daher 3 Monate Zitronenbehandlung und weitgehende Alkoholabstinenz. Dann Nachuntersuchung. Die Beschwerden haben sich gebessert, die Harninfektion ist durch Harndesinfektionsmittel beherrschbar, das retrograde Pyelogramm rechts ergibt nunmehr folgenden Befund: Der beschriebene Steinschatten ist zwar noch nachweisbar, ist jedoch um die Hälfte schmäler und etwas kürzer geworden. Die Konturen sind wesentlich glatter als anfangs. Der Stein hat sich aus dem Nierenbecken heraus nach lateral gewissermaßen zurückgezogen, so daß der Abfluß aus dem oberen Kelch nunmehr frei ist. Weiterhin konservative Behandlung.

Zusätzlich zu den angeführten Krankengeschichten verfügen wir über einige andere Fälle, welche nicht durch Röntgenbilder belegbar, jedoch hinsichtlich ihres Verlaufes fast noch eindrucksvoller sind. Es handelt sich um einige Patienten, welche chronische Uratsteinbildner waren und deren Leiden bis dahin weder durch medikamentöse, noch durch diätetische Maßnahmen gebessert werden konnten. Derartige Kranke sind meist außerordentlich gequält, da sie durch die wiederholten Steinabgänge nahezu dauernd Koliken ausgesetzt sind. Durch Zitronenbehandlung gelang es, solche Patienten schlagartig von ihren Leiden zu befreien und die Neubildung von Konkrementen zu verhindern.

Besonders hervorgehoben sei der Fall eines Hauptschuldirektors, welcher seit vielen Jahren nahezu wöchentlich einen Uratstein produzierte, wobei dieser einmal von links und einmal von rechts abging. Der Patient hatte auf diese Weise ständig Koliken und war nahezu berufsunfähig. Mit Beginn der Zitronenkur hörten die Beschwerden schlagartig auf, der Kranke ist seit 4 Jahren beschwerdefrei. Der urologische Befund ist o. B.

Entsprechend unseren rein empirischen Erkenntnissen können wir keinerlei Auskunft über den Wirkungsmechanismus dieser Therapie geben. Wir wissen nicht, auf welche Weise die Verabfolgung von Zitronen manchmal zur Auflösung von Uratkonkrementen führt, bzw. der Neubildung von solchen Steinen vorbeugt. Wir glauben, daß diese Zusammenhänge von berufener Seite zu erforschen und zu erörtern wären, wenn sich bei Erprobung des Verfahrens auf breiterer Basis herausgestellt hat, daß es sich tatsächlich um eine wirksame Therapie handelt. Unserer Meinung nach ist dies mit Sicherheit zu erwarten. Man kann zwar bei dem einen oder anderen der demonstrierten Fälle vielleicht auch behaupten, daß die im Nierenbecken gelegene Aufhellung nicht einem Stein, sondern etwa einem Blutkoagulum oder einer

8

Sandansammlung entspräche; wir glauben jedoch, daß eine
Täuschungsmöglichkeit bei allen mitgeteilten Fällen unmöglich ist und daß die Summe der Erfahrungen eindeutig für
die Wirksamkeit der angewandten Therapie spricht.
Es sei noch erwähnt, daß bei allen Patienten zusätzlich
eine purinfreie Ernährung verordnet wurde und daß auf
Alkoholabstinenz besonderer Wert gelegt wurde. Dies ist
wahrscheinlich bedeutungsvoll, da nach unseren Erfahrungen
Uratsteinträger sich vorwiegend aus ländlichen Weingegenden
rekrutieren oder der regelmäßige Genuß von Wein durch die
Anamnese sehr oft zu erheben ist. Wenn wir auch statistische
Unterlagen für diese Annahme noch nicht haben, so deckt
sie sich doch mit den Wahrnehmungen anderer Kollegen.
Manchen Patienten wurde auch Piperazin verordnet, doch
geschah dies hauptsächlich, um den Kranken nicht ganz ohne
Medikament wegschicken zu müssen. Sicherlich ist das Piperazin für den Erfolg nicht maßgeblich, denn wir wissen, daß
es auch in Kombination mit strengsten diätetischen Einschränkungen wirkungslos bleibt. Auf der anderen Seite
gelang es wiederholt durch Zitronenverabfolgung allein, das
Verschwinden eines Steines zu erzielen. Da nach einer neueren amerikanischen Mitteilung durch Zitronengenuß die
Zahnstruktur geschädigt wird, wäre es zweckmäßig, den
Gebrauch eines Röhrchens anzuempfehlen.

Zusammenfassung

Erstmalig wird mitgeteilt, daß es durch systematische
Verabfolgung von 1 bis 2 Zitronen im Tag oft gelingt, große,
meist nicht schattengebende Uratsteine der Niere völlig zum
Verschwinden zu bringen. Auch Patienten, welche zur Produktion von kleinen, spontan unter Schmerzen abgehenden
Uratsteinen neigen, können durch diese Therapie schlagartig
von ihrem Leiden befreit werden. Purinfreie Ernährung
und Alkoholabstinenz sind zusätzlich notwendig. Ueber den
Wirkungsmechanismus dieser rein empirischen Therapie ist
nichts bekannt. Er müßte erforscht werden, wenn die
Behandlungsmethode auf breiterer Basis erprobt worden ist.

P. S. Zum Schlusse sei den Herren Dr. Ultzmann und
Dr. Zeidler für die Ueberlassung von zwei der hier
angeführten Fälle gedankt. Die wegen Raummangel hier
nicht wiedergegebenen Röntgenbilder erscheinen im Verhandlungsbericht der Deutschen Gesellschaft für Urologie, 18. Kongreß, Berlin, 7. bis 12. September 1959, Georg Thieme. Leipzig.

Aus dem Arbeitsunfallkrankenhaus Wien XX, der AUVA.
(Leiter: Prof. Dr. Lorenz Böhler)

Teilresektion und Totalexstirpation von Fersenbeinen

Von **Heinz R. Schönbauer**

Hartnäckige, posttraumatische Eiterungen im Fersenbein machen wiederholte chirurgische Eingriffe notwendig, führen immer wieder zu oft lange dauernden Krankenständen und häufig zum Verlust des Arbeitsplatzes. Wir sind im Arbeitsunfallkrankenhaus Wien XX (Prof. B ö h l e r) dazu übergegangen, bei jenen Fällen, die wiederholte Eingriffe erfolglos hinter sich hatten, einen kleineren oder größeren Teil des Fersenbeinhöckers, oder gegebenenfalls das ganze Fersenbein zu entfernen. Der Fersenbeinhöcker wird durch einen Längsschnitt freigelegt, die Weichteile werden beidseits abpräpariert, der Knochen reseziert und gut abgerundet. Die Wunde heilt per granulationem und bleibt geschlossen.

Auf diese Weise gelang es — wie an Hand einiger Fälle gezeigt wird —, bis zu 5 Jahre bestehende Eiterungen endgültig zum Verschwinden zu bringen.

Das Anwendungsgebiet dieser „Rückfußverkürzung" wurde auf zwei weitere Indikationsgebiete erweitert: wir führten Tuberabmeisselungen bei Narbengeschwüren in der Fersengegend und bei der primären Wundversorgung durch, um die Weichteile spannungslos vernähen zu können.

Die angeführte Methode soll nicht wahllos angewendet werden, sondern jenen Fällen vorbehalten bleiben, bei denen wiederholte Eingriffe, wie Fistelrevisionen, Sequestrotomien, Inzisionen und Instillation von Antibiotikas oder Chemotherapeutikas erfolglos geblieben sind.

Aus der Chirurgischen Universitätsklinik Innsbruck
(Vorstand: Prof. Dr. Paul Huber)

Die Ergebnisse der Choledocho-Duodenostomie

Von H. Steiner

Wenn wir bedenken, daß nach übereinstimmenden Literaturangaben (Bernhard, Hess, Demel, Hartl, Mirrizi u. a.) doch bei 20% aller Gallensteinträger im Choledochus Konkremente oder Stenosen nach solchen gefunden werden, so ist es verständlich, daß die Diskussion über die Operationsmethoden zur Sicherung des Gallenabflusses bzw. zur Sanierung der Gallenwege sehr aktuell ist.

Grundsätzlich ist dazu wohl festzustellen, daß sowohl die Choledochotomie mit abschließender Kehrscher T-Drainage, die Choledocho-Duodenostomie, als auch die transduodenale Papillenspaltung ihre bestimmten Indikationen je nach vorliegender Situation haben, und es unserer Meinung nach falsch ist, grundsätzlich die eine oder die andere Methode zu verwerfen. Jeder dieser operativen Eingriffe hat aber seine Vor- und Nachteile und die Chirurgie der Gallenwege kann sich nur weiterentwickeln, wenn diese Momente immer wieder kritisch beleuchtet werden.

Es sollen hier die Ergebnise der Choledocho-Duodenostomie besprochen werden, eines operativen Verfahrens, das erstmalig von Riedel 1888 empfohlen wurde und das seinen Platz in der Gallenwegschirurgie behauptet hat.

Die Indikation zu dieser Anastomosenoperation ist im allgemeinen bei folgenden Situationen gegeben:

1. Bei rezidivierenden Choledochussteinen und bei schlammigen Massen in den Gallengängen, besonders, wenn deren Ausräumung nicht vollständig gelingt;

2

2. bei vorliegender Cholangitis, wenn gleichzeitig der Choledochus erweitert ist (als innere Drainage);

3. bei unsicherer Passage ins Duodenum, wenn alle klinischen Untersuchungsmethoden, wie Palpation, Sondierung, Spülung, intraoperative Cholangiographie, Manometrie usw., keine Klarheit geben können;

4. bei Papillenstenosen oder Einengungen des Choledochus, die durch Prozesse von außen bedingt sind (Pankreatitis, Pankreaskopfkarzinome usw.).

Als Vorteile der Choledocho- Duodenostomie werden folgende Punkte angegeben:

a) Ein gesicherter Gallenabfluß, wie er durch keine andere Methode in diesem Ausmaß ereicht werden kann.

b) Durch die sogenannte innere Drainage wird die gesamte Gallenmenge erhalten, ein Umstand, der sich im Gegensatz zur Kehrschen T-Drainage durch Vermeidung von Elektrolytverlusten doch sehr günstig auswirkt. Dies gilt vor allem bei schweren Leberschädigungen und älteren Patienten.

c) Wenn intrahepatal gelegene Konkremente übersehen oder nicht entfernt werden können, so ist beim Tiefertreten dieser Steine die störungslose Passage ins Duodenum durch eine Anastomose leichter zu erwarten. Wir haben jedenfalls in unserem Krankengut sogenannte „Rezidivsteine", die zum größten Teil wohl immer schon primär vorhanden waren, nach Choledocho-Duodenostomie nicht mehr beobachten können.

Die Nachteile der Choledocho-Duodenostomie ergaben sich aus folgenden Momenten:

a) Sie kann und soll nur bei deutlich erweitertem Choledochus angelegt werden.

b) Es besteht die Möglichkeit der sekundären Schrumpfung bzw. einer totalen Verödung der Anastomose (Finsterer, Weiss, Redell, Hess).

c) Durch die Ausschaltung des Sphinkter Oddi entsteht die Gefahr der aufsteigenden Infektion vom Duodenum aus.

d) Im ausgeschalteten retroduodenalen Choledochusanteil kann es gelegentlich zur erneuten Steinbildung kommen.

Zu a) Daß ein nur relativ weiter Choledochus sich zur Anlage dieser Anastomose eignet und daß diese möglichst breit angelegt werden soll, steht heute außer Diskussion. Bei normal weitem und zartem Choledochus ergeben sich doch große technische Schwierigkeiten und vor allem die Gefahr, daß die Anastomose zu eng wird und auf die Dauer ihrer Aufgabe des ungestörten Gallenabflusses nicht gerecht wird.

Zu b) Auf die Möglichkeit einer narbigen Schrumpfung wird immer wieder hingewiesen. Hess glaubt sogar, daß jede dieser Anastomosen um 50% schrumpft; um so mehr muß

man natürlich versuchen. diese möglichst breit anzulegen.
Eine Verödung der Anastomose kann allerdings auch dann
eintreten, wenn die Verhältnisse sich im ausgeschalteten
Choledochusanteil und an der Papille wieder normalisiert
haben und die Galle ihren natürlichen Abfluß hat. In diesem
erstrebenswerten Fall hat die Anastomose ihre Aufgabe erfüllt. Es kommt aber auch sicherlich vor (Redell), daß die
Anastomose verödet. ohne daß der Abfluß durch die Papille
gesichert ist.

Zu c) Die meisten Einwände gegen die Choledocho-
Duodenostomie werden aber wegen der Gefahr einer aufsteigenden Infektion in die Gallenwege erhoben (Lahey,
Enderlen u. a.). Demgegenüber betonen zahlreiche Autoren,
wie Finsterer, Plenk, Hartl, Fritsch und vor allem
Hess, daß die Gefahr einer Cholangitis äußerst gering wäre,
und diese Autoren konnten in 90 bis 98% der gutartigen Fälle
völlige Beschwerdefreiheit erzielen.

Wir haben in diesem Zusammenhang nun 47 Patienten mit Choledocho-Duodenostomie, deren Operation 1 bis 13 Jahre zurückliegt und bei denen man bei der
Operation einen malignen Prozeß mit großer Wahrscheinlichkeit ausschließen konnte, nachuntersucht und
konnten dabei folgendes feststellen:

51% der Operierten waren völlig beschwerdefrei.

19% gaben an, daß sie bei Einhalten einer gewissen Diät keine Beschwerden hätten. Diese Diät
war aber nach den Berichten der Patienten nicht immer eine
typische Gallen- oder Leberschonkost, sondern die Erfahrung
hatte die Patienten gelehrt, gewisse Speisen und Getränke zu
vermeiden. Bei Diätfehlern traten Beschwerden in Form von
Druckgefühl, Schmerzen oder kurz dauernden Koliken auf.

13% klagten über mehr oder weniger intensive Beschwerden, wie z. B. Schmerzen, Druckgefühl im
rechten Oberbauch gegen den Rücken ausstrahlend, Koliken,
Erbrechen, Beschwerden, die überwiegend mit der Nahrungsaufnahme im Zusammenhang standen, sich aber auch bei
strengster Diät nicht immer vermeiden ließen. Dieser
Patientenkreis schilderte uns, daß diese Sensationen sich
nach wenigen Stunden unter Anwendung von Dunstwickel
und Thermophor, Bettruhe, vereinzelt mit Cholagoga beherrschen ließen, aber immer eine stärkere Abgeschlagenheit
für einige Tage zur Folge hatten. Ob es sich hier um leichte
cholangitische Schübe. dyspeptische oder gastritische Beschwerden, oder Peristaltikhemmungen als Folge der Ver-
ziehung des Duodenums, ob es sich um Sekretions- oder Ab-
flußstörungen der Leber bzw. Gallenwege reflektorischer

Natur, oder um Pankreatitiden handelt, wird sich im Einzelfall schwer entscheiden lassen. Bei einigen dieser Patienten wurde eine Röntgenkontrolle der Anastomose durchgeführt, und diese ergab durchwegs, grob anatomisch gesehen, eine gute Durchgängigkeit derselben. Jedenfalls müssen wir diese Patientengruppe zu den Mißerfolgen der Anastomosenoperation rechnen, zumindest hat die Choledocho-Duodenostomie diese Patienten nicht beschwerdefrei machen können.

17% der Patienten wiesen typische cholangitische Schübe mit Schmerzen, Fieber, Schüttelfrösten und ikterischer Verfärbung auf, die das Allgemeinbefinden sehr stark beeinträchtigten und vereinzelt auch erneute Spitalsbehandlungen notwendig machten. Wie schon oben erwähnt, wird die Cholangitis nach Choledocho-Duodenostomie von mehreren Autoren als ganz seltenes Ereignis dargestellt. Hess schreibt wörtlich: „Keinesfalls ist die Annahme erlaubt, daß die Anastomose an sich eine Cholangitis begünstige. Zwar tritt bei jeder gut funktionierenden Anastomose reichlich Duodenalinhalt in die Gallenwege über, der freie Gallenfluß spült jedoch die Gallengänge dauernd durch und befreit sie von Nahrungsmitteln." Wenn eine Cholangitis auftrete, dann sei dies immer die Folge einer sekundären Stenosierung. Auch Plenk, Hartl u. a. sind der Auffassung, daß der Sekretionsdruck genüge, um die Gallenwege freizuspülen.

Leider haben wir nicht die gleich guten Erfahrungen bezüglich der Seltenheit der Cholangitiden sammeln können. Einerseits ließen die Beschwerden dieser 8 Patienten, also dieser 17%, keine Zweifel aufkommen, daß es sich um Cholangitiden handelt, und anderseits wurde bei den meisten dieser Patienten durch Röntgenkontrolle eine einwandfreie Passage festgestellt, so daß die Feststellungen von Hess, daß nur die sekundäre Schrumpfung der Anastomosen für die Cholangitiden verantwortlich zu machen sind, hier nicht zutreffen. Vielleicht ist aber doch die Tatsache von Bedeutung, daß die Anastomose meist hoch am Choledochus angelegt und somit der Weg der Darmbakterien und des Speisebreies in die intrahepatalen Gallengänge sehr kurz wird. Besonders wichtig erscheint uns aber in diesem Zusammenhang die Forderung Hubers, den auszuschaltenden Choledochusanteil möglichst von allen Konkrementen und schlammigen Massen zu befreien, um nicht dort eine Sackgasse als Brutstätte für Infektionserreger zu schaffen. Mehrfache Röntgenkontrollaufnahmen innerhalb der ersten 24 Stunden nach einer Röntgenuntersuchung solcher Anastomosen zeigten, daß sich solche sorgfältig ausgeräumten, aber ausgeschalteten Choledochusanteile relativ rasch ent-

leeren, wie dies auch schon R a t h k e, B e r n h a r d u. a. beobachten konnten.

Zusammenfassend dürfen wir also feststellen, daß
einerseits die Choledocho-Duodenostomie für einen Teil der
Choledochusaffektionen die beste Methode ist, die Sanierung
dieser Gallenwegsanteile und den freien Gallenabfluß zu
erreichen, daß aber bei 30% dieser Operierten doch postoperative Beschwerden und zum Teil auch Cholangitiden nicht
vermieden werden können. Die Indikation zur Choledocho-
Duodenostomie muß daher in jedem Einzelfall sorgfältig
überlegt sein.

L i t e r a t u r : B e r n h a r d, F.: Arch. klin. Chir. (1937),
S. 627 und (1935), S. 475. — D e m e l, R.: Arch. klin. Chir. (1951),
S. 302. — E n d e r l e n : Zit. nach Hartl. — F i n s t e r e r, H.:
Zbl. Chir. (1942), S. 1290. — D e r s e l b e : Bruns Beitr. (1942),
S. 267. — F r i t s c h, A.: Wien. klin. Wschr. (1956), S. 559. —
H a r t l, H.: Langenbeck Arch. (1953), S. 146. — H e s s, W.:
Die Chirurgische Praxis (1958), S. 19. — H u b e r, P.: Persön-
liche Mitteilung. — K r a u s, H.: Zbl. Chir. (1942), S. 1289. —
L a h e y : Surg. etc. (1950), S. 25. — M i r r i z i : Lancet (1938),
S. 366. — P l e n k, H.: Zbl. Chir. (1942), S. 1292. — R a t h k e :
Zit. nach Hess. — R e d e l l, G.: Chirurg (1940), S. 1637. —
W a l t e r s k i r c h e n : Wien. klin. Wschr. (1950), S. 966. —
W e i s s, F. H.: Zbl. Chir. (1942), S. 1290.

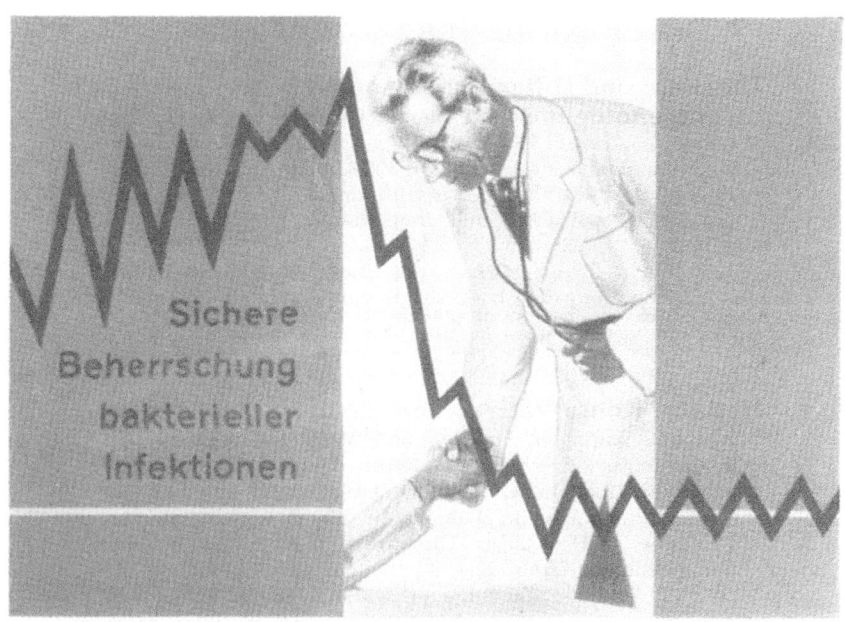

Sichere
Beherrschung
bakterieller
Infektionen

REVERIN ®

Pyrroliaino-methyl-tetracyclin

**Das universelle
Breitspektrumantibiotikum
der Tetracyclinreihe
zur parenteralen Anwendung**

necesse-Verschreibung ――――>

Handelsformen:

Zur intravenösen Injektion

Flasche mit Pyrrolidino-methyl-Tetracyclin **275 mg**
Packungen mit 1, 3 und 25 Flaschen
(mit Ampullen zu 10 ml Aqua bidest.)

Flasche mit Pyrrolidino-methyl-Tetracyclın **110 mg**
Packungen mit 1, 3 und 25 Flaschen
(mit Ampullen zu 5 ml Aqua bidest.)

Zur intramuskulären Injektion

Flasche mit Pyrrolidino-methyl-Tetracyclin **350 mg**
Packungen mit 1, 3 und 25 Flaschen
(mit Ampullen zu 2 ml Aqua bidest.)

Flasche mit Pyrrolidino-methyl Tetracyclin **150 mg**
Packungen mit 1, 3 und 25 Flaschen
(mit Ampullen zu 2 ml Aqua bidest.)

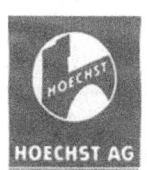

FARBWERKE **HOECHST AG** *vormals Meister Lucius & Brüning* FRANKFURT (M)·HOECHST

Vedepha G. m. b. H., Wien VII, Lindengasse 55, Tel. 44 96 66

Ph 902-0

SPRINGER-VERLAG IN WIEN

Diagnose und Differentialdiagnose in der Schädel-röntgenologie. Von Professor Dr. **Ernst G. Mayer,** Vorstand des Zentral-Röntgeninstitutes (Guido-Holzknecht-Institut) der Universität Wien. Mit 376 Abbildungen (584 Einzelbildern) und ausführlichen Erläuterungen dazu in deutscher, englischer, spanischer und französischer Sprache. VI, 600 Seiten. 4⁰. 1959.

Ganzleinen S 1164.—, DM 194.—, sfr. 198.60, $ 46.20

,,Da hier vorliegende Buch füllt eine noch bestehende Lücke aus ... das Buch wendet sich in erster Linie an den Röntgenologen, aber auch an die Kliniker mit Spezialgebieten, auf denen Röntgenuntersuchungen am Schädel notwendig sind: Neurologen, Neurochirurgen, Oto-Rhinologen und Ophthalmologen...''
Strahlentherapie

H. Kahr. Konservative Therapie der Frauenkrankheiten. Anzeigen, Grenzen und Methoden einschließlich der Rezeptur. A c h t e, vollkommen neubearbeitete Auflage von Priv.-Doz. Dr. **H. A. Müller,** Oberarzt der Universitäts-Frauenklinik Marburg/Lahn. Mit einem Geleitwort von Professor Dr. H. H u b e r, Direktor der Universitäts-Frauenklinik Marburg/Lahn. XII, 426 Seiten. Gr.-8⁰. 1956.

Ganzleinen S 192.—, DM 32.—, sfr. 32.80, $ 7.60

,,Verlag und Autor können für sich das große Verdienst buchen, eine ausgezeichnete Neuauflage dieses wertvollen Buches herausgebracht zu haben. Alle Kapitel sind unter sorgfältiger Berücksichtigung des gewaltigen Fortschrittes der konservativen gynäkologischen Therapie in den letzten 10 Jahren auf den gegenwärtigen Stand unseres Wissens gebracht und damit zu einem verläßlichen Berater jedes Arztes gemacht worden, der die verantwortungsvolle Aufgabe einer modernen gynäkologischen Behandlung übernimmt...'' *Wiener medizinische Wochenschrift*

Das Strumarecidiv. Von Univ.-Doz. Dr. **Hannes Steiner,** Oberarzt der Chirurgischen Universitätsklinik Innsbruck. Mit einem Vorwort von Univ.-Prof. Dr. P a u l H u b e r, Vorstand der Chirurgischen Universitätsklinik Innsbruck. Mit 16 Textabbildungen. VI, 108 Seiten. Gr.-8⁰. 1960.

S 120.—, DM 20.—, sfr. 20.50, $ 4.75

,,Sehr ausführliche zusammenfassende klinische Arbeit über eines der wichtigsten chirurgischen Kapitel in den Alpenländern ... In ihrer Anlage und Diktion verrät sie die Schule von Eiselsberg. Sie muß als kritische Studie gewertet und als Ganzes hingenommen werden. Gerade uns, die wir viel mit Strumen und die Jahre hindurch mit den gleichen Patienten zu tun haben, scheint eine solche Arbeit ein echter Fortschritt zu sein...'' *Mitteilungen der Ärztekammer für Oberösterreich*

Neuraltherapie. Von Dr. **Josef Schmid,** Privatdozent an der Universität Wien. Mit 95 zum Teil farbigen Abbildungen. VI, 284 Seiten. Gr.-8⁰. 1960.

Ganzleinen S 252.—, DM 42.—, sfr. 43.—, $ 10.—

Zu beziehen durch Ihre Buchhandlung

The manufacturer's authorised representative in the EU is Springer
Nature Customer Service Centre GmbH, Europaplatz 3, 69115 Heidelberg,
Germany. If you have any concerns regarding our products, please
contact ProductSafety@springernature.com

Printed and bound by CPI Group (UK) Ltd, Croydon, CR0 4YY
28/04/2026
02098508-0001